Sabine Hindrichs • Ulrich Rommel

Ergebnisqualität erfassen – so geht's

VINCENTZ
Wir entwickeln Fachwissen

Bibliografische Information der Deutschen Nationalbibliothek

Die Deutsche Bibliothek verzeichnet diese Publikation in der Deutschen Nationalbibliografie; detaillierte bibliografische Daten sind im Internet über http://dnb.d-nb.de abrufbar.

Besuchen Sie uns im Internet: www.altenpflege-online.net

Titelbild: Adobe Stock, MartinLaugesen (Composing)
Druck: Gutenberg Beuys Feindruckerei GmbH, Langenhagen
Satz: Heidrun Herschel, Wunstorf

ISBN 978-3-7486-0240-8

Sabine Hindrichs • Ulrich Rommel

Ergebnisqualität erfassen – so geht's

Inhalt

Liebe Leserinnen und Leser,

abweichend von der Darstellung im Buch, dass ausgehend von den Maßstäben und Grundsätzen (MuG), Anlage 1, § 5 (4) und auch von der gängigen Interpretation durch die Verbände und in den Ausführungen von Professor Wingenfeld, im Juni und Dezember keine Stichtage möglich sind, ist eine Stichtagswahl im Juni und daraus folgend die zweite im Dezember nun doch möglich. Leider erreichte uns untenstehende Nachricht der DAS, die dieses klarstellt, erst nach Fertigstellung des Manuskriptes:

Sehr geehrter Herr Rommel,
vielen Dank für Ihre Anfrage (…):
Ja, die Einrichtungen können auch Stichtage im Juni bzw. Dezember auswählen. Die Formulierung in den MuGs ist so zu verstehen, dass die Datenauswertungsstelle eine Einrichtung nicht "zwingen" darf, einen Termin im Juni bzw. Dezember nehmen zu müssen. Wenn sich eine Einrichtung bewusst für einen Stichtag im Juni oder Dezember entscheidet, ist das möglich. (Wir sind von unserem Auftraggeber dazu angehalten wurden, bei der Stichtagsvergabe auf eine bundeslandweite Gleichverteilung der Stichtage zu achten. Dies realisieren wir dadurch, dass nur eine bestimmte Anzahl an Einrichtungen einen bestimmten Stichtag wählen kann. Die Ermittlung dieser Anzahl der Einrichtungen ist so angelegt, das theoretisch alle Einrichtungen einen Stichtag in den verbleibenden 10 Monaten wählen können.)

Vorwort

Ab Oktober 2019 beginnt ein neues Verfahren der Qualitätsermittlung, Qualitätsprüfung und Qualitätsbewertung und Darstellung in der stationären Langzeitpflege und löst das bis dahin bestehende eindimensionale Qualitätsprüfverfahren durch den MDK ab.

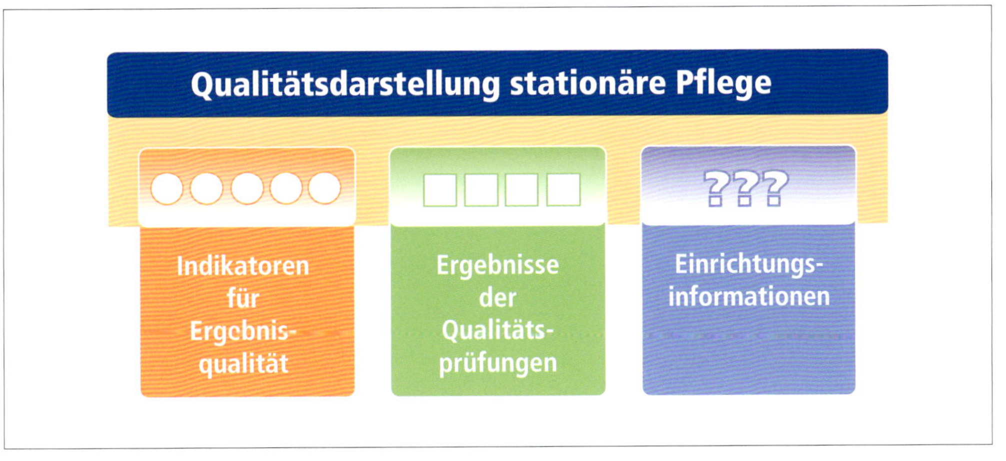

Zukünftig erfolgt die Qualitätsdarstellung stationärer Langzeitpflegeeinrichtungen in drei Säulen.

In diesem Buch befassen wir uns ausschließlich mit der ersten Säule der Qualitätsdarstellung, der Ergebniserfassung und der daraus resultierenden Qualitätsindikatoren-Darstellung, die ab dem 1.10.2019 (zunächst als Erprobungsphase) in Kraft tritt.

Anhand der folgenden fünf Prozessschritte führen wir Sie Schritt für Schritt von der Ergebniserfassung pro Bewohner bis hin zum Feedbackbericht von der DatenAuswertungsStelle – DAS durch das neue Qualitätserfassungsverfahren.

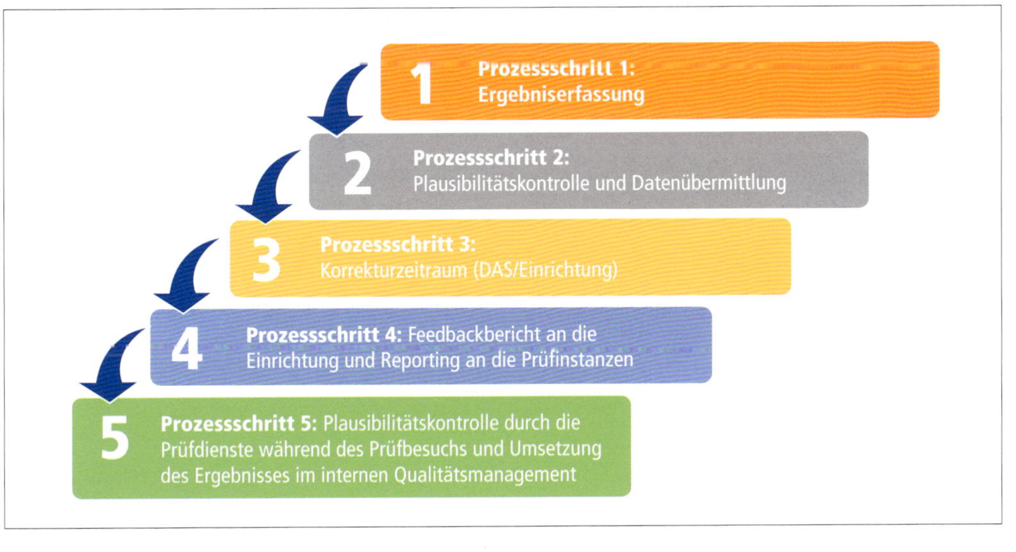

Sabine Hindrichs und Ulrich Rommel
Stuttgart im Mai 2019

Kapitel 1 – Erfassung der Ergebnisqualität

1.1 Die vier Rahmenelemente in der Langzeitpflege

Die Entwicklungen im Bereich des SGB XI und in der Langzeitpflege (ambulant, teilstationär und stationär) in den letzten Jahren haben zu einer grundlegenden Neuausrichtung der inhaltlich fachlichen Rahmenelemente der Langzeitpflege geführt. Dieses umzusetzen und zu verstetigen, um damit eine tragfähige Versorgungsstruktur in Deutschland in der Langzeitpflege sicherzustellen, bleibt auch zukünftig die größte Herausforderung für alle am Prozess Mitwirkenden. Nur zusammen mit allen Beteiligten und einem gemeinsamen Verständnis von Pflegebedürftigkeit können die zukünftigen Aufgaben und Probleme in der Langzeitpflegeversorgung erfolgreich bewältigt werden.

Positiv und von nicht zu unterschätzender Wirkung ist dabei, dass alle Rahmenelemente bzw. wesentlichen Fachthemenbereiche inhaltlich aufeinander aufbauen und mit der neuen Definition des Pflegebedürftigkeitsbegriffes als zentralem Element in Verbindung stehen. Die nachfolgende Grafik zeigt die Beziehungen zwischen diesen vier Rahmenelementen:

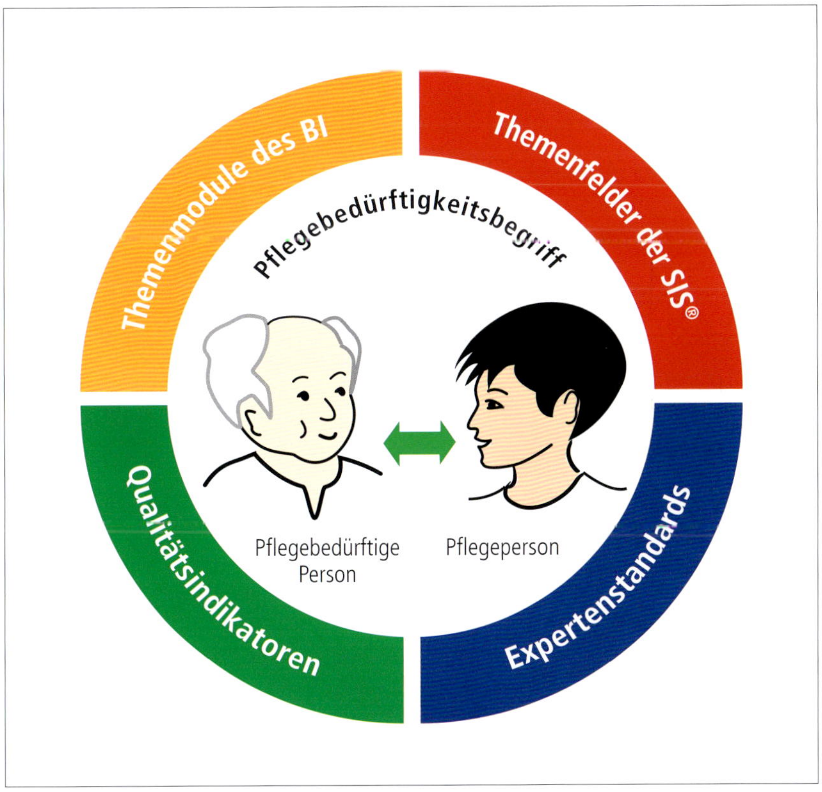

Die vier Rahmenelemente in der Langzeitpflege

Die vier Rahmenelemente in der Langzeitpflege sind:

- Themenmodule des Bi – Begutachtungsinstrument,
- Themenfelder der SIS® – Strukturmodell,
- Expertenstandards,
- Qualitätsindiaktoren für die stationäre Langzeitpflege.

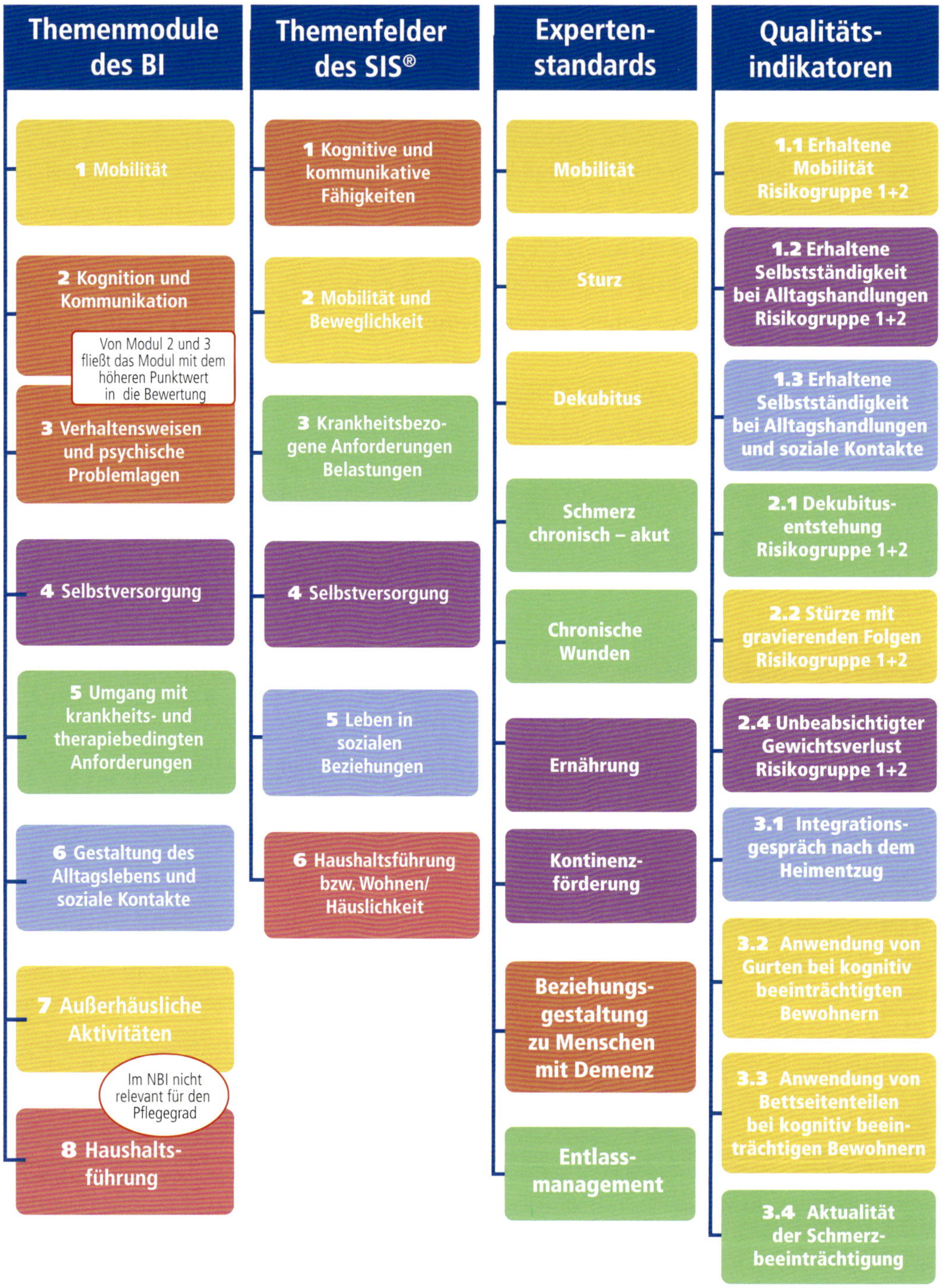

Fachliche Inhalte der vier Rahmenelemente in der Langzeitpflege

Ausgehend vom Neuen Pflegebedürftigkeitsbegriff und seiner Sicht vom Pflegebedürftigen, dem Grad der Selbständigkeit und Fähigkeiten wurden die Themenfelder im Strukturmodell parallel den Themenmodulen des Pflegebedürftigkeitsbegriffs und dem (Neuen) Begutachtungsinstrument gestaltet. Die Expertenstandards in ihrer aktualisierten Fassung orientieren sich ebenso wie das Strukturmodell am 4-phasigen Pflegeprozess und die Themen der Expertenstandards sind sowohl in die Risikomatrix in der SIS® als auch in die Themenmodule des Neuen Pflegebedürftigkeitsbegriffs und in die Qualitätsindikatoren eingeflossen. Wesentlicher Bestandteil der Ergebniserfassung zur Ermittlung der Qualitätsindikatoren sind die Themenmodule des Begutachtungsinstruments (konkret die Themenmodule 1, 2, 4 und 6).

Voraussichtlich wird sich auch das bis 2020 zu entwickelnde einheitliche Personalbemessungssystem ebenfalls am Neuen Pflegebedürftigkeitsbegriff orientieren. In der vorhergehenden Grafik haben wir die Verknüpfung der einzelnen Elemente der zentralen Bereiche in der Langzeitpflege miteinander dargestellt.

Am Beispiel des Pflegethemas Mobilität zeigen wir Ihnen anhand der Grafik die thematisch-fachliche Verbindung zwischen den einzelnen vier Rahmenelementen.

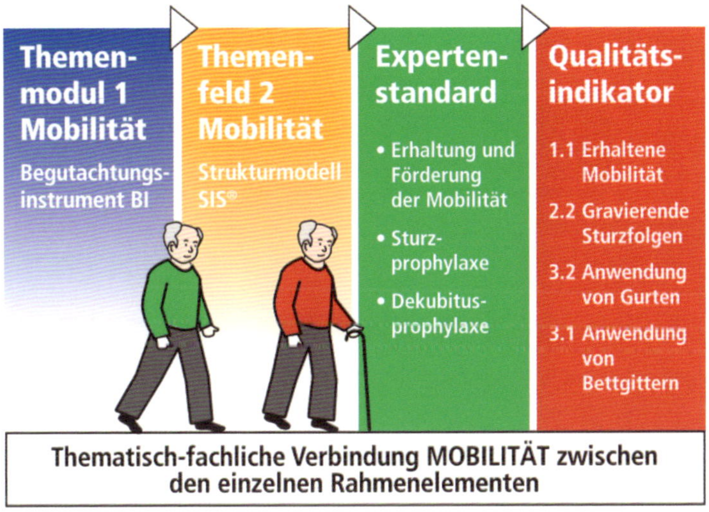

Verbindung des Themas Mobilität zwischen den vier Rahmenelementen

1.2 Grundlagen der Qualitätssicherung im Sozialgesetzbuch SGB XI

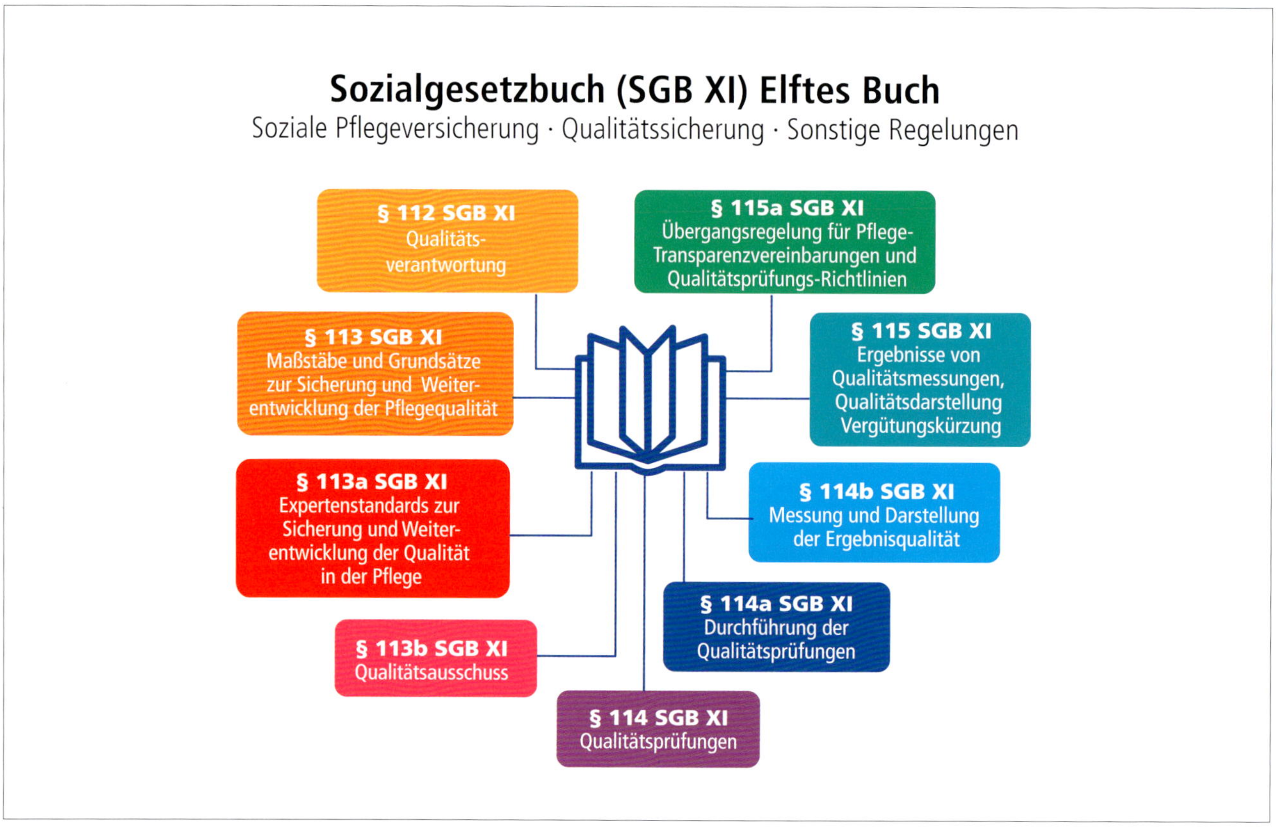

Qualitätssicherung, Sonstige Regelungen zum Schutz der Pflegebedürftigen im SGB XI

Durch die Pflegestärkungsgesetze wurden der Pflegebedürftigkeitsbegriff und das damit verbundene Begutachtungsinstrument grundlegend verändert. Parallel dazu wurde das Thema Qualitätssicherung und Qualitätsdarstellung ebenfalls neu ausgerichtet. Das neue Qualitätssicherungssystem mit seinem indikatorengestützten Qualitätsmanagement soll die interne und die externe Qualitätssicherung und Prüfung zusammenfassen und in einem neuen Qualitätsdarstellungsverfahren für die Verbraucher in einer verständlichen Form zusammenfassen und transparent darstellen.

Sozialgesetzbuch SGB XI – Soziale Pflegeversicherung

Qualitätssicherung, Sonstige Regelungen zum Schutz der Pflegebedürftigen

- § 112 SGB XI Qualitätsverantwortung,
- § 113 SGB XI Maßstäbe und Grundsätze zur Sicherung und Weiterentwicklung der Pflegequalität,
- § 113a SGB XI Expertenstandards zur Sicherung und Weiterentwicklung der Qualität in der Pflege,
- § 113b SGB XI Qualitätsausschuss,
- § 114 SGB XI Qualitätsprüfungen,
- § 114a SGB XI Durchführung der Qualitätsprüfungen,

- § 115 SGB XI Ergebnisse von Qualitätsprüfungen, Qualitätsdarstellung, Vergütungskürzung,
- § 115a SGB XI Übergangsregelung für Pflege-Transparenzvereinbarungen und Qualitätsprüfungs-Richtlinien.

§ 112 Qualitätsverantwortung[1]

(1) Die **Träger der Pflegeeinrichtungen** bleiben, unbeschadet des Sicherstellungsauftrags der Pflegekassen (§ 69), für die **Qualität der Leistungen** ihrer Einrichtungen einschließlich der **Sicherung** und **Weiterentwicklung der Pflegequalität** verantwortlich. Maßstäbe für die Beurteilung der Leistungsfähigkeit einer Pflegeeinrichtung und die Qualität ihrer Leistungen sind die für sie verbindlichen Anforderungen in den Vereinbarungen nach § 113 sowie die vereinbarten Leistungs- und Qualitätsmerkmale (§ 84 Abs. 5).

(2) Die **zugelassenen Pflegeeinrichtungen sind verpflichtet**, Maßnahmen der Qualitätssicherung sowie ein Qualitätsmanagement nach Maßgabe der Vereinbarungen nach § 113 durchzuführen, **Expertenstandards nach § 113a** anzuwenden sowie bei **Qualitätsprüfungen nach § 114** mitzuwirken. Bei stationärer Pflege erstreckt sich die Qualitätssicherung neben den allgemeinen Pflegeleistungen auch auf die medizinische Behandlungspflege, die Betreuung, die Leistungen bei Unterkunft und Verpflegung (§ 87) sowie auf die Zusatzleistungen (§ 88).

(3) Der Medizinische Dienst der Krankenversicherung und der Prüfdienst des Verbandes der privaten Krankenversicherung e. V. **beraten** die Pflegeeinrichtungen in Fragen der Qualitätssicherung mit dem Ziel, Qualitätsmängeln rechtzeitig vorzubeugen und die Eigenverantwortung der Pflegeeinrichtungen und ihrer Träger für die Sicherung und Weiterentwicklung der Pflegequalität zu stärken.

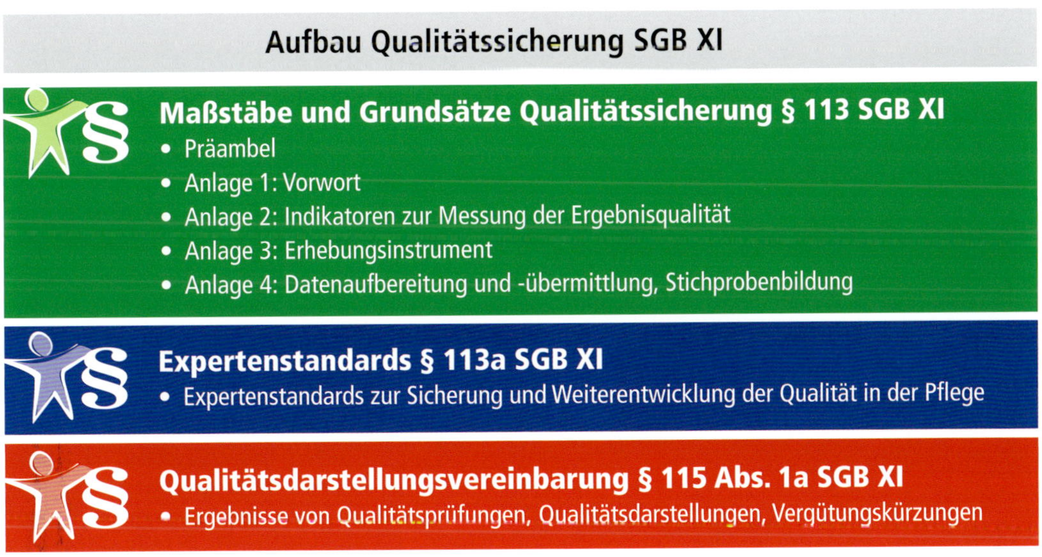

Aufbau Qualitätssicherung nach SGB XI

Der neue Aufbau der Qualitätssicherung im SGB XI verbindet das interne Qualitätsmanagement mit der **externen Qualitätsprüfung** und macht deutlich, dass Ergebnisqualität nur durch die Einrichtung selbst von innen heraus gestaltet, entstehen, sich entwickeln und gelebt werden kann.

1 Sozialgesetzbuch (SGB) Elftes Buch (XI) - Soziale Pflegeversicherung - (SGB XI)

Hinweis der Autoren:

Dabei sollte allerdings kritisch hinterfragt und kontinuierlich geprüft werden, ob der Aufwand und die enormen Kosten für die Umstellung auf das neue Qualitätssicherungsverfahren nach SGB XI schlussendlich nicht zu Lasten der Versicherten in der Pflegeversicherung gehen und deren unmittelbarer pflegerischer Versorgung. Vor allem angesichts sich immer weiter reduzierender personeller Ressourcen in der Langzeitpflege muss sehr genau angeschaut werden, ob das neue Qualitätssicherungsverfahren als realistisch, angemessen und verhältnismäßig anzusehen ist.

Das neue Qualitätssicherungsverfahren ist aufgrund seiner ineinandergreifenden komplexen Strukturen ein umfangreiches bürokratisches Verwaltungsverfahren, das von allen Beteiligten zusätzlich zur Kernaufgabe der „Versorgung Pflegebedürftiger Personen" geleistet werden muss. Ob Aufwand und Nutzen dabei in der aktuellen Situation in Deutschland angemessen und überhaupt leistbar sind, werden die kommenden Monate und Jahre zeigen.[2]

1.3 Gemeinsame Maßstäbe und Grundsätze (MuG) nach § 113 SGB XI

Der § 113 des SGB XI Abs. 1a regelt: *„In den Maßstäben und Grundsätzen für die stationäre Pflege (...) ist insbesondere das Indikatoren gestützte Verfahren zur vergleichenden Messung und Darstellung von Ergebnisqualität im stationären Bereich, das auf der Grundlage einer strukturierten Datenerhebung im Rahmen des internen Qualitätsmanagements eine Qualitätsberichterstattung und die externe Qualitätsprüfung ermöglicht, zu beschreiben. Insbesondere sind die Indikatoren, das Datenerhebungsinstrument sowie die bundesweiten Verfahren für die Übermittlung, Auswertung und Bewertung der Daten sowie die von Externen durchzuführende Prüfung der Daten festzulegen."*

Alle Informationen zur Ergebniserfassung, den Qualitätsindikatoren, Stichtagsregelungen, dem Verfahren zur Datenübermittlung, den Einzelheiten der Berechnungsregeln und die genaue Definition der Indikatoren findet man in den „Maßstäben und Grundsätzen" (MuG) nach § 113 SGB XI und den dazugehörigen 4 Anlagen.

Hinweis:

Die Maßstäbe und Grundsätze für die Qualität, die Qualitätssicherung und -darstellung sowie für die Entwicklung eines einrichtungsinternen Qualitätsmanagements nach § 113 SGB XI in der vollstationären Pflege liegen in der Fassung vom 23.11.2018 aktuell vor und können in der jeweils neuesten Fassung von der **Homepage des Qualitätsausschusses Pflege** heruntergeladen werden.[3]

2 Vgl. dazu S.Hindrichs/U.Rommel (2019): Der Preis der Qualitätssicherung und Darstellung, CareKonkret 12.2019, Hannover

3 https://www.gs-qsa-pflege.de/dokumente-zum-download/

Die Maßstäbe und Grundsätze für die Qualität, die Qualitätssicherung und -darstellung sowie für die Entwicklung eines einrichtungsinternen Qualitätsmanagements nach § 113 SGB XI in der vollstationären Pflege wurden vom Qualitätsausschuss Pflege beschlossen und sind mit der Veröffentlichung auf der Homepage des Qualitätsausschusses Pflege seit dem 23.11.2018 gültig.

Den Grundsätzen der Maßstäbe und Grundätze sind folgende Zielsetzungen zu entnehmen

Vollstationäre Pflegeeinrichtungen erbringen die Leistungen im Rahmen des § 2 und § 4 Abs. 3 SGB XI auf Basis der folgenden Ziele:

- Die körperbezogenen Pflegemaßnahmen und pflegerische Betreuung, Unterkunft und Verpflegung sollen den pflegebedürftigen Menschen helfen, trotz ihres Hilfebedarfs/ihrer Pflegebedürftigkeit ein möglichst selbständiges und selbstbestimmtes Leben unter Wahrung der Privat- und Intimsphäre zu führen, das der Würde des Menschen entspricht.
- Die Leistungen der vollstationären Pflegeeinrichtung streben die Förderung und den Erhalt von Lebensqualität und Zufriedenheit des pflegebedürftigen Menschen unter Berücksichtigung seiner Biografie, kulturellen Prägung und Lebensgewohnheiten sowie die Förderung und den Erhalt der Fähigkeiten, Selbständigkeit und Selbstpflegekompetenzen an.
- Die körperbezogenen Pflegemaßnahmen und pflegerische Betreuung, Unterkunft und Verpflegung sind darauf auszurichten, die körperlichen, geistigen und seelischen Kräfte der pflegebedürftigen Menschen auch in Form der aktivierenden Pflege wiederzugewinnen oder zu erhalten. Auf eine Vertrauensbasis zwischen dem pflegebedürftigen Menschen, den Angehörigen und den an körperbezogenen Pflegemaßnahmen und pflegerischer Betreuung, Unterkunft und Verpflegung Beteiligten wird hingearbeitet.
- Die Leistungen der körperbezogenen Pflegemaßnahmen und pflegerischen Betreuung zielen darauf ab, den pflegebedürftigen Menschen direkt oder indirekt darin zu unterstützen, die Auswirkungen gesundheitlicher Probleme in verschiedenen Lebensbereichen zu bewältigen.
- Die Tages- und Nachtstrukturierung wird bewohnerorientiert ausgerichtet. Die Gestaltung eines vom pflegebedürftigen Menschen als sinnvoll erlebten Alltags sowie die Teilnahme am sozialen und kulturellen Leben werden gefördert. Die pflegebedürftigen Menschen werden bei der Wahrnehmung ihrer Wahl- und Mitsprachemöglichkeiten unterstützt.
- Die Pflege wird fachlich kompetent nach dem allgemeinen anerkannten Stand medizinisch-pflegerischer Erkenntnisse unter Berücksichtigung des fachlichen Standes der beteiligten Professionen bedarfsgerecht und wirtschaftlich erbracht.
- Die körperbezogenen Pflegemaßnahmen und pflegerische Betreuung, Unterkunft und Verpflegung werden in Abstimmung mit den Wünschen des pflegebedürftigen Menschen an die individuelle Pflege- und Lebenssituation des pflegebedürftigen Menschen und seine Ziele angepasst. Umzüge innerhalb der vollstationären Pflegeeinrichtung, die nicht dem Wunsch des pflegebedürftigen Menschen entsprechen, sollen nach Möglichkeit vermieden werden.
- Bei körperbezogenen Pflegemaßnahmen und pflegerischer Betreuung, Unterkunft und Verpflegung ist auf die religiösen und spirituellen Bedürfnisse der pflegebedürftigen Menschen Rücksicht zu nehmen und nach Möglichkeit den Bedürfnissen nach einer kultursensiblen und den Wünschen nach gleichgeschlechtlicher Pflege Rechnung zu tragen.
- Bei der Pflege von Kindern und Jugendlichen ist den besonderen Belangen der Kinder und Jugendlichen Rechnung zu tragen.

Die wesentlichen Informationen für die Umsetzung in die Praxis und die konkrete Ausgestaltung des zukünftigen Verfahrens finden sich insbesondere in den 4 Anlagen zu den MuG´s:

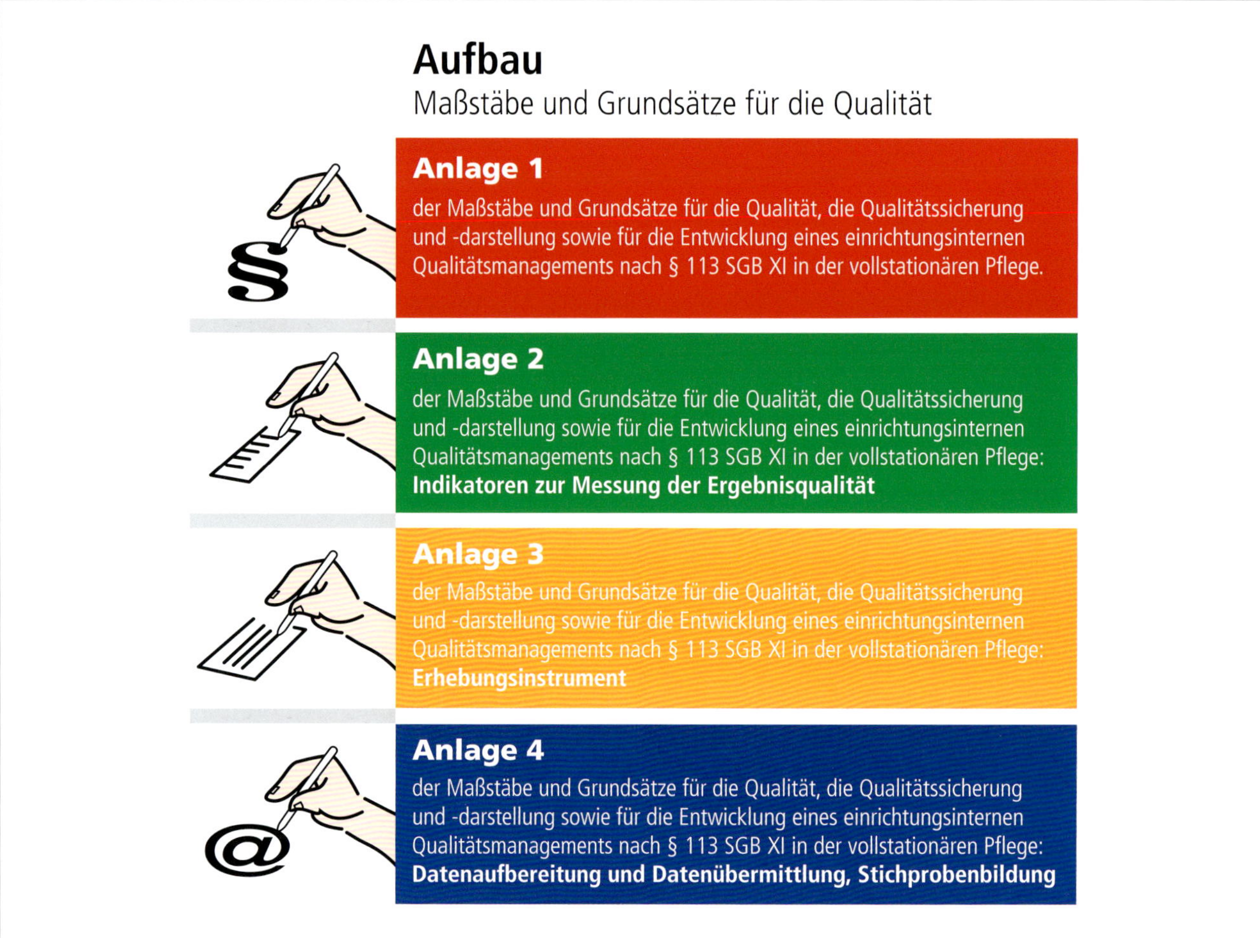

Aufbau der Gemeinsamen Maßstäbe und Grundsätze

Die Grafik zeigt den Aufbau, den Oberbegriff und jeweils eine kurze Beschreibung der Inhalte der einzelnen Anhänge der MuG´s.

1.4 Das neue Qualitätssicherungsverfahren

Das neue Verfahren zur Qualitätssicherung und Qualitätsdarstellung in der Pflege besteht aus drei Bestandteilen/Säulen, wie sie die unten stehende Grafik beispielhaft zeigt:

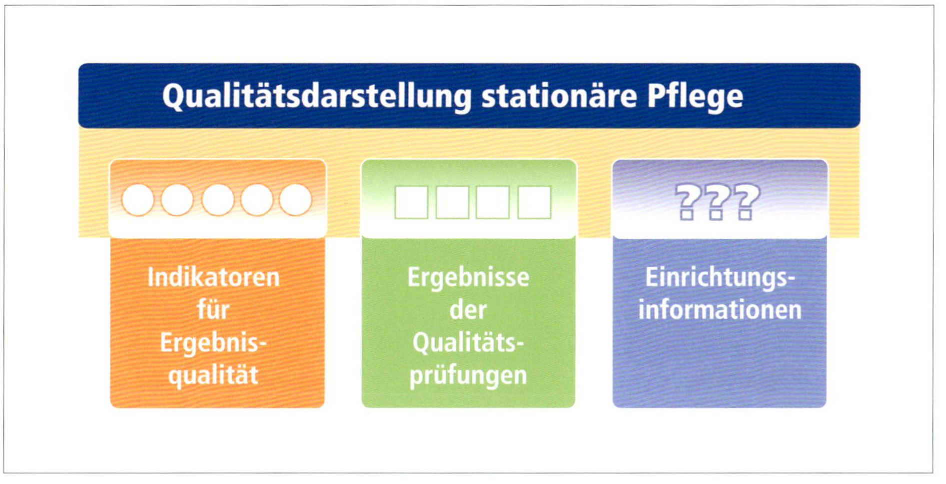

Zukünftige Qualitätsdarstellung in der stationären Pflege

Dieses Buch befasst sich ausschließlich mit dem ersten Element, der Ergebniserfassung, und den sich daraus ergebenden Qualitätsindikatoren. Neben der zweimal jährlich stattfindenden Ergebniserfassung durch die Einrichtung zu einem festgelegten Stichtag wird es auch weiterhin eine Qualitätsprüfung durch den MDK (in Zukunft am Vortag angemeldet, wie aktuell im Bereich der Ambulanten Pflege) geben. Die Informationen/Ergebnisse aus diesen beiden Elementen werden zukünftig die Grundlage bilden für die veröffentlichte Qualitätsdarstellung QDVS in Bezug auf die einzelne stationäre Pflegeeinrichtung.

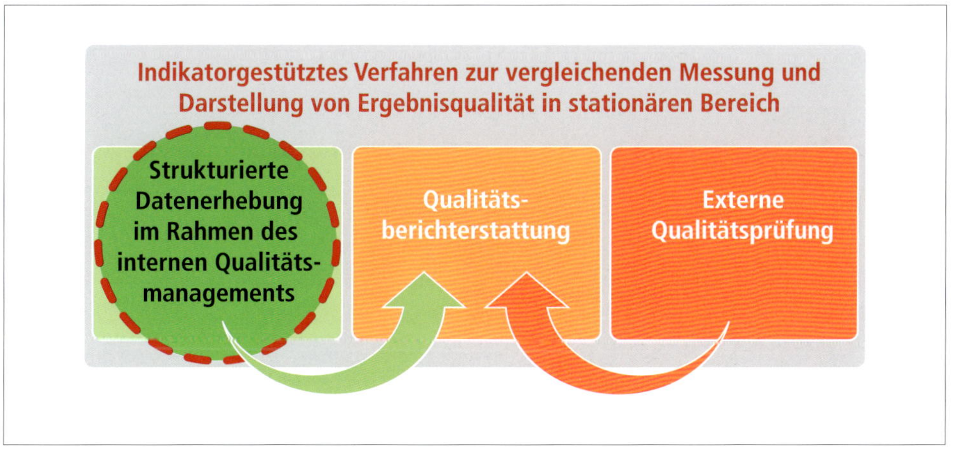

Indikatorengestütztes Verfahren zur vergleichenden Messung

1.5 Einführung in die Beurteilung der Ergebnisqualität

Die Beurteilung und Darstellung der Ergebnisqualität in der stationären Langzeitpflege wird ab dem 1.10.2019 durch die sogenannten Qualitätsindikatoren erfolgen. Diese werden auf Basis der durch die Einrichtung zweimal jährlich zu einem festgelegten Stichtag durchzuführende Ergebniserfassung gebildet.

Die Qualitätsindikatoren stellen die Versorgungsergebnisse der einzelnen stationären Langzeitpflegeeinrichtungen in Form vom Prozentzahlen dar. Die ermittelten Versorgungsergebnisse der einzelnen Einrichtungen werden mit den Versorgungsergebnissen aller stationären Pflegeeinrichtungen in Deutschland (dies sind rund 14.500 Einrichtungen lt. Pflegestatistik 2017) verglichen. Die Bewertung des einzelnen Qualitätsindikators erfolgt in einem zweiten Schritt, am statistischen Durchschnittswert aller stationären Langzeitpflegeeinrichtungen.

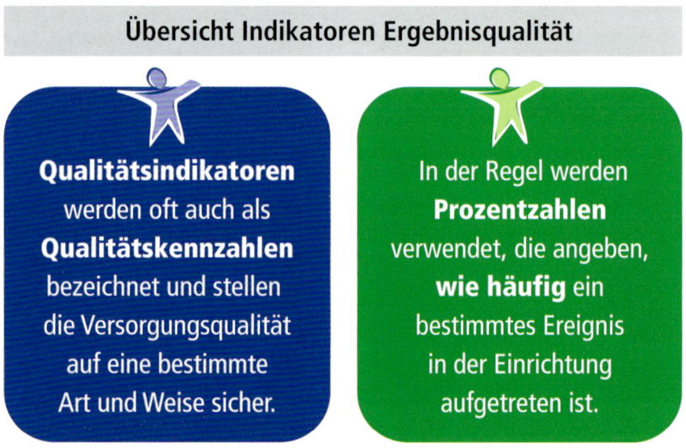
Übersicht Indikatoren Ergebnisqualität
Qualitätsindikatoren werden oft auch als Qualitätskennzahlen bezeichnet und stellen die Versorgungsqualität auf eine bestimmte Art und Weise sicher.
In der Regel werden Prozentzahlen verwendet, die angeben, wie häufig ein bestimmtes Ereignis in der Einrichtung aufgetreten ist.

Definition Qualitätsindikatoren

Unter **Versorgungsergebnissen werden Veränderungen oder Stabilität des Gesundheitszustands, der Wahrnehmung** und des **Erlebens der Bewohner verstanden**, also das, was die Versorgung beim Bewohner bewirkt. Ergebnisse, die maßgeblich durch andere Personen oder Institutionen beeinflusst werden, z. B. durch eine ärztliche Behandlung, werden dabei nicht berücksichtigt.

Der Indikatorensatz ist in drei Qualitätsbereiche unterteilt:

- Qualitätsbereich 1 – Erhalt und Förderung von Selbständigkeit
- Qualitätsbereich 2 – Schutz vor gesundheitlichen Schädigungen und Belastungen
- Qualitätsbereich 3 – Unterstützung bei spezifischen Bedarfslagen

Diesen drei Qualitätsbereichen sind 10 einzelne Indikatoren zugeordnet. Bei 5 Indikatoren gibt es eine weitere Unterteilung in jeweils 2 Gruppen (Risikogruppen).

10 ausgewählte Themen, auf die sich die Qualitätsindikatoren beziehen

Qualitätsbereich 1

Erhalt und Förderung von Selbstständigkeit

1 Erhaltene Mobilität*
2 Erhaltene Selbstständigkeit bei Alltagsverrichtungen*
3 Erhaltene Selbstständigkeit bei der Gestaltung des Lebensalltags

Qualitätsbereich 2

Schutz vor gesundheitlichen Schädigungen und Belastungen

4 Dekubitusentstehung*
5 Schwerwiegende Sturzfolgen*
6 Unbeabsichtigter Gewichtsverlust*

Qualitätsbereich 3

Unterstützung bei spezifischen Bedarfslagen

7 Durchführung eines Integrationsgesprächs
8 Anwendung von Gurten
9 Anwendung von Bettseitenteilen
10 Aktualität der Schmerzeinschätzung

* Zwei Kennzahlen für jeweils eine Risikogruppe werden dargestellt

Die 10 Qualitätsindikatoren

Die Bildung von zwei Indikatoren-Gruppen bei fünf der zehn Qualitätsindikatoren entsteht dadurch, dass Versorgungsergebnisse für zwei unterschiedliche Bewohnergruppen (Risikogruppen) getrennt betrachtet werden, um ein valides und aussagekräftiges Ergebnis zu erhalten.

Zwei Arten von Risikogruppen

Die erste Risikogruppe unterteilt die Bewohner einer stationären Langzeitpflegeeinrichtung in Personen mit keinen oder geringen kognitiven Einschränkungen und in Personen mit erheblichen kognitiven Einschränkungen. Das Vorliegen kognitiver Beeinträchtigungen hat erheblichen Einfluss auf die Versorgungsergebnisse einer stationären Langzeitpflegeeinrichtung, da bei Personen mit erheblichen kognitiven Einschränkungen diese schwierig zu erreichen sind bzw. beeinflussbar durch die Einrichtung sind.

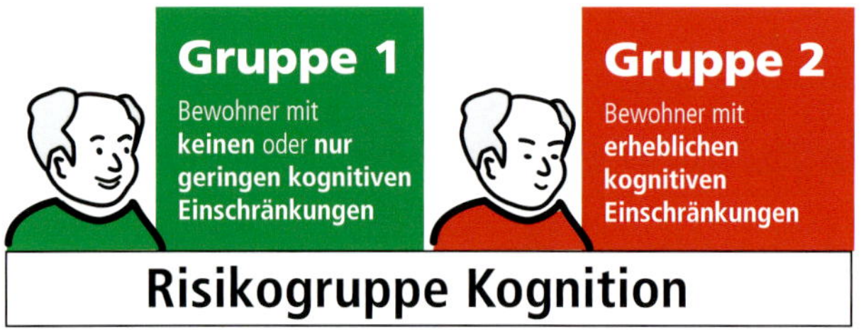

Risikogruppen für den Bereich Kognition

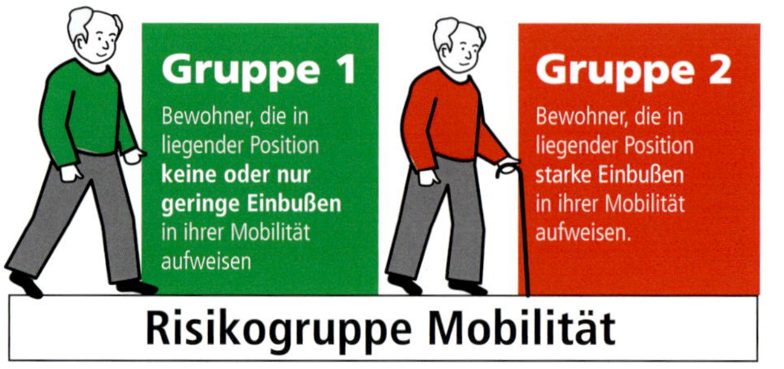

Risikogruppen für den Bereich Mobilität

Die Zweite Risikogruppe unterteilt die Bewohner einer stationären Langzeitpflegeeinrichtung in Personen, die in liegender Position keine oder nur geringe Einbußen in ihrer Mobilität aufweisen, und in Personen, die in liegender Position starke Einbußen in ihrer Mobilität aufweisen. Bei Personen mit starken Einbußen in ihrer Mobilität ist das Versorgungsergebnis z. B. im Bereich der Entstehung eines Dekubitus deutlich schwieriger zu beeinflussen als bei Personen, bei denen die Mobilität nicht oder nur in einem geringen Maße eingeschränkt ist.

Die Zuordnung der Bewohner zu der jeweiligen Risikogruppe erfolgt durch die Angaben im Erfassungsbogen in den Items/Fragen 31–41 für die Risikogruppe Kognition und in den Items/Fragen 26–30 für die Risikogruppe Mobilität.

Ablauf und Organisation der Ergebniserfassung

Die Grundvoraussetzung der neuen Qualitätsbeurteilung und Darstellung mithilfe der Indikatoren beruht auf einer regelmäßigen Informationserfassung und Einschätzung aller Bewohner (Vollerhebung), die in den stationären Langzeitpflegeeinrichtungen in Deutschland leben (818.009 Personen lt. Pflegestatistik 2017).

Ab dem 1.10.2019 müssen alle stationären Langzeitpflegeeinrichtungen im Abstand von sechs Monaten eine solche „Ergebniserfassung" durchführen. Die erhobenen Informationen werden an eine neutrale DatenAuswertungsStelle – DAS auf elektronischen Weg übermittelt. Diese DatenAuswertungsStelle – DAS prüft zunächst die Qualität der übermittelten Daten, in einem zweiten Schritt nimmt sie die Auswertung vor und im Anschluss übermittelt sie die Ergebnisse und Qualitätsindikatoren an die Einrichtung, an die Landesverbände der Pflegekassen und den Medizinischen Dienst der Krankenkassen.

DatenAuswertungsStelle – DAS

Die DatenAuswertungsStelle – DAS wurde nach einer europaweiten Ausschreibung an das AQUA-Institut vergeben. Sie hat zum 01.05.2019 ihren Betrieb aufgenommen. Die bereits zugängliche Homepage der DatenAuswertungsStelle – DAS zeigt deren Aufgabe und zukünftige Arbeitsweise.

Zu Beginn des neuen Qualitätssicherungsverfahren muss zunächst die Registrierung aller 14.500 stationären Langzeitpflegeeinrichtung bei der DatenAuswertungsStelle – DAS erfolgen.

Für dieses Registrierungsverfahren werden alle stationären Langzeitpflegeeinrichtungen, die den Landesverbänden der Pflegekassen bzw. der DatenClearingStelle bekannt sind, vor Beginn des Registrierungszeitraums (zwischen dem 2.07.2019 und dem 15.07.2019) von der DatenAuswertungsStelle – DAS angeschrieben und über das Verfahren informiert.

Die aktuelle Zeitplanung sieht vor, dass eine Registrierung bei der DatenAuswertungsStelle – DAS ab dem 15.07.2019 ab 12:00 Uhr online mit Zugangscode möglich sein wird.[4]

4 Information entnommen der Homepage der DatenAuswertungsStelle – DAS am 25.05.2019

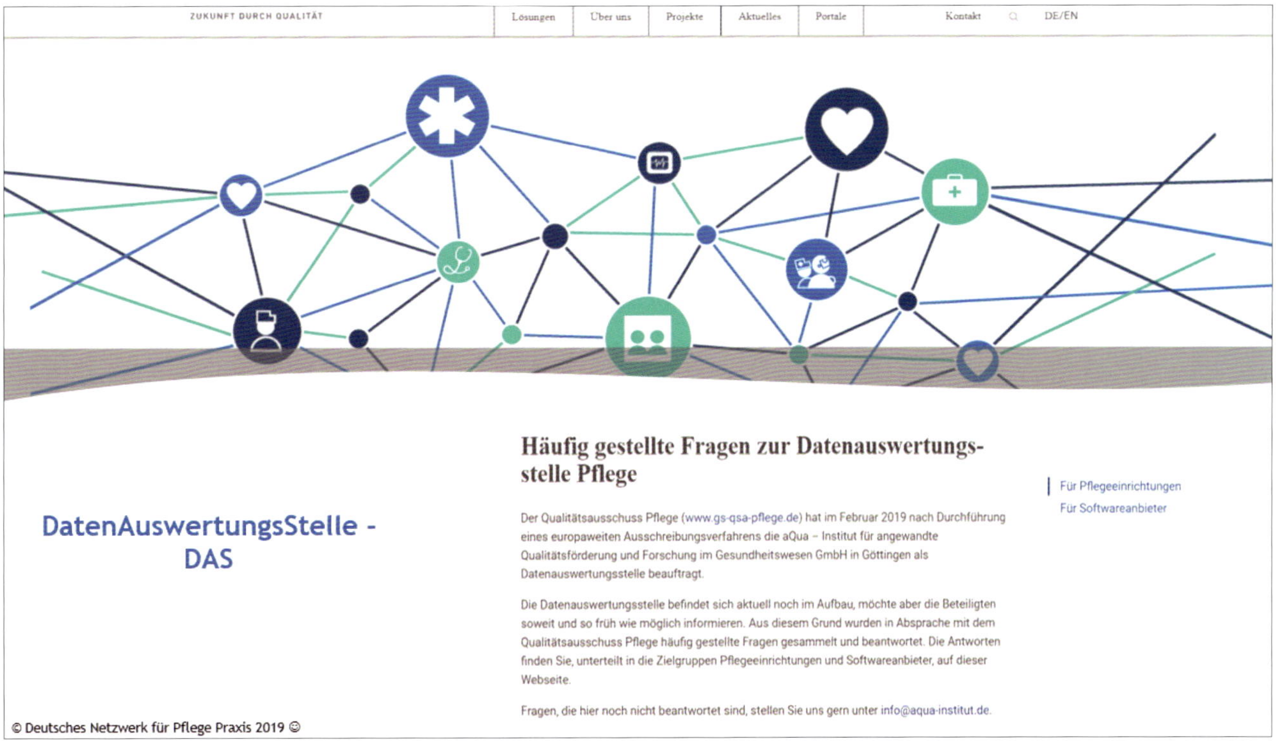

Internetseite der DatenAuswertungsStelle-DAS

Bei der erstmaligen Registrierung als stationäre Langzeitpflegeeinrichtung erfolgt zum einen die Vergabe der Einrichtungskennung (sechsstellige Zeichenfolge zur eindeutigen Identifizierung und Zuordnung der Einrichtung und der erfassten Daten) und die Angabe der beiden Wunschtermine für die zukünftige Datenerhebung. Die Angabe der Wunschtermine erfolgte am 15.07.2019 ab 12:00 Uhr über das Webportal der DatenAuswertungsStelle-DAS mit einem Zugangscode.

Diese beiden Stichtage bleiben für die stationäre Pflegeeinrichtung für die Zukunft verbindlich und sind nicht mehr veränderbar!

Die weiteren vom Stichtag abhängigen Fristen richten sich nach den Vorgaben in den Maßstäben und Grundsätzen für die Qualität, die Qualitätssicherung und -darstellung sowie für die Entwicklung eines einrichtungsinternen Qualitätsmanagements nach § 113 SGB XI in der vollstationären Pflege und deren Anlagen.

Fallen Stichtage oder Fristenden auf einen gesetzlichen Feiertag oder ein Wochenende, gelten die nächstfolgenden Werktage als Stichtag oder Fristablauf. Dabei werden auch bundeslandspezifische Feiertage berücksichtigt.

Das **Webportal** der DatenAuswertungsStelle – DAS ist über die **Internetadressen www.das-pflege.de** und **www.datenauswertungsstelle-pflege.de** erreichbar.

Die beiden bei der Registrierung festgelegten Stichtage (Abstand von 6 Monaten) sind für die zeitliche Organisation der Ergebniserfassung für die stationäre Pflegeeinrichtung von großer Bedeutung. Der Stichtag entscheidet darüber, wann zukünftig die Ergebniserfassung erfolgen muss.

Wird beispielsweise als Stichtag der 1. Februar festgelegt, so ist die Ergebniserfassung zukünftig immer in der ersten Februarhälfte und (sechs Monate später) in der ersten Augusthälfte durchzuführen. Ausgehend von diesem Stichtag erfolgt die weitere zeitliche Organisation.

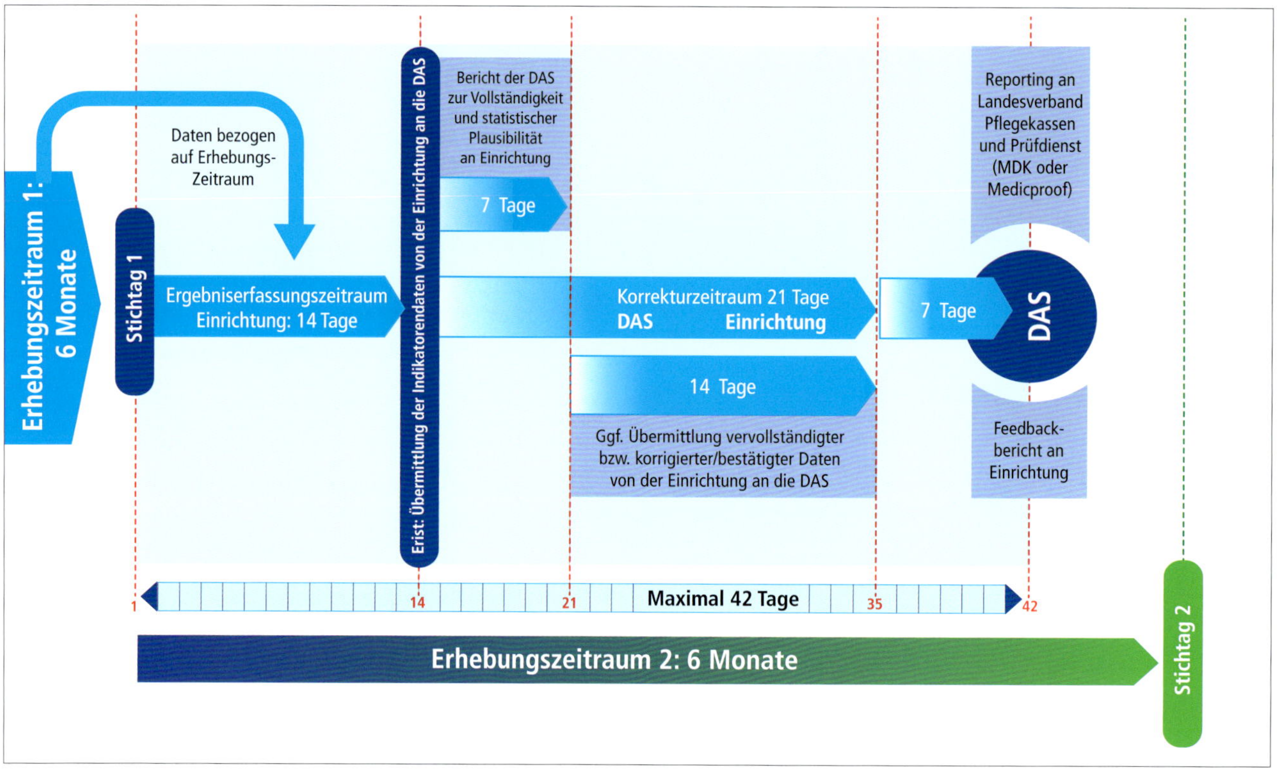

Zeit- und Fristenübersicht für die Erfassung der Ergebnisqualität

Folgende Stichtage und Zeiträume gibt es:

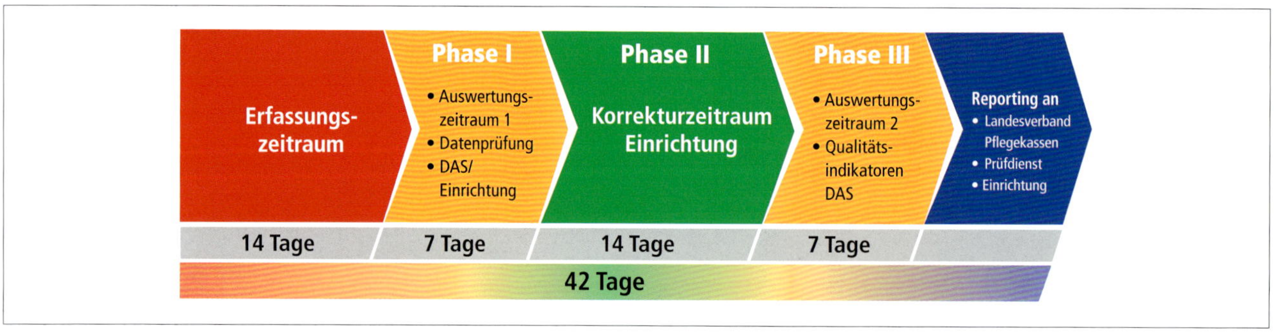

Stichtage und Zeiträume für die Ergebniserfassung

Ergebniserfassungszeitraum: Zeitraum, in dem die Erfassung der Qualitätssicherungsdaten durch eine Pflegeeinrichtung erfolgen muss. Innerhalb dieses Zeitraums ist die Erfassung abzuschließen und die Daten sind an die DatenAuswertungsStelle – DAS zu übermitteln.

Auswertungszeitraum 1: Die DatenAuswertungsStelle – DAS führt Datenprüfungen durch und meldet deren Ergebnisse an die Pflegeeinrichtung zurück. In diesem Zeitraum kann die Pflegeeinrichtung keine Daten für den zurückliegenden Erhebungszeitraum (Erhebungszeitraum 1) mehr erfassen oder ändern.

Korrekturzeitraum: Die Pflegeeinrichtung kann fehlerhafte Datensätze ergänzen bzw. fehlende Datensätze nachliefern. Nach Ende des Korrekturzeitraums können keine Änderungen oder Ergänzungen mehr vorgenommen werden.

Auswertungszeitraum 2: Die DatenAuswertungsStelle – DAS berechnet die Qualitätsindikatoren für die Pflegeeinrichtung und meldet dieser die entsprechenden Ergebnisse zurück.

Kommentierung: Die Pflegeeinrichtung hat die Möglichkeit, die Ergebnisse zu kommentieren.

Auf der Homepage der DatenAuswertungsStelle – DAS sind in den beiden Rubriken

- Für Pflegeeinrichtungen
- Für Softwareanbieter

die **wichtigsten Fragen und Antworten zur Datenerfassung, Übermittlung und Auswertung** zusammengefasst.
www.aqua-institut.de/das-pflege

In den Monaten Juni – Juli 2019 erfolgt ein bundesweites erstes Testverfahren mit einer begrenzten Anzahl von Einrichtungen, dabei werden im Zeitraum von 7 Tagen jeweils 15 Ergebniserfassungen durchgeführt. Schwerpunkt dieses Testverfahrens ist die Datenübermittlung und Datenauswertung der DatenAuswertungsStelle – DAS.

Aktuelle Ergänzung:
Im Zeitraum 1.10.2019 bis 30.06.2020 hat jede stationäre Pflegeeinrichtung die Möglichkeit eine Probeerfassung unter realen Bedingungen durchzuführen, die erfassten Daten und an die DatenAuswertungsStelle-DAS zu übermitteln. Die stationäre Pflegeeinrichtung erhält ausschließlich einen Feadbackbericht, dies gilt als Probeerfassung und es erfolgt keine Veröffentlichung.

Anmerkungen der Autoren
Wir empfehlen den Stichtagstermin den Sie erhalten haben im ersten Halbjahr 2020 unter realen Bedingungen durchzuführen um die Datenerfassung und Datenermittelung zu erproben, um evtl. Organisationsänderungen durchzuführen.

Organisation in der stationären Pflegeeinrichtung

Für die Organisation, Planung und Durchführung der fristgerechten, vollständigen und plausiblen Ergebniserfassung ist die verantwortliche Pflegefachkraft der Einrichtung verantwortlich.

Für die Ergebniserfassung des vierzehntägigen Erfassungszeitraums ab Stichtag müssen die personellen Ressourcen geplant werden und zusätzlich zum laufenden Betrieb zur Verfügung stehen. Die Ergebniserfassung kann nur durch eine Pflegefachkraft, die den Bewohner kennt, durchgeführt werden.

In den MuG`s ist eine Übersichtsliste zur Erfassung, Messung und Darstellung der Ergebnisqualität durch die Einrichtung gefordert. Die Ausgestaltung dieser Übersichtsliste ist nicht näher beschrieben bis auf die Zuordnung des Bewohners zur Pseudonym-Nummer und – beim von Ausschluss von Bewohner*innen von der Ergebniserfassung, die Dokumentation des Ausschlusskriteriums.

Übersichtsliste Erfassung, Messung und Darstellung der Ergebnisqualität					
inrichtungs-ennung	000007	Einrichtungsname	Feierabendhaus	Einrichtungsanschrift	Hauptsraße am Bodensee
erantwortliche Person für die Ergebniserfassung	Sabine Hindrichs				

Zeitstrahl Ergebniserfassung					
Stichtags-datum	Erfassungszeitraum 14 Tage	Phase I	Phase II	Phase III	
19.02.20	05.03.2020	12.03.2020	26.03.2020	02.04.2020	03.04.2020
	Erfassungszeitraum *14 Tage*	Auswertungszeitraum 1 Datenprüfung DAS/Einrichtung/DAS *7 Tage*	Korrekturzeitraum DAS *14 Tage*	Auswertungszeitraum 2 Qualitätsindiaktoren DAS 7 Tage	Reporting an Landesverband Pflegekassen und Prüfdienst und die Einrichtung Kommentierung
		21 Tage Gesamt Korrekturzeitraum			
	42 Tage				
19.09.20	03.10.2020	10.10.2020	24.10.2020	31.10.2020	31.10.2020

Ergeniserfassung													
Pseudonym Nummer	Wohn-bereich	Bewohner Nummer	Nachname	Vorname	Geburts-datum	Geschlecht	Pflegegrad	Datum Heimeinzug	Ausscheidungs-datum	Einbezug in Erfassung	Ausschluss-kriterium	Erfassender Mitarbeiter	Geplante Erhebungsdatum
000007000001	WB 1	920001	Schäfer	Severin Igor	19.02.1950	männlich	Pflegegrad 4	15.01.2010		ja		U. Rommel	19.02.2020
000007000002	WB 2	920258	Soden	Sieglinde Inge		weiblich							
000007000003	WB 3	920687	Schweizer	Sofia Isolde		weiblich							
000007000004	WB 4	922268	Süßmund	Simone Isabella		weiblich							
000007000005	WB 1	925554	Schopenhauer	Siegfried Ingmar		männlich							
000007000006	WB 1	925548	Sauerbruch	Samuel Ignaz		männlich	Pflegegrad 5						
000007000007	WB 1	926666											

	Internes Qualitätsmanagement					
Pseudonym Nummer	Mobilität	Kognitive Fähigkeiten	Pflegegrad management	Pflege Visite	Fortbildungs-bedarf	Erhebung datum
000007000001	beeinträchtigt	vorhanden	korrekt	Maßnahmen erforderlich	Schulung Wunden	19.02.202
000007000002						
000007000003						
000007000004						
000007000005						
000007000006						
000007000007						

Übersichtliste Erfassung, Messung und Darstellung der Ergebnisqualität

Für die Vorbereitung, Planung, Organisation und Umsetzung des gesamten Ergebniserfassungsprozesses ist ein entsprechendes Planungs- und Organisationsinstrument für die interne Steuerung der Ergebniserfassung zu entwickeln, das gleichzeitig für die externen und internen Qualitäts- und Plausibilitätsprüfungen genutzt werden kann.

Elemente der Übersichtsliste Übersichtliste für die Ergebniserfassung für die PDL	
Anzahl der Bewohner (fortlaufend)	Kontrollwert: Anzahl der Bewohner, die in die Ergebniserfassung zum Stichtag mit einbezogen wurden
Pseudonym-Nummer	▪ Eindeutige Identifizierung ▪ Zuordnung/Bewohner ▪ Verantwortung der PDL
Wohnbereiche	▪ Item/Frage 2 im Erfassungsbogen ▪ Sortierung im Feedbackbericht – Auswertung pro Wohnbereich ▪ Auswertung für das interne Qualitätsmanagement
Auswahlfeld	
Bewohnernummer	Bei EDV-geführten Verwaltungs- und Dokumentationssystemen – Datentransfer und Nutzung
Nachname	Interne Nutzung in der Einrichtung
Vorname	Interne Nutzung in der Einrichtung
Geburtsdatum	Item/Frage 6+7 Erfassungsbogen
Geschlecht	Item/Frage 8 Erfassungsbogen
Auswahlfeld ▪ weiblich ▪ männlich	
Pflegegrad	Item/Frage 9 Erfassungsbogen
Auswahlfeld ▪ Kein Pflegegrad ▪ Pflegegrad 1 ▪ Pflegegrad 2 ▪ Pflegegrad 3 ▪ Pflegegrad 4 ▪ Pflegegrad 5	

Ergeniserfassu

	Pseudonym Nummer	Wohnbereich	Bewohner Nummer	Nachname	Vorname	Geburtsdatum	Geschlecht	Pflegegrad
1.	000007000001	WB 1	920001	Schäfer	Severin Igor	19.02.1950	männlich	Pflegegrad 4
2.	000007000002	WB 2	920258	Soden	Sieglinde Inge		weiblich	
3.	000007000003	WB 3	920687	Schweizer	Sofia Isolde		weiblich	
4.	000007000004	WB 4	922268	Süßmund	Simone Isabella		weiblich	
5.	000007000005	WB 1	925554	Schopenhauer	Siegfried Ingmar		männlich	
6.	000007000006	WB 1	925548	Sauerbruch	Samuel Ignaz		männlich	Pflegegrad 5
7.	000007000007	WB 1	926666					
8.	000007000008	WB 4	925889					
9.	000007000009	WB 2	927889					
10	000007000010	WB 2	925589					

Übersichtliste Zuordnung Pseudonym zu Bewohner

Dokumentation der Bewohnerauswahl und Erfassung

Alle Bewohner, die zum Stichtag in der stationären Pflegeeinrichtung leben, müssen zunächst in der Übersichtsliste aufgeführt werden.

Nach der Auflistung aller Bewohner erfolgt vor der Ergebniserfassung der Ausschluss folgender Bewohner, bei denen eins der vier Ausschluss-Kriterien zutrifft.

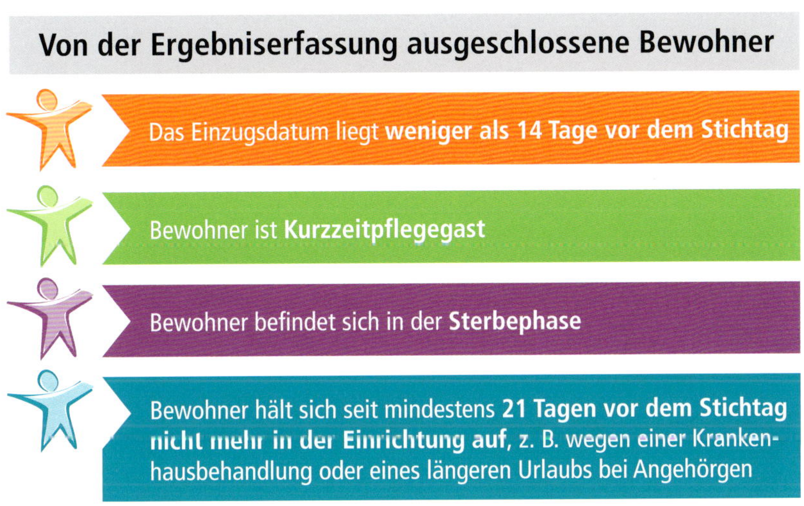

Übersichtliste Zuordnung Pseudonym zu Bewohner

Bei Bewohnern, bei denen eins der vier Ausschluss-Kriterien zur Ergebniserfassung zutrifft, erfolgt keine Ergebniserfassung, diese müssen aber mit Namen und Pseudonym-Nummer und der Nennung des Ausschlusskriteriums aufgeführt werden, sodass nachvollziehbar ist, aus welchem Grund keine Ergebniserfassung erfolgte.

g

Datum Heimeinzug	Ausscheidungsdatum	Einbezug in Erfassung	Ausschlusskriterium	Erfassender Mitarbeiter	Geplante Erhebungsdatum
15.01.2010		ja		U. Rommel	19.02.2020

Einzugsdatum innerhalb der l
Bewohner ist Kurzzeitpflegeg
Bewohner in der Sterbephase
Bewohner seit 21 Tagen nicht

Übersichtliste Dokumentation Ausschluss-Kriterium Bewohner

Die vollständige Aufstellung der zum Zeitpunkt der Ergebniserfassung (14-tägiger Erfassungszeitraum ab Stichtag) in der Pflegeeinrichtung lebenden Bewohner, eine Kennzeichnung der ausgeschlossenen Bewohner und Angaben über den jeweiligen Ausschlussgrund müssen in einer Übersichtliste aufgeführt werden.

Datum Heimeinzug	Item/Frage 5 im Erfassungsbogen
Ausscheidungsdatum	Dokumentation/Nachweis/Grund, warum der Bewohner nicht mehr in die Erfassung der Ergebniserfassung mit einbezogen wurde
Einbezug in die Ergebniserfassung	Kennzeichnung, ob der Bewohner in die Datenerfassung mit einbezogen wurde
Auswahlfeld ▪ Ja ▪ nein	
Ausschlusskriterium	Grund, warum der Bewohner im Vorfeld aus der Ergebniserfassung ausgeschlossen wurde
Auswahlfeld ▪ Einzugsdatum innerhalb der letzten 14 Tage ▪ Bewohner ist Kurzzeitpflegegast ▪ Bewohner in der Sterbephase ▪ Bewohner seit 21 Tagen nicht mehr in der Einrichtung	
Erfassender Mitarbeiter	▪ Organisation/Planung für die PDL
Auswahlfeld	▪ Zuordnung/Controlling/Auswertung
Geplantes Erhebungsdatum	Organisation/Planung für die PDL für den Erfassungszeitraum von 14 Tagen

In diesem einrichtungsinternen Qualitätsmanagementinstrument sollte sowohl der Organisationsbereich der Ergebniserfassung als auch das interne Qualitätsmanagement in übersichtlicher Form zusammengefasst sein. Siehe hierzu Kapitel 3 in diesem Buch.

Die aktuelle Übersichtsliste muss den Prüfinstitutionen von der Pflegeeinrichtung zu Beginn der Qualitätsprüfung so zugänglich gemacht werden, dass die mit ihrer Pseudonym-Nummer ausgewählten Bewohner*innen namentlich zugeordnet werden können.

Alle relevanten Informationen zur Ergebniserfassung finden sich in den auf der Internetseite des BMG veröffentlichten und von Professor Wingenfeld verfassten „offiziellen bundeseinheitlichen" Schulungsunterlagen zur Ergebniserfassung.

Das bundeseinheitliche Schulungsmaterial dient der Vorbereitung und der Anleitung für die Erfassung der Versorgungsergebnisse in der stationären Langzeitpflege in Deutschland. Die Schulungsunterlagen beinhalten die wichtigsten Informationen, die für das Verständnis des Indikatorenansatzes und die Durchführung der Ergebniserfassung erforderlich sind.

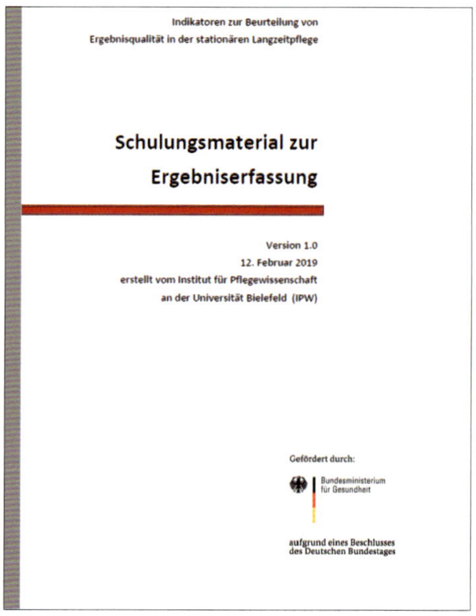
Indikatoren zur Beurteilung von Ergebnisqualität in der stationären Langzeitpflege

Schulungsmaterial zur Ergebniserfassung

Version 1.0
12. Februar 2019
erstellt vom Institut für Pflegewissenschaft an der Universität Bielefeld (IPW)

Gefördert durch:
Bundesministerium für Gesundheit
aufgrund eines Beschlusses des Deutschen Bundestages

Schulungsmaterial zur Ergebniserfassung

Für die Durchführung der Ergebniserfassung ist eine Schulung unbedingt erforderlich. Das Lesen des Schulungsmaterials ersetzt nicht die Teilnahme an einer Schulung.

Entnommen aus den Schulungsunterlagen Seite 4

Für die Schulungen und die Umsetzung in die Praxis vor Ort in den stationären Einrichtungen sind die jeweiligen Spitzenverbände der Träger verantwortlich. Analog zum Schulungskonzept im Rahmen der Einführung und Implementierung des Strukturmodells zur Dokumentation durch das Projektbüro EinStep erfolgt die Schulung nach dem gleichen Multiplikatoren-Prinzip.

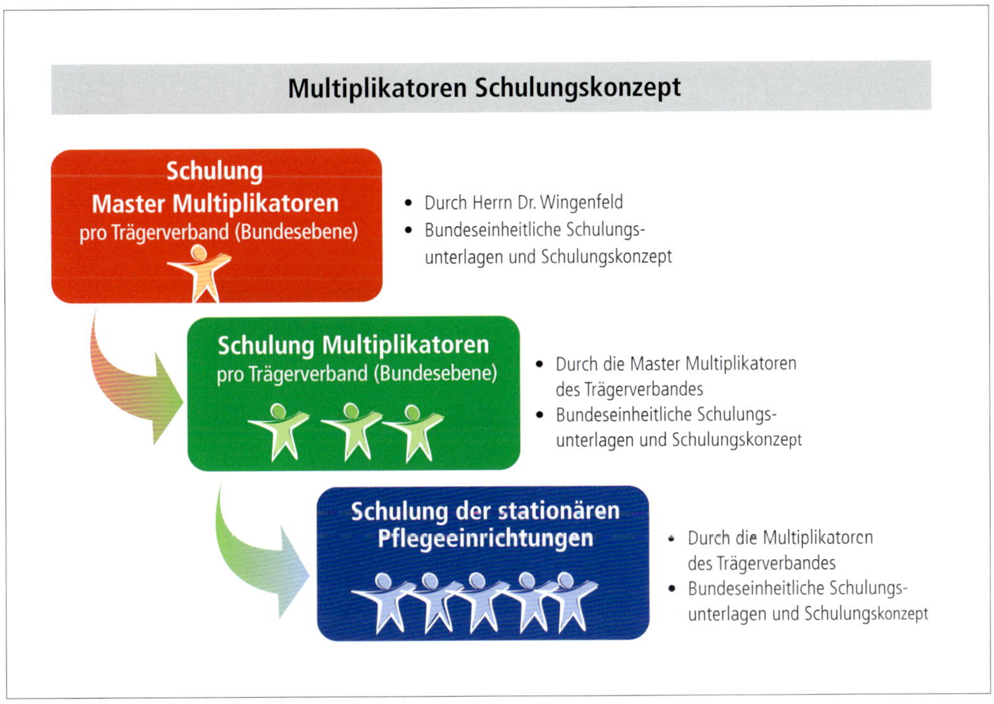
Multiplikatoren Schulungskonzept
Schulung Master Multiplikatoren pro Trägerverband (Bundesebene)
• Durch Herrn Dr. Wingenfeld
• Bundeseinheitliche Schulungsunterlagen und Schulungskonzept
Schulung Multiplikatoren pro Trägerverband (Bundesebene)
• Durch die Master Multiplikatoren des Trägerverbandes
• Bundeseinheitliche Schulungsunterlagen und Schulungskonzept
Schulung der stationären Pflegeeinrichtungen
• Durch die Multiplikatoren des Trägerverbandes
• Bundeseinheitliche Schulungsunterlagen und Schulungskonzept

Schulung nach dem Multiplikatoren-System

Für jeden Spitzenverband wurden sogenannte Master Multiplikatoren ausgebildet, die weiterführend Multiplikatoren für ihren Trägerverband ausgebildet haben. Somit stehen für jeden Trägerverband, zumeist pro Bundesland, eine entsprechende Anzahl von Multiplikatoren zur Verfügung, die nun in den kommenden Monaten ihre stationären Einrichtungen entsprechend den bundeseinheitlichen Schulungsunterlagen schulen und ihre Einrichtung bei der Erfassung der Ergebnisqualität unterstützen werden.

Bezüglich der Schulungen und der Unterstützung bei der Einführung der Ergebniserfassung sollte sich jede Einrichtung an ihren zuständigen Trägerverband wenden.

1.6 Die fünf Prozessschritte für die Ergebniserfassung und Darstellung

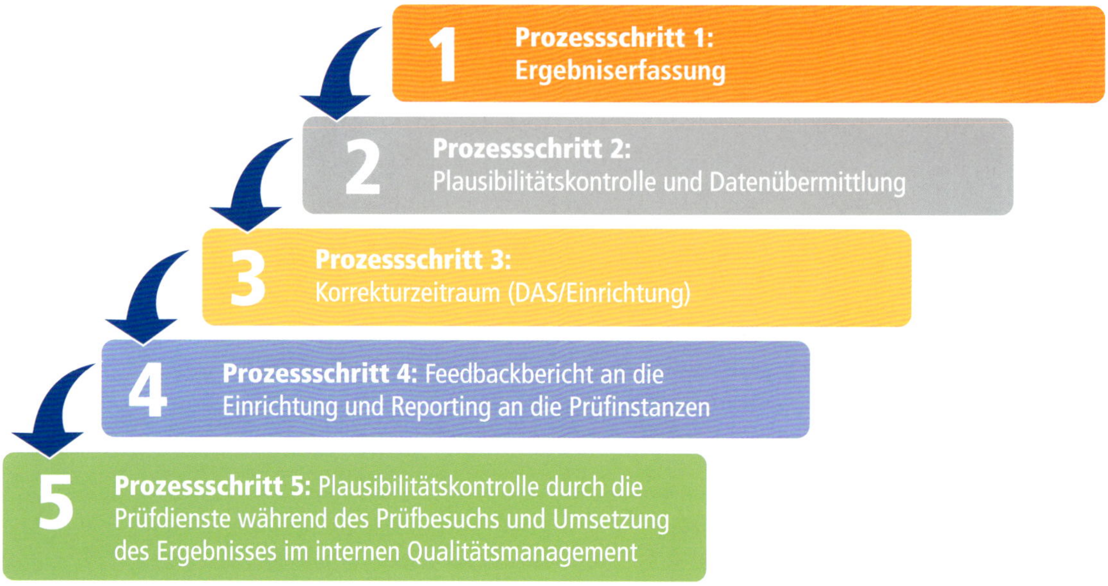
1
Prozessschritt 1:
Ergebniserfassung
2
Prozessschritt 2:
Plausibilitätskontrolle und Datenübermittlung
3
Prozessschritt 3:
Korrekturzeitraum (DAS/Einrichtung)
4
Prozessschritt 4: Feedbackbericht an die Einrichtung und Reporting an die Prüfinstanzen
5
Prozessschritt 5: Plausibilitätskontrolle durch die Prüfdienste während des Prüfbesuchs und Umsetzung des Ergebnisses im internen Qualitätsmanagement

Fünf Prozessschritte der Ergebniserfassung

Anhand der folgenden fünf Prozessschritte werden wir Sie in den nachfolgenden Kapiteln Schritt für Schritt von der Ergebniserfassung pro Bewohner bis hin zum Feedbackbericht von der DatenAuswertungsStelle – DAS durch das neue Qualitätserfassungsverfahren führen.

Im ersten Prozessschritt „Ergebniserfassung" im Kapitel 2 geht es um die Erfassung und Einschätzung der Ergebnisqualität anhand des Erfassungsbogens mit seinen 98 Items/Fragen. Entlang jedes einzelnen Items/Frage haben wir ergänzend zu den Maßstäben und Grundätzen und den bundeseinheitlichen Schulungsgunterlagen die Erklärungen hinsichtlich Verständlichkeit und Praxisbezug erweitert. Die Unterteilung des Erfassungsbogens in vier Bereiche und in die Farbgebung ist von uns vorgenommen worden und dient ausschließlich der besseren Verständlichkeit und Orientierung im Rahmen der Implementierung und Umsetzung in die Praxis.

Den Erfassungsbogen, der im Kapitel 4 im Anhang zur Verfügung steht, haben wir ebenfalls auf Basis der MuG´s und der bundeseinheitlichen Schulungsunterlagen erstellt. Dabei haben wir uns an der fortlaufenden Nummerierung (1–98) der Maßstäbe und Grundsätze orientiert und die entsprechenden Erläuterungen mit farblicher Kennzeichnung passend dazu sortiert. Die Nummerierung in den bundeseinheitlichen Schulungsunterlagen orientiert sich am Praxisprojekt, das von Herrn Dr. Wingenfeld gemeinsam mit der Caritas durchgeführt wurde. Da dies, nach unserer ersten Erfahrung aus eigenen Schulungen, zu Verständnisproblemen in der Umsetzungspraxis führt, haben wir diese Nummerierung in unserem Erfassungsbogen unter die andere Nummerierung mit eingefügt. Den Erfassungsbogen mit der fortlaufenden Nummerierung und den vorgesehenen Datenfeldern haben wir ebenfalls entsprechend farblich gestaltet, passend zu unseren Erläuterungen, sodass Sie diesen zum Einüben der Datenerfassung in der Praxis einsetzen können.

Im zweiten Prozessschritt „Plausibilitätskontrolle und Datenübermittlung" in Kapitel 3 geht es um die bereits parallel laufende Datenüberprüfung und Plausibilitätsprüfung, die schon während der Ergebniserfassung durch die Pflegedienstleitung und das Qualitätsmanagement geschehen sollte, und die sich daran anschließende Übermittlung der Erfassungsdaten an die DatenAuswertungsStelle – DAS.

Im dritten Prozessschritt „Korrekturzeitraum" beschreiben wir, was im ersten Auswertungszeitraum von 7 Tagen bei der DatenAuswertungsStelle – DAS überprüft wird, sowie den sich daran anschließende 14-tägige Korrekturzeitraum für die Einrichtung bzgl. der Vollständigkeit und Plausibilität der erfassten und übermittelten Erfassungsdaten und den zweiten Auswertungszeitraum.

Im vierten Prozessschritt „Feedbackbericht und Reporting" erläutern wir die Grundlagen für die Berechnung der Qualitätsindikatoren in den drei Qualitätsbereichen und deren Bewertung. Anhand eines exemplarischen Fallbeispiels einer stationären Pflegeeinrichtung mit 120 Bewohner*innen zeigen wir Ihnen die Berechnung und Bewertung der 15 Qualitätsindikatoren und deren Darstellung.

Im letzten dem fünften, Prozessschritt „Externe Plausibilitätsprüfung und internes Qualitätsmanagement" geht es abschließend um die vorgesehene stichprobenartige externe Prüfung der Ergebniserfassungsdaten durch die Prüfdienste der Pflegekassen sowie die Integration und Nutzung der Erfassungsdaten für das interne Qualitätsmanagement als Pflegevisite, für das Pflegegradmanagement und für die interne Fortbildungsplanung.

Kapitel 2 – Inhaltliche Beschreibung der 98 Erfassungsitems

Prozessschritt 1: Ergebniserfassung

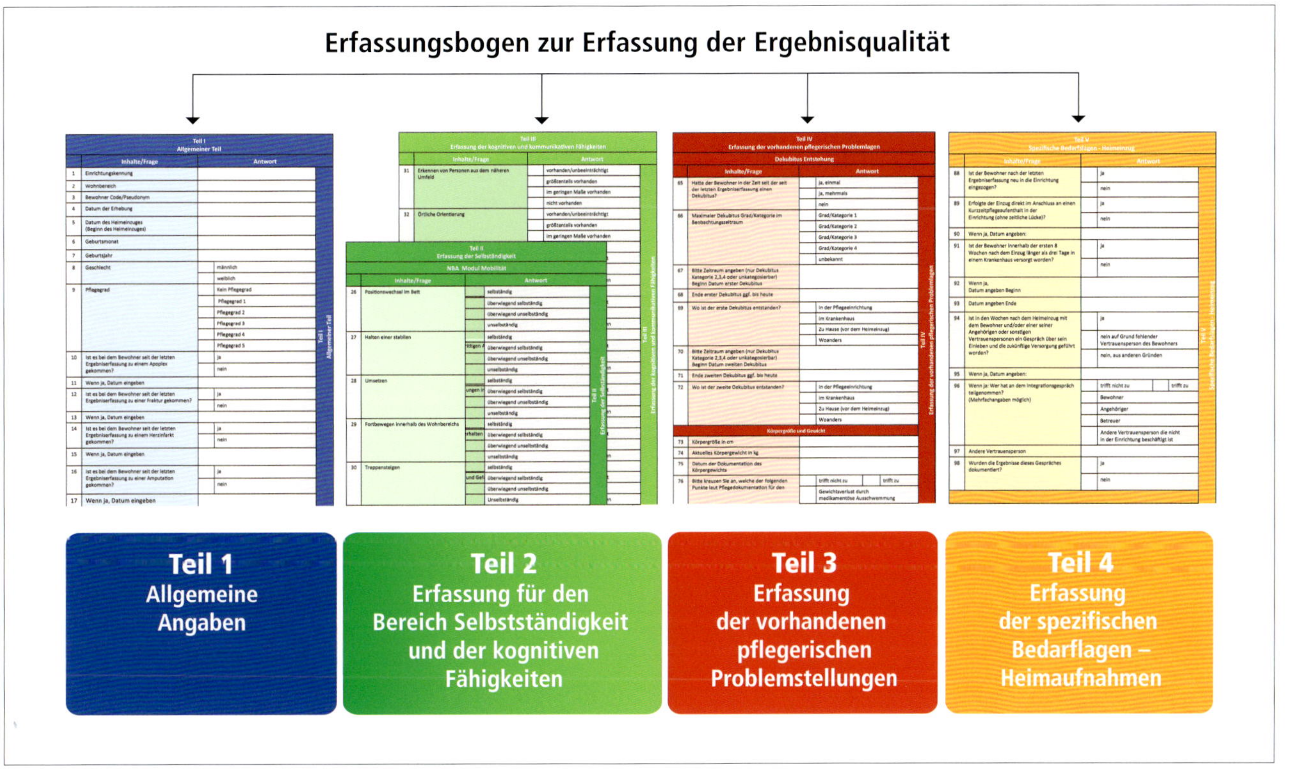
Erfassungsbogen zur Erfassung der Ergebnisqualität
Teil 1
Allgemeine Angaben
Teil 2
Erfassung für den Bereich Selbstständigkeit und der kognitiven Fähigkeiten
Teil 3
Erfassung der vorhandenen pflegerischen Problemstellungen
Teil 4
Erfassung der spezifischen Bedarflagen – Heimaufnahmen

Grafische Darstellung des Erfassungsbogens

2.1 Erfassung der Ergebnisqualität in den vier inhaltlichen Teilbereichen

Die Ergebniserfassung beinhaltet zum einen die Zusammenstellung von Informationen, die Bestandteile der vorhandenen gesetzlich festgelegten Pflegedokumentation sind. Dies sind z. B. Informationen aus dem Stammdatenbereich, wie Aufnahmedatum, Ärztliche Diagnosen, Krankenhausaufenthalte, sowie Angaben aus Teilbereichen der Pflegedokumentation, wie Vitalwerte, Pflegebericht und ggf. z. B. Wunddokumentation und Sturzerfassung. Zum anderen umfasst die Ergebniserfassung die aktuelle Einschätzung ausgewählter Fähigkeiten oder Merkmale der Pflegebedürftigkeit wie z. B. der Mobilität oder kognitiver Fähigkeiten.

Der Erfassungsbogen mit seinen 98 Items/Fragen muss vollständig für jeden Bewohner zum Stichtag erfasst werden (ausgenommen Bewohner, die im Vorfeld ausgeschlossen wurden). Wir haben den Erfassungsbogen in vier inhaltliche Bereiche unterteilt und diese für die Bearbeitung und Übersichtlichkeit farblich gekennzeichnet.

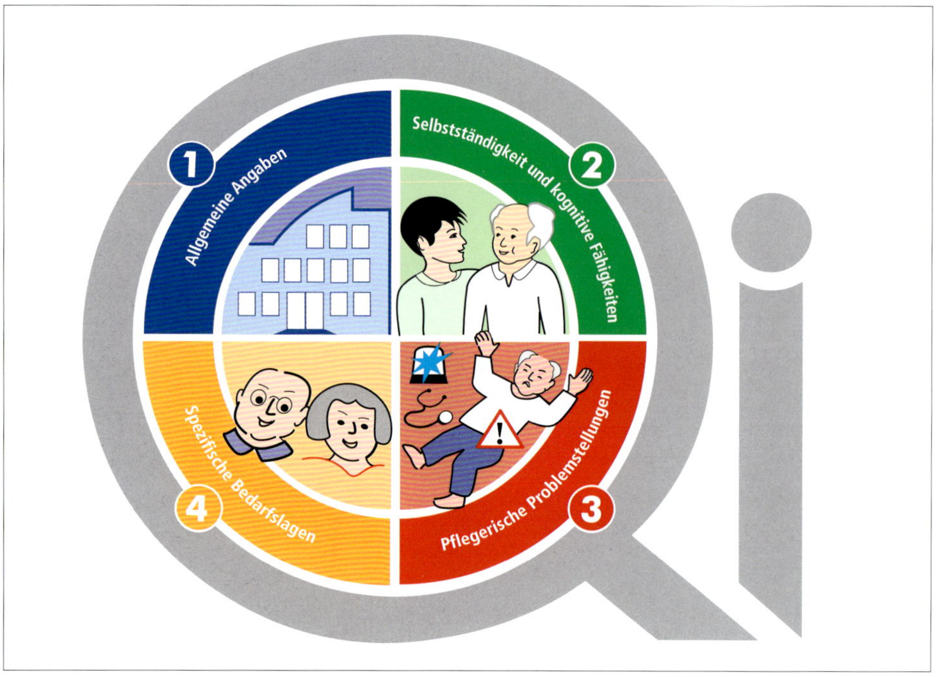

Hauptgrafik Erfassung der Ergebnisqualität

Erfassungsbogen zur Erfassung der Ergebnisqualität	
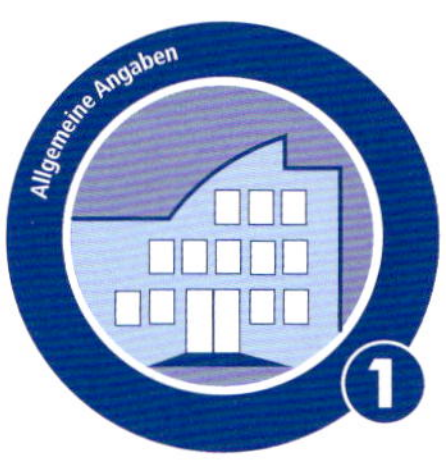	**Teil I – Allgemeine Angaben** (Bereich 1 bis 25)
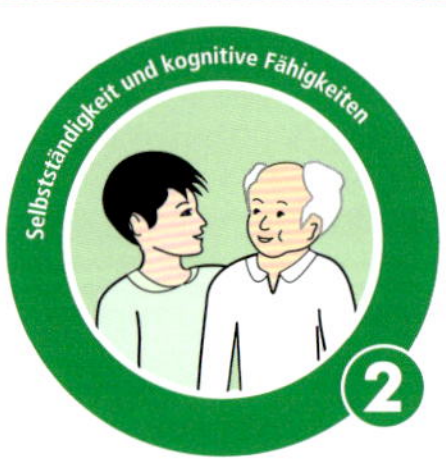	**Teil II – Erfassung für den Bereich Selbständigkeit und der kognitiven Fähigkeiten** – analog der Themenmodule Mobilität, kognitive und kommunikative Fähigkeiten, Selbstversorgung und Alltagsgestaltung und soziale Kontakte (Bereich 26 bis 64)

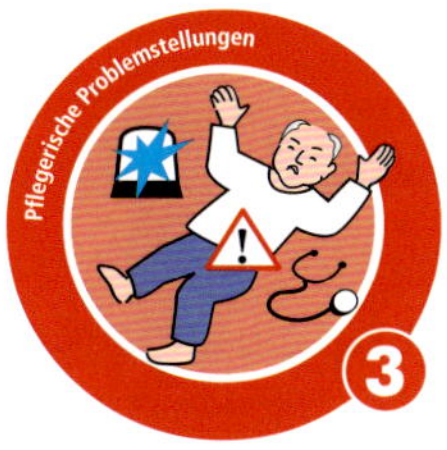	**Teil III – Erfassung der vorhandenen pflegerischen Problemstellungen** – Dekubitus, Gewicht, Sturzfolgen, Anwendung von Gurten und Bettseitenteilen, Schmerz (Bereich 65 bis 87)
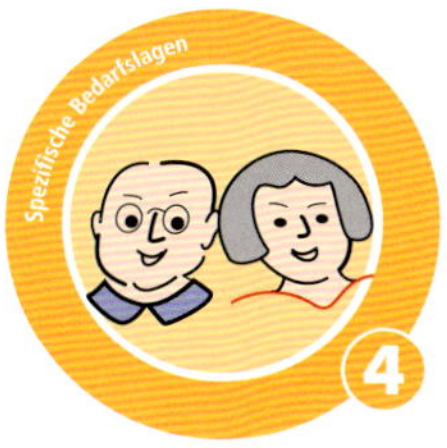	**Teil IV – Erfassung der spezifischen Bedarfslagen** – Heimaufnahmen (Bereich 88 bis 98)

Zu **jedem der 98 Items/Fragen** haben wir die Erläuterungen aus den Maßstäben und Grundsätzen – Fassung 23.11.2018[5] und aus dem Schulungsmaterial zur Ergebniserfassung Version 1.0 – Fassung 12.02.2019[6] aufgeführt und um praktische Hinweise ergänzt und beschrieben.

Ergänzungen zu einzelnen Items/Fragen

Legende	
(i)	Zusätzliche Informationen zu dem Item/den Fragen oder dem Text
(Dokument)	Hinweise, wo die Informationen in der Pflegedokumentation zu finden sind
(Dokument mit Stift)	Beispiel zur Erfassung in einem Item/einerFrage
(Personen)	In diesem Bereich geht es um die aktuelle fachliche Einschätzung. Es erfolgt eine Neueinschätzung und keine Datenübernahme aus der Pflegedokumentation.
(Pfeile)	Plausibilität! Bereiche, die mit diesem Symbol gekennzeichnet sind, werden auf Plausibilität mit anderen Daten geprüft.

Im Anhang finden Sie den Erfassungsbogen zur Ergebniserfassung in unserer Darstellung.
Der Erfassungsbogen befindet sich zusätzlich im Downloadbereich zu diesem Buch.
http://www.altenpflege-online.net/Produkte/Download

5 Maßstäbe und Grundsätze für die Qualität, die Qualitätssicherung und -darstellung sowie für die Entwicklung eines einrichtungsinternen Qualitätsmanagements nach § 113 SGB XI in der vollstationären Pflege vom 23.11.2018

6 Schulungsmaterial zur Ergebniserfassung – Version 1.0 – 12.02.2019 erstellt vom Institut für Pflegewissenschaft an der Universität Bielefeld (IPW)

2.2 Teil I – Allgemeine Angaben

Neben den Informationen, die einen direkten Bezug zu den Versorgungsergebnissen aufweisen, werden zur Berechnung der Indikatoren verschiedene andere, allgemeine Angaben benötigt.

In den nachfolgenden Seiten werden die einzelnen Punkte kurz erläuterte, welche Sie für die allgemeine Datenerhebung benötigen.

Teil I Allgemeiner Teil		
	Inhalt/Frage	Antwort
1	Einrichtungskennung	
2	Wohnbereich	
3	Bewohner-Code/Pseudonym	
4	Datum der Erhebung	

Registrierung der dokumentationspflichtigen Pflegeeinrichtungen

Bei der Registrierung der stationären Pflegeeinrichtungen vergibt die DAS – DatenAuswertungsStelle für jede stationäre Langzeitpflegeeinrichtung eine sechsstellige Nummer, welche die Identität der stationären Pflegeeinrichtung sicherstellt. (aktuell 14.500 stationäre Einrichtungen in Deutschland – Bundespflegestatistik 2017). Die Registrierung und Vergabe der Nummer wird voraussichtlich im September 2019 erfolgen.

- In Item/**Frage 1** tragen Sie bitte die sechsstellige Einrichtungskennung hier ein.
- In Item/**Frage 2** tragen Sie bitte die Bezeichnung des Wohnbereichs ein, in dem der Bewohner wohnt.

Pseudonymisierung der Bewohnerdaten gem. § 113 Absatz 1a S. 3 SGB XI

Die Pseudonymisierung erfolgt über eine einrichtungsseitig zu führende Pseudonymisierungsliste, in der jedem Bewohner jeweils eine eindeutige, innerhalb der Einrichtung einmalig vergebene, bis zu sechsstellige Nummer zugeordnet wird (bspw. laufende Nummer: 000001 … 999999).

Dieses Pseudonym gilt für die gesamte Dauer des stationären Aufenthaltes in der Einrichtung. Das Pseudonym darf auch dann nicht erneut vergeben werden, wenn die entsprechende Person die Einrichtung dauerhaft nicht mehr bewohnt, z. B. weil sie verstorben ist oder wegen eines Umzugs in eine andere Einrichtung.

Hinweis
Im Anhang – Kapitel 4 finden Sie ein Beispiel für eine Einrichtungsinterne Pseudonymisierungsliste, die für das gesamte einrichtungsinterne Qualitätsmanagement verwendet werden kann.

- Die Pseudonymisierung der Versichertendaten muss gemäß einem einheitlichen Verfahren erfolgen, welches jede Pflegeeinrichtung selbständig ohne zusätzliche Informationen anwenden kann.
- Die rückwärtige Auflösung des Pseudonyms aufseiten der Pflegeeinrichtung muss ebenfalls eigenständig möglich sein.

- Die Pseudonymisierung erfolgt ausschließlich seitens der Pflegeeinrichtung.
- Die **Übermittlung von versichertenbezogenen Informationen ist an keiner Stelle vorgesehen**.
- Die datenschutzrechtlichen Bestimmungen hinsichtlich des Zugangs zu und der Aufbewahrung dieser Liste sind einzuhalten.
- Die Datenübermittlung an die DatenAuswertungsStelle (DAS) erfolgt dann ausschließlich unter Verwendung des jeweils personenspezifischen Pseudonyms.

Das Pseudonym stellt eine Kombination aus beiden Nummern dar
Beispiel:
„Einrichtungs-ID": 987654
„Bewohnerbezogene Nummer": 000001
Pseudonym: 987654000001

- In Item/**Frage 3** tragen Sie bitte den sechsstelligen Bewohner-Code/Pseudonym ein, dem Sie dem Bewohner zugeordnet haben.
- In Item/**Frage 4** tragen Sie bitte ein, wann Sie die Erfassung durchgeführt haben. Die Erfassung muss innerhalb von 14 Tagen nach dem Stichtagsdatum erfolgen.

5	Datum des Heimeinzuges (Beginn des Heimeinzuges)		
6	Geburtsmonat		
7	Geburtsjahr		
8	Geschlecht		männlich
			weiblich
9	Pflegegrad		kein Pflegegrad
			Pflegegrad 1
			Pflegegrad 2
			Pflegegrad 3
			Pflegegrad 4
			Pflegegrad 5

- In Item/**Frage 5** tragen Sie bitte ein, wann der Bewohner in Ihre Einrichtung eingezogen ist.
- In Item/**Frage 6** tragen Sie bitte nur den Geburtsmonat des Bewohners ein (zweistellig).
- In Item/**Frage 7** tragen Sie bitte das Geburtsjahr in ganzer Länge ein (vierstellig).
- In Item/**Frage 8** kreuzen Sie bitte das entsprechende Geschlecht des Bewohners an.
- In Item/**Frage 9** kreuzen Sie bitte den aktuellen Pflegegrad des Bewohners an.

Hinweis
Die Angaben zu den Items/Fragen 2, 5–9 finden Sie in der Regel in Ihrem Abrechnungsprogramm bzw. im Stammdatenbereich Ihrer Pflegedokumentation.

10	Ist es bei dem Bewohner seit der letzten Ergebniserfassung zu einem **Apoplex** gekommen?		ja
A.5			nein
11	**Wenn ja,** Datum eingeben		
12	Ist es bei dem Bewohner seit der letzten Ergebniserfassung zu einer **Fraktur** gekommen?		ja
			nein
13	**Wenn ja,** Datum eingeben		
14	Ist es bei dem Bewohner seit der letzten Ergebniserfassung zu einem **Herzinfarkt** gekommen?		ja
			nein
15	**Wenn ja,** Datum eingeben		
16	Ist es bei dem Bewohner seit der letzten Ergebniserfassung zu einer **Amputation** gekommen?		ja
			nein
17	**Wenn ja,** Datum eingeben		

- In Item/**Frage 10** bitte ein Kreuz setzen, wenn es bei dem Bewohner seit der letzten Ergebniserfassung bzw. in den letzten sechs Monaten vor der jetzigen Stichtagserhebung, zu einem Schlaganfall/Apoplex gekommen ist.

  Ist dies nicht der Fall, bitte Feld „nein" ankreuzen.
- In Item/**Frage 11** geben Sie bitte, wenn im Bereich 10 die Antwort „Ja" lautet, das Diagnosedatum ein. Wenn das genaue Datum nicht bekannt ist, geben Sie bitte die Mitte des betreffenden Monats an z. B. 15.01.2000.
- In Item/**Frage 12** bitte ein Kreuz setzen, wenn es bei dem Bewohner seit der letzten Ergebniserfassung bzw. in den letzten sechs Monaten vor der jetzigen Stichtagserhebung zu einer Fraktur gekommen ist.

  Ist dies nicht der Fall, bitte Feld „nein" ankreuzen.
- In Item/**Frage 13** geben Sie bitte, wenn im Bereich 12 die Antwort „Ja" lautet, das Diagnosedatum ein. Wenn das genaue Datum nicht bekannt ist, geben Sie bitte die Mitte des betreffenden Monats an, z. B. 15.01.2000.
- In Item/**Frage 14** bitte ein Kreuz setzen, wenn es bei dem Bewohner seit der letzten Ergebniserfassung bzw. in den letzten sechs Monaten vor der jetzigen Stichtagserhebung zu einem Herzinfarkt gekommen ist.

  Ist dies nicht der Fall, bitte Feld „nein" ankreuzen.
- In Item/**Frage 15** geben Sie bitte, wenn im Bereich 14 die Antwort „Ja" lautet, das Diagnosedatum ein. Wenn das genaue Datum nicht bekannt ist, geben Sie bitte die Mitte des betreffenden Monats an z. B. 15.01.2000.
- In Item/**Frage 16** bitte ein Kreuz setzen, wenn es bei dem Bewohner seit der letzten Ergebniserfassung bzw. in den letzten sechs Monaten vor der jetzigen Stichtagserhebung zu einer Amputation gekommen ist.

  Ist dies nicht der Fall, bitte Feld „nein" ankreuzen.
- In Item/**Frage 17** geben Sie bitte, wenn im Bereich 16 die Antwort „Ja" lautet, das Diagnosedatum ein. Wenn das genaue Datum nicht bekannt ist, geben Sie bitte die Mitte des betreffenden Monats an, z. B. 15.01.2000.

Hinweis
Die Angaben zu den Items/Fragen 10–17 finden Sie in der Regel in Ihrer EDV Pflegedokumentation unter dem Menüpunkt „Ärztliche Diagnosen" und in der Papierdokumentation auf dem Stammdatenblatt.
Achtung! Nicht immer wird dieser Bereich der Pflegedokumentation fortlaufend aktualisiert.

18 A.6	Wurde der Bewohner seit der letzten Ergebniserfassung in einem **Krankenhaus behandelt**?		ja; einmal						
			ja; mehrmals						
			nein						
19	**Wenn ja:** Geben Sie bitte an den **Zeitraum** und den **Grund** des Krankenhausaufenthaltes an (bei mehreren Aufenthalten bitte den Aufenthalt mit der längsten Dauer wählen) Beginn, Datum, Aufenthalt								
20	**Ende** Datum des Aufenthaltes								
21	**Bei mehreren Krankenhausaufenthalten**: Bitte **Anzahl der Krankenhausaufenthalte** seit der letzten Ergebniserfassung angeben.								
22	**Bei mehreren Krankenhausaufenthalten:** Bitte **Gesamtzahl der Tage** angeben, die der Bewohner bei diesen Aufenthalten im Krankenhaus verbracht hat.								

- In Item/**Frage 18** kreuzen Sie bitte an, ob der Bewohner seit der letzten Ergebniserfassung bzw. in den letzten sechs Monaten vor der jetzigen Stichtagserhebung in einem Krankenhaus behandelt worden ist. Hierunter zählen Krankenhausaufenthalte mit länger als 24 Stunden Aufenthalt im Krankenhaus, eine z. B. mehrmals wöchentliche Dialysebehandlung zählt nicht dazu.
- In Item/**Frage 19** geben Sie bitte, wenn Sie in Item/Frage 18 die Antwort „Ja; einmal" oder „ja; mehrmals" angegeben haben, das Diagnosedatum des Behandlungsbeginns ein.
  Bei mehreren Krankenhausaufenthalten im Beobachtungszeitraum von sechs Monaten geben Sie bitte die Daten des längsten Krankenhausaufenthaltes ein.
  Des Weiteren geben Sie bitte die Einweisungsdiagnose an, weshalb der Bewohner im Krankenhaus behandelt wurde.
- In Item/**Frage 20** geben Sie bitte das Behandlungsende des Krankenhausaufenthaltes an.
- In Item/**Frage 21** geben Sie bitte die Anzahl der Krankenhausaufenthalte im Beobachtungszeitraum von sechs Monaten zum Stichtagsdatum ein.
- In Item/**Frage 22** geben Sie bitte die Gesamtanzahl aller Tage der Krankenhausaufenthalte im Beobachtungszeitraum von sechs Monaten zum Stichtagsdatum ein.

Hinweis
Die Angaben zu den Items/Fragen 18 – 22 finden Sie in der Regel in Ihrem Verwaltungsprogramm, mit dem Sie abrechnen. Sie benötigen für die korrekte Angabe der Daten die Übersicht über alle Krankenhausaufenthalte des letzten halben Jahres Ihres Bewohners mit Beginn und Enddatum.
Achtung! Für Einrichtungen, die noch auf Papier dokumentieren und keinen direkten Zugriff auf die Verwaltungsdaten haben, muss die Erfassung dieser Daten zentral im Vorfeld durch die Pflegedienstleitung organisiert werden.

23	Wird der Bewohner **beatmet**?		ja; invasive Beatmung
A.7			ja; aber nicht invasive
			nein
24	**Bewusstseinszustand** des Bewohners		wach
A.8			schläfrig
			somnolent
			komatös
			Wachkoma

- In Item/**Frage 23** setzen Sie bitte ein Kreuz, wenn der Bewohner beatmet wird. Die Antwortmöglichkeit „invasive Beatmung" trifft zu, wenn die Beatmung durch eine Trachealkanüle erfolgt. Ansonsten bitte „nicht invasiv" ankreuzen.

Definition Beatmung: Eine Person mit Ateminsuffizienz, die eine Bereitstellung des richtigen inspiratorischen und exspiratorischen Drucks bzw. Atemzugvolumens zur Unterstützung des Atembedarfs benötigt.

- In Item/**Frage 24** geben Sie bitte an, welche der folgenden Zustandsbeschreibungen des Bewusstseinszustands am ehesten auf den Bewohner zutrifft. Hierbei berücksichtigen Sie bitte den charakteristischen Bewusstseinszustand des Bewohners und nicht eine Ausnahmesituation.

In diesem Item/Frage geht es um die aktuelle fachliche Einschätzung des Bewusstseinszustands des Bewohners. Es erfolgt eine Neueinschätzung und keine Datenübernahme aus der Pflegedokumentation.

Bewusstseinszustand	
wach	Der Bewohner ist ansprechbar und kann an Aktivitäten teilnehmen.
schläfrig	Der Bewohner ist ansprechbar und gut erweckbar, wirkt jedoch müde und ist verlangsamt in seinen Handlungen.
somnolent	Der Bewohner ist sehr schläfrig und kann nur durch starke äußere Reize geweckt werden (z. B. kräftiges Rütteln an der Schulter oder mehrfaches, sehr lautes Ansprechen).
komatös	Der Bewohner kann durch äußere Reize nicht mehr geweckt werden.
Wachkoma	Dies trifft nur dann zu, wenn eine ärztliche Diagnose vorliegt.

25	Bitte kreuzen Sie an, welche **ärztlichen Diagnosen** für den Bewohner vorliegen		trifft zu		trifft nicht zu
			Bösartige Tumorerkrankung		
			Tetraplegie/Tetraparese		
			Chorea Huntington		
			Apallisches Syndrom		
A.9			Diabetes Mellitus		
			Demenz		
			Morbus Parkinson		
			Osteoporose		
			Multiple Sklerose		

- In Item/**Frage 25** geben Sie bitte an, welche ärztlichen Diagnosen bei dem Bewohner zutreffen. Hier können nur Diagnosen angekreuzt werden, zu denen tatsächlich eine ärztliche Diagnose vorliegt. Liegt keine der aufgeführten Diagnosen vor, kreuzen Sie bitte das Feld „Trifft nicht zu" an.

Hinweis
Die Angaben zu den Items/Bereich 25 finden Sie in der Regel in Ihrer EDV Pflegedokumentation unter dem Menüpunkt „Ärztliche Diagnosen" und in der Papierdokumentation auf dem Stammdatenblatt. **Achtung!** Nicht immer wird der Bereich der Pflegedokumentation fortlaufend aktualisiert.

2.3 Teil II – Erfassung der Selbständigkeit

In diesem zweiten Teilbereich des Erfassungsbogens geht es um Selbständigkeit bei bestimmten Aktivitäten, sowie die Fähigkeiten im Bereich Kognition und Kommunikation.

Die Selbständigkeit ist definiert als die Fähigkeit einer Person, die jeweilige Handlung/Aktivität allein, d.h. ohne Unterstützung durch andere Personen bzw. ohne personelle Hilfe, durchzuführen.

Unter personeller Hilfe versteht man alle unterstützenden Handlungen, die eine Person benötigt, um die betreffenden Aktivitäten durchzuführen.

Vierstufige Skala der Selbständigkeit

Selbständigkeit wird mittels einer vierstufigen Skala bewertet

Sie umfasst die Ausprägungen:
0 = selbständig
1 = überwiegend selbständig
2 = überwiegend unselbständig
3 = unselbständig

Vierstufige Abstufung der Selbständigkeit	
0 = selbständig	
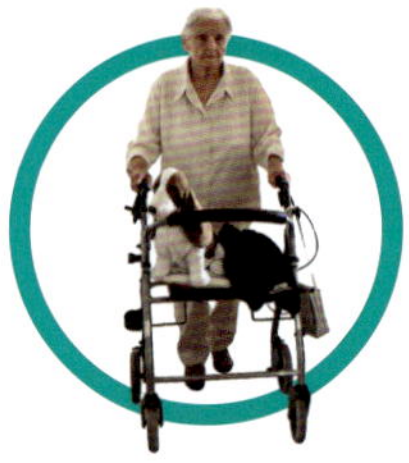	▪ Die Person kann die **Aktivität** in der **Regel selbständig durchführen**. ▪ Möglicherweise ist die **Durchführung erschwert oder verlangsamt** oder nur unter **Nutzung von Hilfsmitteln** möglich. ▪ Entscheidend ist jedoch, dass die Person **(noch) keine personelle Hilfe benötigt**. ▪ Vorübergehende oder nur vereinzelt auftretende Beeinträchtigungen sind nicht zu berücksichtigen.
1 = überwiegend selbständig	
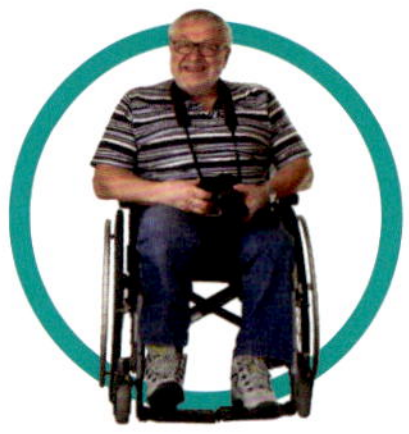	▪ Die Person kann den **größten Teil der Aktivität selbständig durchführen**. ▪ Dementsprechend entsteht nur **geringer/mäßiger Aufwand für die Pflegeperson**, und zwar in Form von **motivierenden Aufforderungen, Impulsgebung, Richten/Zurechtlegen von Gegenständen** oder **punktueller Übernahme von Teilhandlungen der Aktivität**.
2 = überwiegend unselbständig	
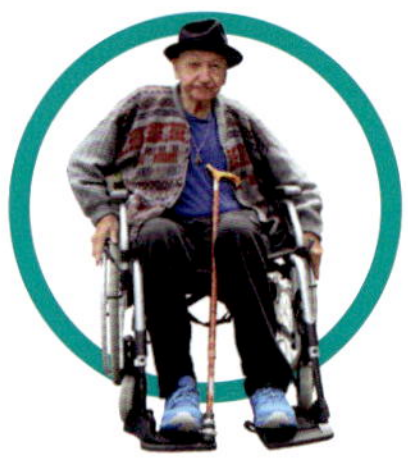	▪ Die Person kann die **Aktivität nur zu einem geringen Anteil selbständig durchführen**. ▪ Es sind aber **Ressourcen vorhanden**, so dass sie sich **beteiligen kann**. ▪ Dies setzt ggf. **ständige Anleitung** oder **aufwendige Motivation** auch **während der Aktivität** voraus. ▪ **Teilschritte der Handlung** müssen übernommen werden. ▪ Zurechtlegen und Richten von Gegenständen, Impulsgebung, wiederholte Aufforderungen oder punktuelle Unterstützungen reichen nicht aus.
3 = unselbständig	
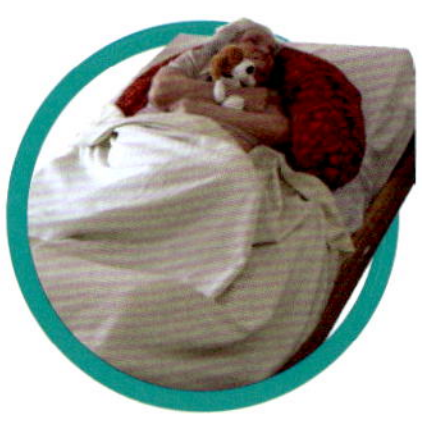	▪ Die Person kann die **Aktivität in der Regel nicht selbständig durchführen** bzw. **steuern**, auch nicht in Teilen. ▪ Es sind **kaum oder keine** Ressourcen vorhanden. ▪ Motivation, Anleitung, ständige Beaufsichtigung reichen auf keinen Fall aus. ▪ Die Pflegeperson **muss alle oder nahezu alle Teilhandlungen anstelle** der betroffenen Person durchführen.

Der Weg zur Einschätzung der Selbständigkeit

Bei der Einschätzung der Selbständigkeit hat sich in der Praxis folgendes Vorgehen bei der Entscheidung welcher Grad der Selbständigkeit vorliegt, bewährt.

Zunächst sollte die Frage geklärt werden, ob bei der betreffenden Aktivität, überhaupt personelle Hilfe erforderlich ist.

Wenn keine Hilfe erforderlich ist, lautet das Einschätzungsergebnis „selbständig", und es kann mit dem nächsten Einschätzungspunkt fortgefahren werden.

Trifft „selbständig" nicht zu, muss in einem zweiten Schritt das andere Extrem überprüft werden. Kann der Bewohner (mit Hilfe) wenigstens noch einige Teile der Aktivität durchführen? Sind noch Ressourcen vorhanden?

Wenn dies nicht oder in nicht nennenswertem Umfang der Fall ist, lautet das Einschätzungsergebnis „unselbständig".

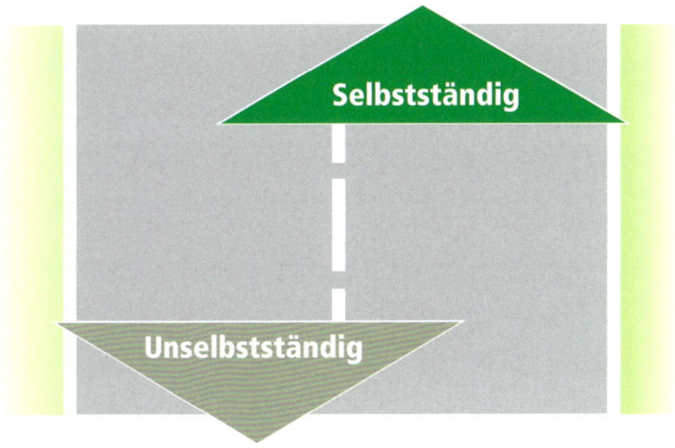

Einschätzung Selbständig/Unselbständig „unselbständig"

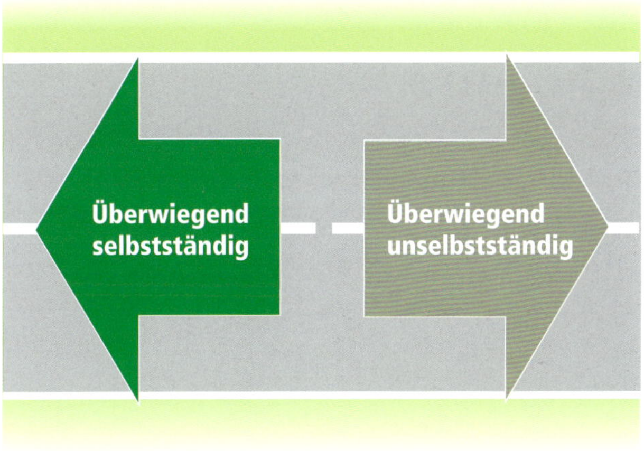

Überwiegend selbständig/Überwiegend unselbständig

Trifft auch „unselbständig" nicht zu, erfolgt zwischen den beiden verbliebenen Alternativen die Auswahl.

Ist der Bewohner überwiegend selbständig und überwiegend unselbständig? Kann der größte Teil einer Aktivität oder nur der geringere Teil einer Aktivität selbständig durchgeführt werden?

Wenn die Situation unklar ist, können ggf. die Frage nach der erforderlichen Hilfeform (s. o.) oder die konkreten Hinweise/Erläuterungen zu den jeweiligen Aktivitäten weiterhelfen.

Mit diesem Vorgehen ist meist eine relativ schnelle und zuverlässige Beurteilung/Einschätzung möglich. Die wichtigste Voraussetzung dabei ist allerdings eine genaue Kenntnis, was Bestandteil der jeweiligen Aktivität ist und was nicht.

Ab dem zweiten Teil des Erfassungsbogen geht es um die pflegefachliche Einschätzung des Bewohners zum aktuellen Zeitpunkt der Erhebung, zunächst im **Bereich der Mobilität**.

Zwei Dinge sind dabei zu beachten!

Zum einen kann die **Einschätzung nur durch eine Pflegefachkraft** erfolgen, die den **Bewohner sehr gut kennt** (Bezugspflegekraft) und zum anderen eine **automatische Datenübernahme aus der Dokumentation nicht möglich ist**, da eine pflegefachliche aktuelle Einschätzung/Erhebung erfolgen muss.

Erfassung der Selbständigkeit im Bereich Mobilität

Die Einschätzung richtet sich hier ausschließlich auf die motorische Fähigkeit, eine Körperhaltung einzunehmen/zu wechseln und sich fortzubewegen.

Zu beurteilen sind hier also lediglich Aspekte wie Körperkraft, Balance, Bewegungskoordination etc. und nicht die zielgerichtete Fortbewegung oder Motivation des Bewohners.

Hier wie auch in einigen anderen Bereichen wird nach der Selbständigkeit der Bewohner gefragt.

Hier werden nicht die Folgen kognitiver Beeinträchtigungen auf Planung, Steuerung und Durchführung motorischer Handlungen abgebildet.

Teil II Erfassung der Selbständigkeit			
BI Modul Mobilität			
	Inhalt/Frage	Antwort	
26	Positionswechsel im Bett		selbständig
			überwiegend selbständig
1.1			überwiegend unselbständig
			unselbständig
27	Halten einer stabilen Körperposition		selbständig
			überwiegend selbständig
1.2			überwiegend unselbständig
			unselbständig
28	Umsetzen		selbständig
			überwiegend selbständig
1.3			überwiegend unselbständig
			unselbständig
29	Fortbewegen innerhalb des Wohnbereichs		selbständig
			überwiegend selbständig
1.4			überwiegend unselbständig
			unselbständig
30	Treppensteigen		selbständig
			überwiegend selbständig
1.5			überwiegend unselbständig
			unselbständig

- In den Items/**Fragen 26–30** geht es um die Einschätzung der Selbständigkeit. Selbständigkeit bei der Mobilität. Bitte berücksichtigen Sie die Ausführungen im Abschnitt „Grundsätzliches zur Erfassung von Selbständigkeit".

	Inhalt/Frage	Antwort	
26	Positionswechsel im Bett		selbständig
			überwiegend selbständig
1.1			überwiegend unselbständig
			unselbständig

Positionswechsel im Bett

Einnehmen von verschiedenen Positionen im Bett, Drehen um die Längsachse, Aufrichten aus dem Liegen

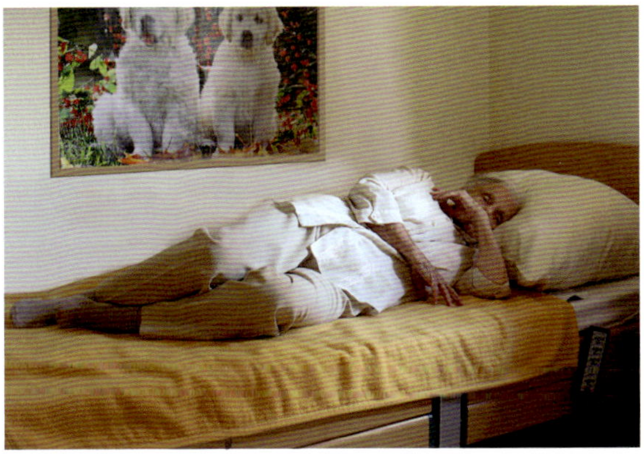

Selbständig

Selbständig ist auch eine Person, die ihre Position unter Nutzung von Hilfsmitteln (Aufrichter, Bettgitter, Strickleiter, elektrisch verstellbares Bett) allein verändern kann.

Überwiegend selbständig

Die Person kann beispielsweise nach Anreichen eines Hilfsmittels oder Reichen der Hand ihre Lage im Bett verändern.

Überwiegend unselbständig

Eine Person, die beim Positionswechsel nur wenig mithelfen kann, z.B. auf den Rücken rollen, am Bettgestell festhalten, Aufforderungen folgen wie z.B. „Arme vor der Brust verschränken".

Unselbständig

Personen, die auch hierzu nicht in der Lage sind. Die Person kann sich beim Positionswechsel nicht oder nur minimal beteiligen.

	Inhalt/Frage		Antwort
27	Halten einer stabilen Körperposition		selbständig
			überwiegend selbständig
1.2			überwiegend unselbständig
			unselbständig

Halten einer stabilen Sitzposition
Sich auf einem Bett, Stuhl oder Sessel aufrecht halten

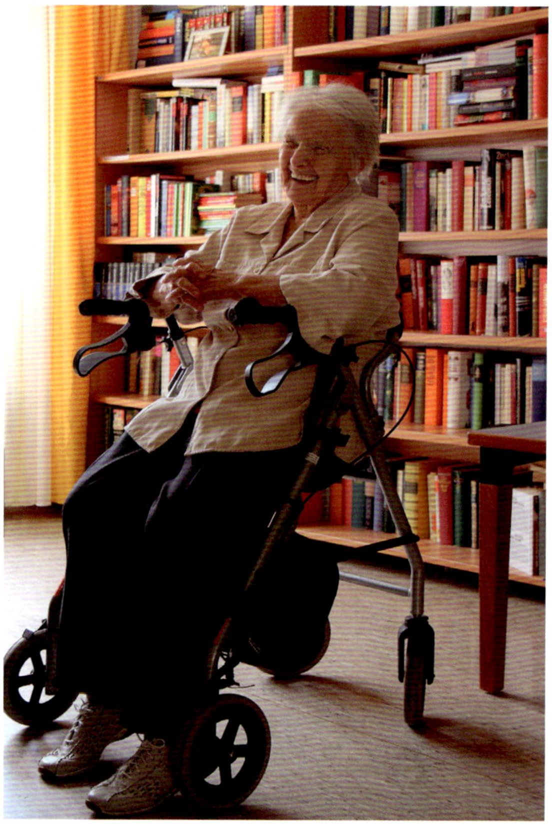

Selbständig

Selbständig ist eine Person auch dann, wenn sie beim Sitzen gelegentlich ihre Sitzposition korrigieren muss.

Überwiegend selbständig

Eine Person, die sich ohne Seitenstütze nur kurz, z. B. während einer Mahlzeit oder während des Waschens selbständig in der Sitzposition halten kann. Darüber hinaus benötigt sie Personenhilfe zur Korrektur der Sitzposition.

Überwiegend unselbständig

Die Person kann sich wegen eingeschränkter Rumpfkontrolle auch mit Rücken- und Seitenstütze nicht in aufrechter Position halten und benötigt auch während der Dauer einer Mahlzeit oder eines Waschvorgangs personelle Unterstützung zur Positionskorrektur.

Unselbständig

Die Person kann sich auch mit Lagerungshilfsmitteln nicht in Sitzposition halten. Bei fehlender Rumpf- und Kopfkontrolle kann die Person nur im Bett oder Lagerungsstuhl liegend gelagert werden.

	Inhalt/Frage		Antwort
28	Umsetzen		selbständig
			überwiegend selbständig
1.3			überwiegend unselbständig
			unselbständig

Sich umsetzen

Von einer erhöhten Sitzfläche (Bettkante, Stuhl/Sessel, Bank, Toilette etc.) aufstehen und sich auf einen Rollstuhl/Toilettenstuhl, Sessel o. Ä. umsetzen

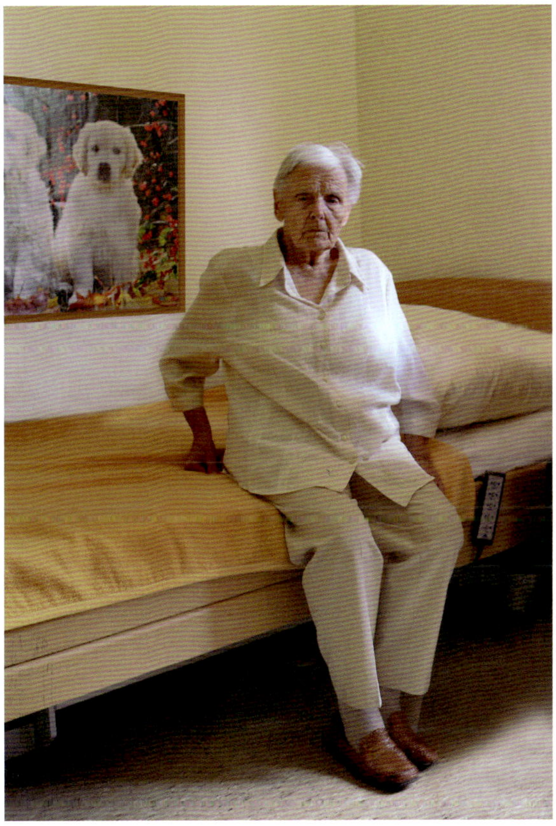

Selbständig

Selbständig ist jemand auch dann, wenn er keine Personenhilfe benötigt, aber ein Hilfsmittel oder einen anderen Gegenstand zum Festhalten oder Hochziehen, z. B. Griffstangen, benutzt oder sich auf Tisch/Armlehnen oder sonstigen Gegenständen abstützen muss, um aufzustehen. Als selbständig ist auch zu bewerten, wer zwar nicht stehen kann, aber sich mit Armkraft ohne personelle Hilfe umsetzen kann, z. B. Bett – Rollstuhl, Rollstuhl – Toilette.

Überwiegend selbständig

Die Person kann aus eigener Kraft aufstehen oder sich umsetzen, wenn sie eine Hand oder einen Arm gereicht bekommt.

Überwiegend unselbständig

Die Pflegeperson muss beim Aufstehen/Umsetzen (erheblichen) Kraftaufwand aufbringen (hochziehen, halten, stützen, heben). Die beeinträchtigte Person hilft jedoch in geringem Maße mit, kann z. B. kurzzeitig stehen.

Unselbständig

Die Person muss gehoben oder getragen werden, Mithilfe ist nicht möglich.

	Inhalt/Frage	Antwort	
29	Fortbewegen innerhalb des Wohnbereichs		selbständig
			überwiegend selbständig
1.4			überwiegend unselbständig
			unselbständig

Fortbewegen innerhalb des Wohnbereichs

Sich innerhalb einer Wohnung oder im Wohnbereich einer Einrichtung zwischen den Zimmern sicher bewegen, ggf. unter Nutzung von Hilfsmitteln, z. B. Stock, Rollator, Rollstuhl, Gegenstand.
Als Anhaltsgröße für übliche Gehstrecken innerhalb einer Wohnung werden mindestens 8 m festgelegt. Die Fähigkeiten zur räumlichen Orientierung sind hier nicht zu berücksichtigen.

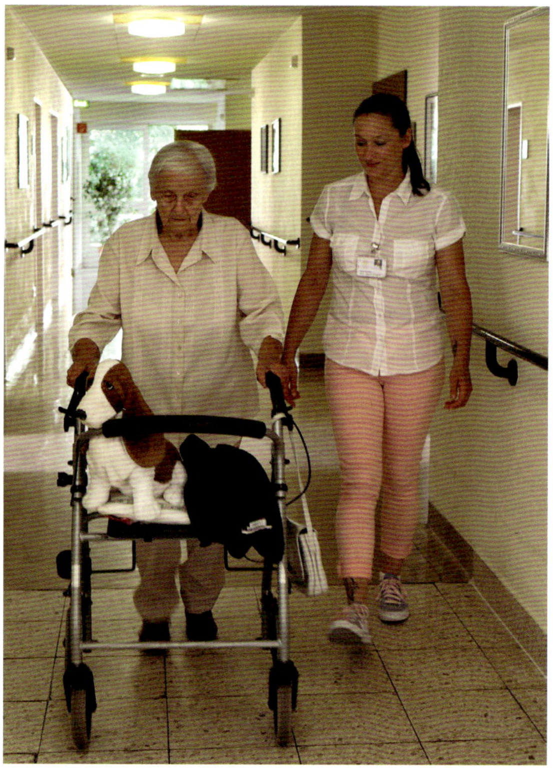

Selbständig

Selbständig ist der Bewohner auch dann, wenn er sich ohne Hilfe anderer Personen unter Nutzung von Hilfsmitteln im Wohnbereich fortbewegen kann.

Überwiegend selbständig

Die Person kann die Aktivität überwiegend selbständig durchführen. Personelle Hilfe ist beispielsweise erforderlich im Sinne von Bereitstellen von Hilfsmitteln (Rollator, Gehstock, Rollstuhl), Beobachtung aus Sicherheitsgründen oder gelegentlichem Stützen/Unterhaken.

Überwiegend unselbständig

Die Person kann nur wenige Schritte gehen oder sich mit dem Rollstuhl nur wenige Meter fortbewegen oder kann nur mit Stützung oder Festhalten einer Pflegeperson gehen. Auch wenn sich die Person darüber hinaus aus eigenem Willen krabbelnd oder robbend fortbewegen kann, ändert dies nichts an der Bewertung als „überwiegend unselbständig“.

Unselbständig

Die Person muss getragen oder im Rollstuhl geschoben werden, keine Eigenbeteiligung.

	Inhalt/Frage		Antwort
30	Treppensteigen		selbständig
			überwiegend selbständig
1.5			überwiegend unselbständig
			unselbständig

Treppensteigen	
Die Überwindung von Treppen zwischen zwei Etagen. Treppensteigen ist unabhängig davon zu bewerten, ob in der Wohnumgebung Treppen vorhanden sind. Es sind auch Sicherheitsaspekte zu berücksichtigen.	
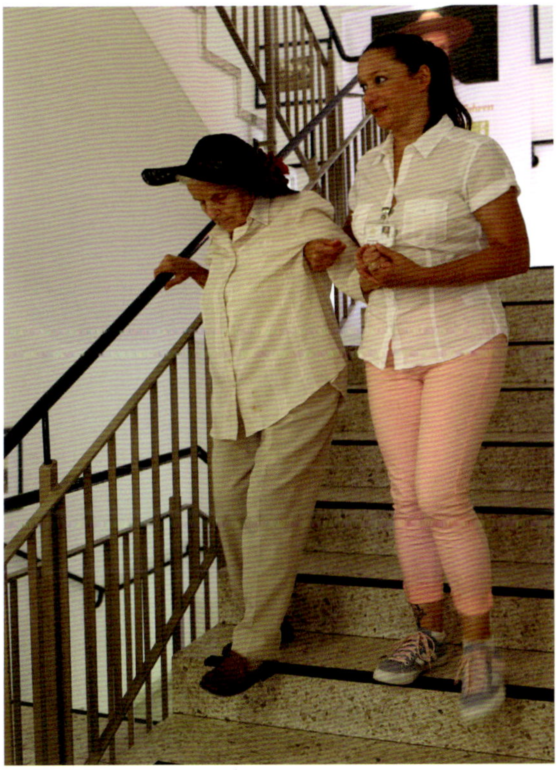	**Selbständig** Die Person kann ohne Hilfe durch andere Personen in aufrechter Position eine Treppe steigen. **Überwiegend selbständig** Die Person kann die eine Treppe alleine steigen, benötigt aber Begleitung wegen eines Sturzrisikos. **Überwiegend unselbständig** Treppensteigen ist nur mit Stützen oder Festhalten der Person möglich. Auch wenn das Treppensteigen ohne Unterstützung unverhältnismäßig lange dauern würde und daher ein Stützen notwendig ist, ist mit überwiegend unselbständig zu bewerten. **Unselbständig** Person muss getragen oder mit Hilfsmitteln transportiert werden, keine Eigenbeteiligung.

Erfassung der Fähigkeiten im Bereich Kognition und Kommunikation

Hier ist einzuschätzen, inwieweit die aufgeführten Fähigkeiten beeinträchtigt sind.

Bitte beziehen Sie sich bei der Einschätzung auf die für den Bewohner typische Leistungsfähigkeit.

Vierstufige Abstufung der Fähigkeiten
Es werden vier Abstufungen unterschieden Die Fähigkeit ist 0 = vorhanden/unbeeinträchtigt 1 = größtenteils vorhanden 2 = in geringem Maße vorhanden 3 = nicht vorhanden

Vierstufige Abstufung der Fähigkeiten	
0 = Fähigkeit vorhanden/unbeeinträchtigt	
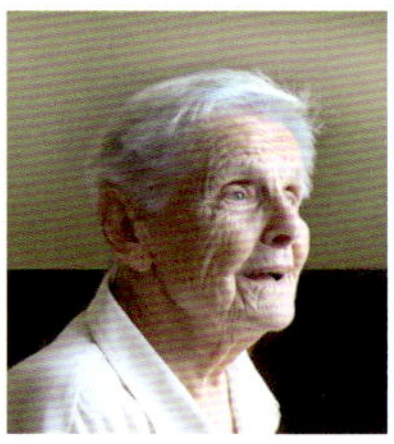	▪ Die Fähigkeit ist (nahezu) **vollständig vorhanden**.
1 = Fähigkeit größtenteils vorhanden	
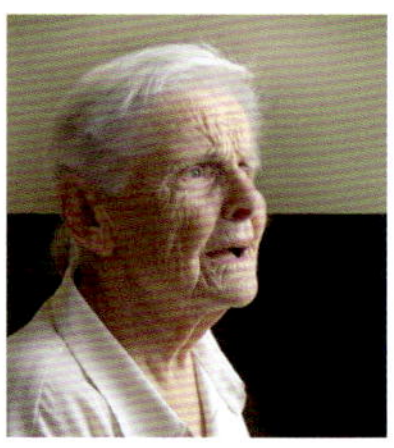	▪ Die Fähigkeit ist **überwiegend** (die meiste Zeit über, in den meisten Situationen), aber **nicht durchgängig** vorhanden. ▪ Die Person hat Schwierigkeiten, **höhere oder komplexere Anforderungen zu bewältigen**.
2 = Fähigkeit in geringem Maße vorhanden	
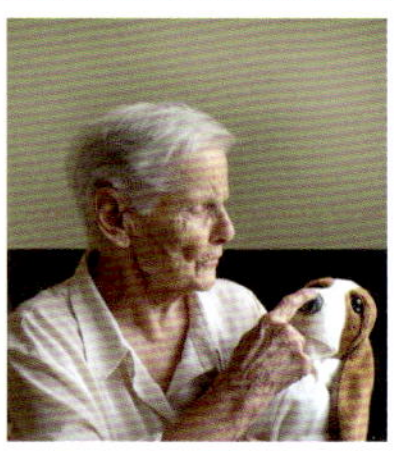	▪ Die Fähigkeit ist **stark beeinträchtigt, aber erkennbar vorhanden.** ▪ Die Person hat **häufig und/oder in vielen Situationen Schwierigkeiten.** ▪ Sie kann nur **geringe Anforderungen bewältigen.** ▪ Es sind Ressourcen vorhanden.
3 = Fähigkeit nicht vorhanden	
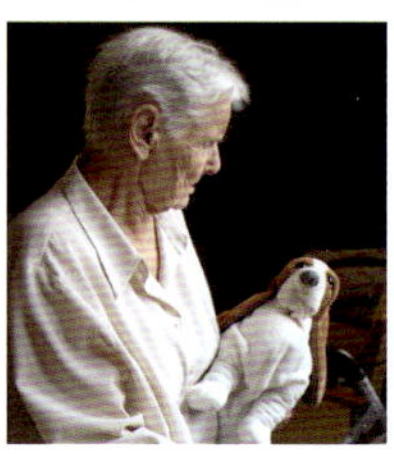	▪ Die Fähigkeit ist **nicht oder nur in sehr geringem Maße (sehr selten) vorhanden.**

Der Weg zur Einschätzung der Fähigkeiten

Zunächst sollten Sie sich die Frage stellen, ob bei der betreffenden Fähigkeit nennenswerte Beeinträchtigungen erkennbar sind. Wenn nicht, lautet die Einschätzung „unbeeinträchtigt".

Anderenfalls sollten Sie sich in einem zweiten Schritt die Frage beantworten, ob die Fähigkeit noch in Teilen oder zeitweise erkennbar vorhanden ist. Wenn nicht, lautet die Einschätzung „nicht vorhanden".

Trifft auch diese Beurteilung nicht zu, muss wieder zwischen den beiden verbliebenen Alternativen gewählt werden. Ist die Fähigkeit, z. B. die örtliche Orientierung, die meiste Zeit über bzw. in den meisten Situationen vorhanden? Oder ist es eher so, dass der Bewohner häufig Schwierigkeiten hat, sich örtlich zu orientieren?

Teil II Erfassung der Selbständigkeit			
BI Modul Kognition und Kommunikation			
	Inhalt/Frage	Antwort	
31	Erkennen von Personen aus dem näheren Umfeld		vorhanden/unbeeinträchtigt
			größtenteils vorhanden
2.1			in geringem Maße vorhanden
			nicht vorhanden
32	Örtliche Orientierung		vorhanden/unbeeinträchtigt
			größtenteils vorhanden
2.2			in geringem Maße vorhanden
			nicht vorhanden
33	Zeitliche Orientierung		vorhanden/unbeeinträchtigt
			größtenteils vorhanden
2.3			in geringem Maße vorhanden
			nicht vorhanden
34	Sich erinnern		vorhanden/unbeeinträchtigt
			größtenteils vorhanden
2.4			in geringem Maße vorhanden
			nicht vorhanden
35	Steuern von mehrschrittigen Alltagshandlungen		vorhanden/unbeeinträchtigt
			größtenteils vorhanden
2.5			in geringem Maße vorhanden
			nicht vorhanden
36	Treffen von Entscheidungen im Alltagsleben		vorhanden/unbeeinträchtigt
			größtenteils vorhanden
2.6			in geringem Maße vorhanden
			nicht vorhanden

37	Verstehen von Sachverhalten und Informationen		vorhanden/unbeeinträchtigt
			größtenteils vorhanden
2.7			in geringem Maße vorhanden
			nicht vorhanden
38	Erkennen von Risiken und Gefahren		vorhanden/unbeeinträchtigt
			größtenteils vorhanden
2.8			in geringem Maße vorhanden
			nicht vorhanden
39	Mitteilen von elementaren Bedürfnissen		vorhanden/unbeeinträchtigt
			größtenteils vorhanden
2.9			in geringem Maße vorhanden
			nicht vorhanden
40	Verstehen von Aufforderungen		vorhanden/unbeeinträchtigt
			größtenteils vorhanden
2.10			in geringem Maße vorhanden
			nicht vorhanden
41	Beteiligung an einem Gespräch		vorhanden/unbeeinträchtigt
			größtenteils vorhanden
2.11			in geringem Maße vorhanden
			nicht vorhanden

- In den Items/Fragen 30 – 41 geht es um die **Einschätzung der kognitiven und kommunikativen Fähigkeiten.**

	Inhalt/Frage		Antwort
31	Erkennen von Personen aus dem näheren Umfeld		vorhanden/unbeeinträchtigt
			größtenteils vorhanden
2.1			in geringem Maße vorhanden
			nicht vorhanden

Erkennen von Personen aus dem näheren Umfeld

Die Fähigkeit, Personen aus dem näheren Umfeld wiederzuerkennen, d.h. Menschen, zu denen im Alltag regelmäßig ein direkter Kontakt besteht.
Dazu gehören Familienmitglieder, Nachbarn, ggf. aber auch Pflegekräfte eines ambulanten Dienstes oder einer stationären Pflegeeinrichtung. Eine sichere Benennung des Namens ist nicht erforderlich.

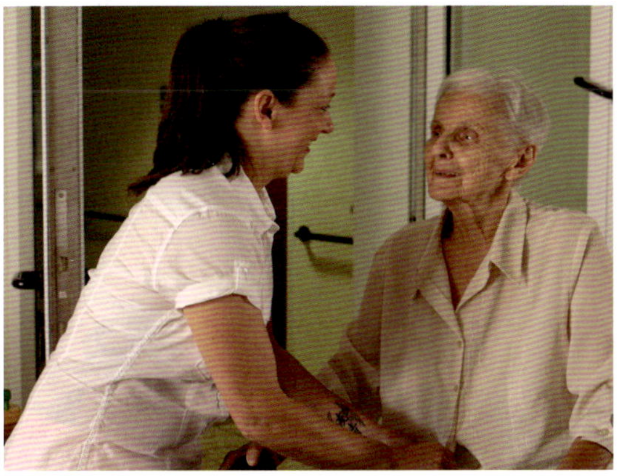

Fähigkeit vorhanden/unbeeinträchtigt

Die Person erkennt Personen aus ihrem direkten Umfeld unmittelbar.

Fähigkeit ist größtenteils vorhanden

Wenn diese Personen beispielsweise erst nach einer längeren Zeit des Kontaktes in einem Gespräch erkannt werden oder wenn nicht täglich, aber doch in regelmäßigen Abständen Schwierigkeiten bestehen, vertraute Personen zu erkennen.

Fähigkeit in einem geringen Maß vorhanden

Davon ist auszugehen, wenn die aus dem näheren Umfeld stammenden Personen nur selten erkannt werden oder wenn die Fähigkeit ggf. von der Tagesform abhängt, d.h. im Zeitverlauf erheblichen Schwankungen unterliegt.

Fähigkeit nicht vorhanden

Auch Familienmitglieder werden nicht oder nur ausnahmsweise erkannt.

	Inhalt/Frage		Antwort
32	Örtliche Orientierung		vorhanden/unbeeinträchtigt
			größtenteils vorhanden
2.2			in geringem Maße vorhanden
			nicht vorhanden

Örtliche Orientierung

Die Fähigkeit, sich in der räumlichen Umgebung zurechtzufinden, andere Orte gezielt anzusteuern und zu wissen, wo man sich befindet.

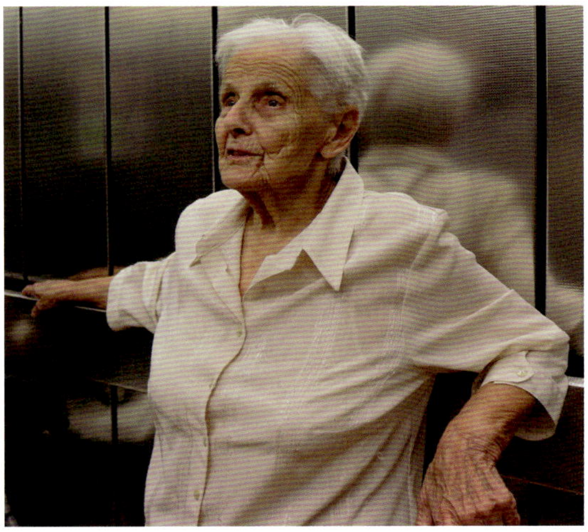

Fähigkeit vorhanden/unbeeinträchtigt

Bei vorhandener örtlicher Orientierung kann die Frage, in welcher Stadt, auf welchem Stockwerk und ggf. in welcher Einrichtung die Person sich befindet, korrekt beantwortet werden. Außerdem werden regelmäßig genutzte Räumlichkeiten (beispielsweise eigenes Wohnzimmer, Küche etc.) stets erkannt. Ein Verirren in den Räumlichkeiten der eigenen Wohnung (oder des Wohnbereichs in einer Einrichtung) kommt nicht vor und die Person findet sich auch in der näheren außerhäuslichen Umgebung zurecht. Sie weiß beispielsweise, wie sie zu benachbarten Geschäften, zu einer Bushaltestelle oder zu einer anderen nahegelegenen Örtlichkeit gelangt.

Fähigkeit ist größtenteils vorhanden

Es bestehen Schwierigkeiten, sich in der außerhäuslichen Umgebung zu orientieren (beispielsweise nach Verlassen des Hauses wieder den Weg zurück zu finden). In den eigenen Wohnräumen existieren solche Schwierigkeiten hingegen nicht.

Fähigkeit in einem geringen Maß vorhanden

Dies bedeutet, dass die Person auch in einer gewohnten Wohnumgebung Schwierigkeiten hat, sich zurechtzufinden. Regelmäßig genutzte Räumlichkeiten und Wege in der Wohnumgebung werden nicht immer erkannt.

Fähigkeit nicht vorhanden

Hier ist die Person selbst in der eigenen Wohnumgebung regelmäßig auf Unterstützung angewiesen.

	Inhalt/Frage		Antwort
33	Zeitliche Orientierung		vorhanden/unbeeinträchtigt
			größtenteils vorhanden
2.3			in geringem Maße vorhanden
			nicht vorhanden

Zeitliche Orientierung

Die Fähigkeit, zeitliche Strukturen zu erkennen. Dazu gehören Uhrzeit, Tagesabschnitte (Vormittag, Nachmittag, Abend etc.), Jahreszeiten und die zeitliche Abfolge des eigenen Lebens. Aufschluss über die Fähigkeit zur zeitlichen Orientierung geben Antworten auf die Frage nach der Jahreszeit, dem Jahr, dem Wochentag, dem Monat oder der Tageszeit.

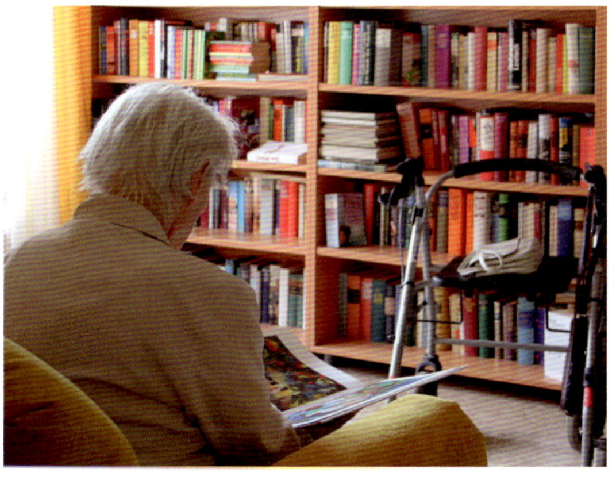

Fähigkeit vorhanden/unbeeinträchtigt

Die zeitliche Orientierung ist ohne nennenswerte Beeinträchtigungen vorhanden.

Fähigkeit ist größtenteils vorhanden

Die Person ist die meiste Zeit über zeitlich orientiert, aber nicht durchgängig. Sie hat auch Schwierigkeiten, ohne äußere Orientierungshilfen (Uhr, Dunkelheit etc.) den Tagesabschnitt zu bestimmen.

Fähigkeit in einem geringen Maß vorhanden

Die zeitliche Orientierung ist die meiste Zeit nur in Ansätzen vorhanden. Die Person ist auch unter Nutzung äußerer Orientierungshilfen zumeist nicht in der Lage, Tageszeiten zu erkennen, zu denen regelmäßig bestimmte Ereignisse stattfinden (z. B. Mittagessen).

Fähigkeit nicht vorhanden

Das Verständnis für zeitliche Strukturen und Abläufe ist kaum oder nicht vorhanden.

	Inhalt/Frage		Antwort
34	Sich erinnern		vorhanden/unbeeinträchtigt
			größtenteils vorhanden
2.4			in geringem Maße vorhanden
			nicht vorhanden

Sich erinnern

Die Fähigkeit, wesentliche Ereignisse oder Beobachtungen zu erinnern. Von Belang sind dabei sowohl kurz zurückliegende Ereignisse oder Beobachtungen (gleicher Tag) wie auch länger zurückliegende. Möglichkeiten, Aufschluss über die Fähigkeit des Erinnerns an kurz zurückliegende Ereignisse zu erhalten, bestehen beispielsweise in der Frage danach, was zum Frühstück gegessen wurde oder mit welchen Tätigkeiten man den Vormittag verbracht hat.

Im Hinblick auf das Langzeitgedächtnis kommt beispielsweise bei Erwachsenen die Frage nach Geburtsjahr, Geburtsort oder wichtigen Bestandteilen des Lebensverlaufs wie Eheschließung, Berufstätigkeit etc. in Betracht.

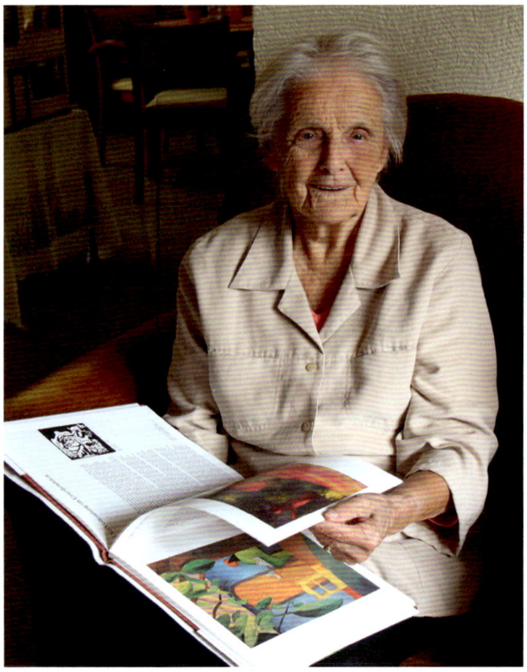

Fähigkeit vorhanden/unbeeinträchtigt

Die Person kann über kurz zurückliegende Ereignisse Auskunft geben oder durch Handlungen und Gesten signalisieren, dass sie sich erinnert.

Fähigkeit ist größtenteils vorhanden

Liegt vor, wenn die Person Schwierigkeiten hat, sich an manche kurz zurückliegende Ereignisse zu erinnern und/oder hierzu länger nachdenken muss, aber keine nennenswerten Probleme hat, Ereignisse aus der eigenen Lebensgeschichte zu erinnern.

Fähigkeit in einem geringen Maß vorhanden

Kurz zurückliegende Ereignisse werden häufig vergessen. Nicht alle, aber wichtige Ereignisse aus der eigenen Lebensgeschichte sind (noch) präsent.

Fähigkeit nicht vorhanden

Person ist nicht (oder nur selten) in der Lage, sich an Ereignisse, Dinge oder Personen aus der eigenen Lebensgeschichte zu erinnern.

	Inhalt/Frage		Antwort
35	Steuern von mehrschrittigen Alltagshandlungen		vorhanden/unbeeinträchtigt
			größtenteils vorhanden
2.5			in geringem Maße vorhanden
			nicht vorhanden

Steuern von mehrschrittigen Alltagshandlungen

Die Fähigkeit, Handlungen des Lebensalltags, die eine Abfolge von Teilschritten umfassen, zu steuern. Die Betonung liegt in diesem Fall auf dem Begriff Alltagshandlungen. Gemeint sind zielgerichtete Handlungen, die diese Person täglich oder nahezu täglich im Lebensalltag durchführt oder durchgeführt hat und die eine Abfolge von Teilschritten umfassen, wie das komplette Ankleiden, Kaffeekochen oder Tischdecken.

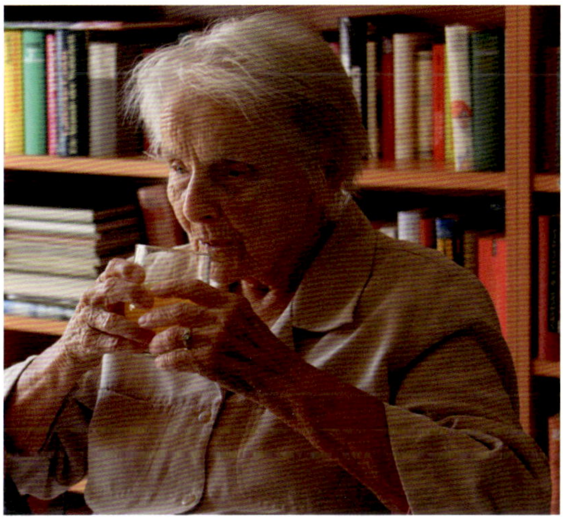

Fähigkeit vorhanden/unbeeinträchtigt

Die Person ist in der Lage, die erforderlichen Handlungsschritte selbständig in der richtigen Reihenfolge auszuführen oder zu steuern, sodass das angestrebte Ergebnis der Handlung erreicht wird.

Fähigkeit ist größtenteils vorhanden

Die Person verliert manchmal den Faden und vergisst, welcher Handlungsschritt der nächste ist. Erhält sie dabei eine Erinnerungshilfe, kann sie die Handlung aber selbständig fortsetzen.

Fähigkeit in einem geringen Maß vorhanden

Die Person hat erhebliche Schwierigkeiten. Sie verwechselt regelmäßig die Reihenfolge der einzelnen Handlungsschritte oder vergisst einzelne notwendige Handlungsschritte.

Fähigkeit nicht vorhanden

Mehrschrittige Alltagshandlungen werden erst gar nicht begonnen oder nach den ersten Versuchen aufgegeben.

	Inhalt/Frage	Antwort	
36	Treffen von Entscheidungen im Alltagsleben		vorhanden/unbeeinträchtigt
			größtenteils vorhanden
2.6			in geringem Maße vorhanden
			nicht vorhanden

Treffen von Entscheidungen im Alltagsleben

Fähigkeit, folgerichtige und geeignete Entscheidungen im Alltag zu treffen. Auch in diesem Zusammenhang sollen nur Entscheidungen einbezogen werden, die zum Lebensalltag gehören. Dazu zählt beispielsweise die dem Wetter angepasste Auswahl von Kleidung, die Entscheidung über die Durchführung von Aktivitäten wie Einkaufen, Familienangehörige oder Freunde anrufen, einer Freizeitbeschäftigung nachgehen. Zu klären ist hier auch, ob die Entscheidungen folgerichtig sind, d.h. geeignet sind, das angestrebte Ziel zu erreichen und/oder ein gewisses Maß an Sicherheit und Wohlbefinden oder Bedürfnisbefriedigung zu gewährleisten (z.B. warme Kleidung).

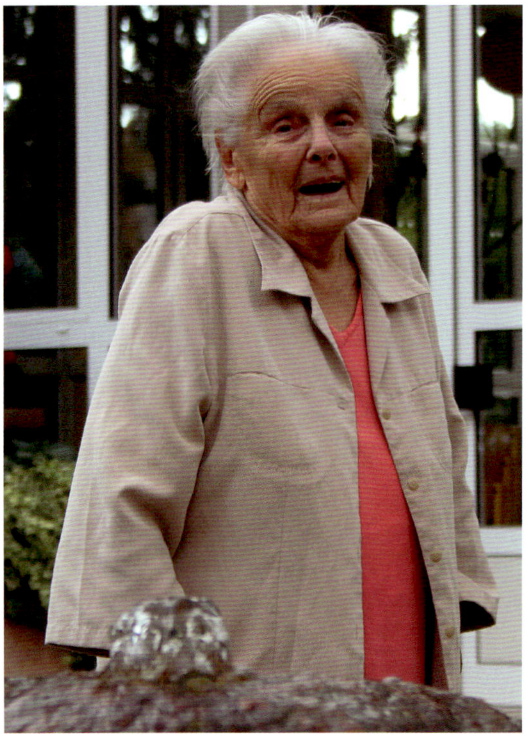

Fähigkeit vorhanden/unbeeinträchtigt

Trifft zu, wenn Personen auch in unbekannten Situationen folgerichtige Entscheidungen treffen können, z.B. Umgang mit unbekannten Personen, die den Wohnbereich betreten.

Fähigkeit ist größtenteils vorhanden

Liegt vor, wenn im Rahmen der Alltagsroutinen oder zuvor besprochenen Situationen Entscheidungen getroffen werden können, die Person aber Schwierigkeiten in unbekannten Situationen hat.

Fähigkeit in einem geringen Maß vorhanden

Liegt vor, wenn die Person zwar Entscheidungen trifft, diese Entscheidungen jedoch in der Regel nicht geeignet sind, ein bestimmtes Ziel zu erreichen bzw. Sicherheit und Wohlbefinden (Bedürfnisbefriedigung) zu gewährleisten. Dies ist beispielsweise der Fall, wenn die Person mit nur leichter Bekleidung bei winterlichen Temperaturen im Freien spazieren gehen will. Eine schwere Beeinträchtigung liegt auch vor, wenn Sicherheitsaspekte nicht berücksichtigt werden können (Beispiel: Person möchte das Haus verlassen, obwohl sie sich ohne Unterstützung verlaufen würde) oder nur einfache Gebote/Verbote mehr oder weniger umgesetzt werden. Weiterhin liegt eine schwere Beeinträchtigung vor, wenn die Person ohne Unterstützung (in Form von Anleitung, Aufforderung, Aufzeigen von Handlungsalternativen) nicht in der Lage ist, zu Entscheidungen zu gelangen.

Fähigkeit nicht vorhanden

Davon ist auszugehen, wenn Entscheidungen auch mit Unterstützung nicht mehr oder nur selten getroffen werden (keine deutbare Reaktion auf das Angebot mehrerer Entscheidungsalternativen).

	Inhalt/Frage		Antwort
37	Verstehen von Sachverhalten und Informationen		vorhanden/unbeeinträchtigt
			größtenteils vorhanden
2.7			in geringem Maße vorhanden
			nicht vorhanden

Verstehen von Sachverhalten und Informationen

Fähigkeit, Sachverhalte zu verstehen und Informationen inhaltlich einordnen zu können. Die Fähigkeit, Situationen, Ereignisse oder schriftliche/mündliche Information aufzunehmen und richtig zu deuten. Erneut geht es in diesem Zusammenhang um Ereignisse und Inhalte, die Bestandteil des Alltagslebens der meisten Menschen sind. Gemeint ist etwa die Fähigkeit, zu erkennen, dass man sich in einer bestimmten Situation befindet (gemeinschaftliche Aktivitäten mit anderen Menschen, Versorgung durch eine Pflegekraft, MDK-Begutachtung) sowie die Fähigkeit, Informationen zum Tagesgeschehen aus den Medien (z. B. Fernsehgerät, Tageszeitung) aufzunehmen und inhaltlich zu verstehen. Gleiches gilt für mündlich von anderen Personen übermittelte Informationen.

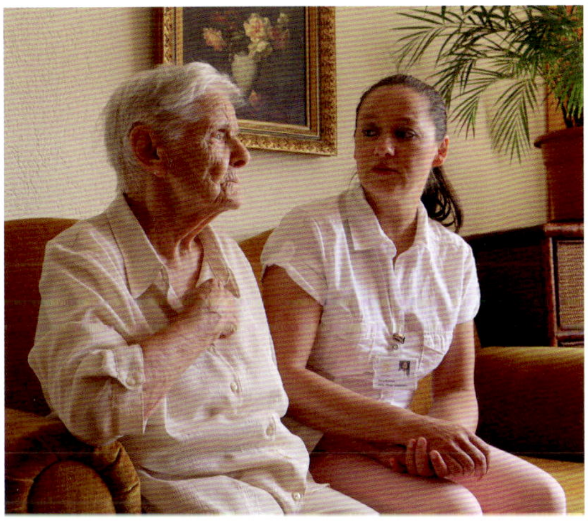

Fähigkeit vorhanden/unbeeinträchtigt

Wenn Personen die Sachverhalte und Informationen aus dem Alltagsleben ohne nennenswerte Probleme verstehen können.

Fähigkeit ist größtenteils vorhanden

Liegt vor bei Personen, die einfache Sachverhalte und Informationen nachvollziehen können, bei komplizierten jedoch Schwierigkeiten haben.

Fähigkeit in einem geringen Maß vorhanden

Liegt vor, wenn die Person auch einfache Informationen häufig nur nachvollziehen kann, wenn sie noch einmal erklärt werden. Eine schwere Beeinträchtigung liegt auch dann vor, wenn das Verständnis sehr stark von der Tagesform abhängt.

Fähigkeit nicht vorhanden

Davon ist auszugehen, wenn die Person weder verbal noch nonverbal zu erkennen gibt, dass sie Situationen und Informationen verstehen kann.

	Inhalt/Frage		Antwort
38	Erkennen von Risiken und Gefahren		vorhanden/unbeeinträchtigt
			größtenteils vorhanden
2.8			in geringem Maße vorhanden
			nicht vorhanden

Erkennen von Risiken und Gefahren

An dieser Stelle sind Risiken und Gefahren in der häuslichen wie auch in der außerhäuslichen Umgebung angesprochen. Dazu gehören beispielsweise Strom- und Feuerquellen, Barrieren und Hindernisse auf dem Fußboden bzw. auf Fußwegen, eine problematische Beschaffenheit des Bodens, z. B. erhöhtes Sturzrisiko durch Glätte oder Gefahrenzonen in der außerhäuslichen Umgebung (verkehrsreiche Straßen, Baustellen etc.).

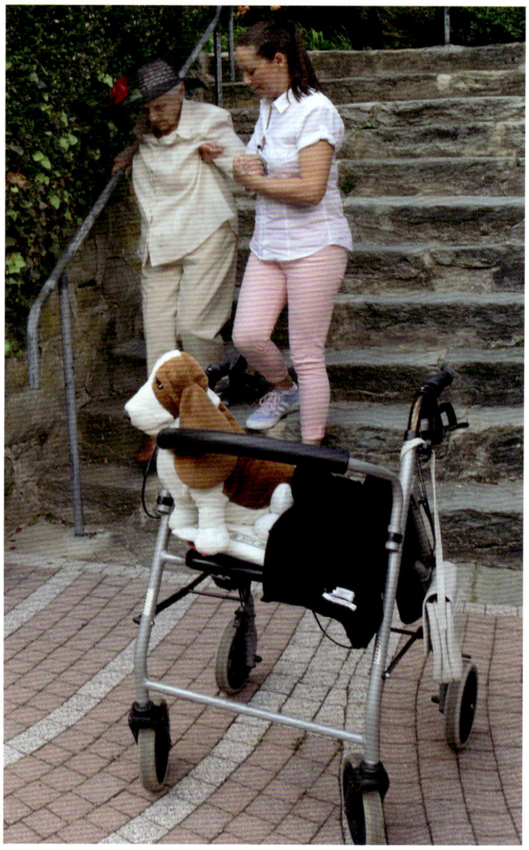

Fähigkeit vorhanden/unbeeinträchtigt

Bei Personen, die solche Risiken und Gefahrenquellen im Alltagsleben ohne Weiteres erkennen können, auch wenn sie z. B. aufgrund körperlicher Beeinträchtigungen nicht in der Lage sind, ihnen aus dem Weg zu gehen.

Fähigkeit ist größtenteils vorhanden

Davon ist auszugehen, wenn die Person meist nur solche Risiken und Gefahren erkennt, die sich in der vertrauten innerhäuslichen Wohnumgebung wiederfinden. Es bestehen aber beispielsweise Schwierigkeiten, Risiken im Straßenverkehr adäquat einzuschätzen oder Gefährdungen in ungewohnter Umgebung zu erkennen.

Fähigkeit in einem geringen Maß vorhanden

Liegt vor, wenn Risiken und Gefahren, denen die Person häufiger begegnet (insbesondere in der Wohnumgebung), häufig nicht als solche erkannt werden.

Fähigkeit nicht vorhanden

Davon ist auszugehen, wenn Risiken und Gefahren so gut wie gar nicht erkannt werden.

	Inhalt/Frage	Antwort	
39	Mitteilen von elementaren Bedürfnissen		vorhanden/unbeeinträchtigt
			größtenteils vorhanden
2.9			in geringem Maße vorhanden
			nicht vorhanden

Mitteilen von elementaren Bedürfnissen

Die Fähigkeit, Bedürfnisse wie Hunger, Durst, Schmerz, Frieren, Erschöpfung etc. zu äußern.
Bei Sprachstörungen ggf. durch Laute, Mimik und/oder Gestik bzw. unter Nutzung von Hilfsmitteln.

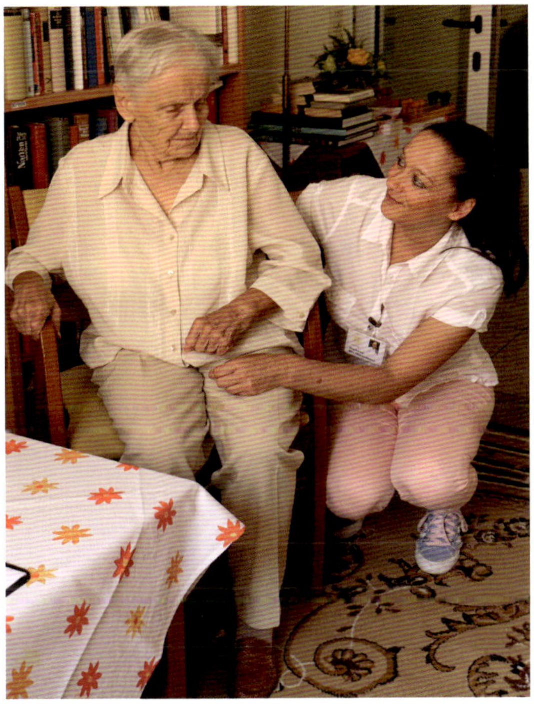

Fähigkeit vorhanden/unbeeinträchtigt

Personen, die diese Bedürfnisse mitteilen können.

Fähigkeit ist größtenteils vorhanden

Eine gezielte Frage nach elementaren Bedürfnissen kann beantwortet werden. Die Person äußert sich aber nicht immer von sich aus.

Fähigkeit in einem geringen Maß vorhanden

Elementare Bedürfnisse sind nur aus nonverbalen Reaktionen (Mimik, Gestik, Lautäußerungen) ableitbar, ggf. nach oder durch entsprechende(r) Stimulation. Oder die Person äußert von sich aus keine elementaren Bedürfnisse, muss dazu ständig angeleitet werden, kann aber Zustimmung oder Ablehnung deutlich machen.

Fähigkeit nicht vorhanden

Die Person äußert nicht oder nur sehr selten Bedürfnisse, auch nicht in nonverbaler Form. Keine deutbaren Reaktionen.

	Inhalt/Frage		Antwort
40	Verstehen von Aufforderungen		vorhanden/unbeeinträchtigt
			größtenteils vorhanden
2.10			in geringem Maße vorhanden
			nicht vorhanden

Verstehen von Aufforderungen

Die Fähigkeit, Aufforderungen und Bitten zu alltäglichen Grundbedürfnissen wie z. B. essen, trinken, kleiden, beschäftigen zu verstehen.
Neben kognitiven Beeinträchtigungen sind hier auch Hörstörungen zu berücksichtigen.

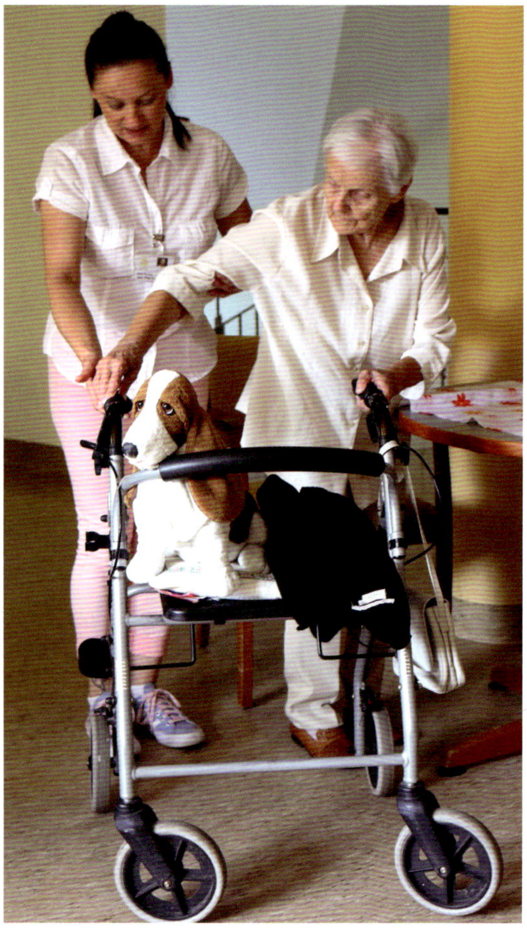

Fähigkeit vorhanden/unbeeinträchtigt

Beispielsweise werden verbal formulierte Aufforderungen verstanden und nach den individuellen Möglichkeiten umgesetzt.

Fähigkeit ist größtenteils vorhanden

Einfache Bitten und Aufforderungen, wie z. B. „Setzen Sie sich bitte an den Tisch", „Ziehen Sie sich die Jacke über", „Prosit", werden verstanden, Aufforderungen in nicht alltäglichen Situationen müssen erklärt werden. Ggf. sind laute Ansprache, Wiederholungen, Zeichensprache oder Schrift erforderlich, um Aufforderungen verständlich zu machen.

Fähigkeit in einem geringen Maß vorhanden

Die Person kann Aufforderungen/Bitten meist nicht verstehen, wenn diese nicht wiederholt geäußert und erläutert werden. Das Verständnis ist sehr von der Tagesform abhängig. Sie zeigt aber Zustimmung oder Ablehnung gegenüber nonverbalen Aufforderungen (z. B. Berührungen oder Geleiten an den Esstisch).

Fähigkeit nicht vorhanden

Die Person kann Aufforderungen nicht verstehen.

	Inhalt/Frage	Antwort	
41	Beteiligung an einem Gespräch		vorhanden/unbeeinträchtigt
			größtenteils vorhanden
2.11			in geringem Maße vorhanden
			nicht vorhanden

Beteiligung an einem Gespräch

Die Fähigkeit, in einem Gespräch Gesprächsinhalte aufzunehmen, sinngerecht zu antworten und zur Weiterführung des Gesprächs Inhalte einzubringen. Hierbei sind auch die Auswirkungen von Hör- und Sprechstörungen zu berücksichtigen.

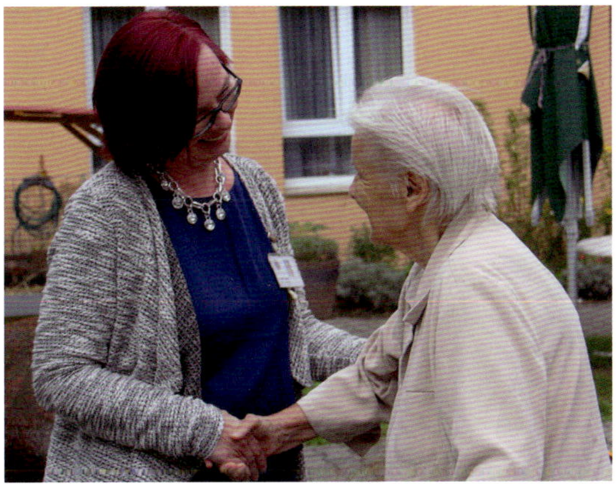

Fähigkeit vorhanden/unbeeinträchtigt

Die Person kommt sowohl in Einzelgesprächen als auch in Gesprächen kleiner Gruppen zurecht. Sie zeigt im Gespräch Eigeninitiative, Interesse und beteiligt sich, wenn vielleicht auch nur auf direkte Ansprache hin, ihre Äußerungen passen zu den Inhalten der Gespräche.

Fähigkeit ist größtenteils vorhanden

Die Person kommt in Gesprächen mit einer Person gut zurecht, in Gruppen ist sie jedoch meist überfordert und verliert den Faden. Wortfindungsstörungen treten ggf. regelmäßig auf. Die Person ist häufig auf laute Ansprache oder Wiederholung von Worten/Sätzen angewiesen.

Fähigkeit in einem geringen Maß vorhanden

Die Person kann auch einem Gespräch nur mit einer Person kaum folgen oder sie kann sich nur wenig oder mit einzelnen Worten beteiligen. Sie zeigt nur wenig Eigeninitiative, reagiert aber auf Ansprache/Fragen mit wenig Worten z. B. mit ja oder nein.
Oder sie beteiligt sich am Gespräch, weicht aber in aller Regel vom Gesprächsinhalt ab (führt mehr ein Selbstgespräch). Leichte Ablenkbarkeit durch Umgebungseinflüsse.

Fähigkeit nicht vorhanden

Ein Gespräch mit der Person, das über einfache Mitteilungen hinausgeht, ist auch unter Einsatz nonverbaler Kommunikation nicht möglich.

Erfassung der Selbständigkeit im Bereich Selbstversorgung

Teil II Erfassung der Selbständigkeit			
BI Modul Selbstversorgung			
	Inhalt/Frage		Antwort
42	Erfolgt die Ernährung des Bewohners **parenteral** oder über eine Sonde?		ja
4.A			nein (bitte weiter mit Item/Frage 45–4.B)
43	**Wenn ja:** In welchem Umfang erfolgt eine künstliche Ernährung?		nicht täglich oder nicht dauerhaft
			täglich, aber zusätzlich zu oraler Ernährung
			ausschließlich oder nahezu ausschließlich künstliche Ernährung
44	**Wenn ja:** Erfolgt die Bedienung selbständig oder mit Fremdhilfe?		selbständig
			mit Fremdhilfe
45	Blasenkontrolle/Harnkontinenz		Bewohner hat einen Dauerkatheter oder ein Urostoma (bitte weiter mit Item/Frage 46–4.C)
			ständig kontinent
			überwiegend kontinent maximal 1x täglich inkontinent oder Tröpfchen-/Stressinkontinenz
4.B			überwiegend (mehrmals täglich) inkontinent, gesteuerte Blasenentleerung ist aber noch möglich
			komplett inkontinent, gesteuerte Blasenentleerung ist nicht möglich
46	Darmkontrolle/Stuhlkontinenz		Bewohner hat ein Colo- oder Ileostoma (bitte weiter mit Item/Frage 47–4.1)
			ständig kontinent
			überwiegend kontinent, gelegentlich inkontinent
4.C			überwiegend inkontinent, selten gesteuerte Darmentleerung
			komplett inkontinent
47	Waschen des vorderen Oberkörpers		selbständig
			überwiegend selbständig
4.1			überwiegend unselbständig
			unselbständig
48	Körperpflege im Bereich des Kopfes		selbständig
			überwiegend selbständig
4.2			überwiegend unselbständig
			unselbständig
49	Waschen des Intimbereichs		selbständig
			überwiegend selbständig
4.3			überwiegend unselbständig
			unselbständig

50	Duschen oder Baden einschließlich Waschen der Haare		selbständig
			überwiegend selbständig
4.4			überwiegend unselbständig
			unselbständig
51	An- und Auskleiden des Oberkörpers		selbständig
			überwiegend selbständig
4.5			überwiegend unselbständig
			unselbständig
52	An- und Auskleiden des Unterkörpers		selbständig
			überwiegend selbständig
4.6			überwiegend unselbständig
			unselbständig
53	Mundgerechtes Zubereiten der Nahrung, Eingießen von Getränken		selbständig
			überwiegend selbständig
4.7			überwiegend unselbständig
			unselbständig
54	Essen		selbständig
			überwiegend selbständig
4.8			überwiegend unselbständig
			unselbständig
55	Trinken		selbständig
			überwiegend selbständig
4.9			überwiegend unselbständig
			unselbständig
56	Benutzen einer Toilette oder eines Toilettenstuhls		selbständig
			überwiegend selbständig
4.10			überwiegend unselbständig
			unselbständig
57	Bewältigung der Folgen einer Harninkontinenz (auch Umgang mit Dauerkatheter/Urostoma)		entfällt
			selbständig
			überwiegend selbständig
4.11			überwiegend unselbständig
			unselbständig
58	Bewältigung der Folgen einer Stuhlinkontinenz (auch Umgang mit Stoma)		entfällt
			selbständig
			überwiegend selbständig
4.12			überwiegend unselbständig
			unselbständig

Im Zusammenhang mit der Selbstversorgung werden zunächst besondere Bedarfsaspekte erfasst!

Teil II Erfassung der Selbständigkeit			
BI Modul Selbstversorgung			
	Inhalt/Frage	Antwort	
42 4.A	Erfolgt die Ernährung des Bewohners **parenteral** oder über eine Sonde?		ja
			nein (bitte weiter mit Item/Frage 45–4.B)
43	**Wenn ja:** In welchem Umfang erfolgt eine künstliche Ernährung?		nicht täglich oder nicht dauerhaft
			täglich, aber zusätzlich zu oraler Ernährung
			ausschließlich oder nahezu ausschließlich künstliche Ernährung
44	**Wenn ja:** Erfolgt die Bedienung selbständig oder mit Fremdhilfe?		selbständig
			mit Fremdhilfe

- In Item/**Frage 42** geben Sie bitte an, ob der Bewohner eine parenterale Ernährung über eine Sonde erhält. Ist dies nicht der Fall bitte Feld „nein" ankreuzen.
  Sie können dann mit dem Item/Frage 45 fortfahren, die Items/Fragen 43+44 müssen dann nicht bearbeitet werden.
- In Item/**Frage 43** geben Sie bitte an, wenn in Item/Frage 42 die Antwort „Ja" angeben wurde, welche der drei Auswahlmöglichkeiten bei dem Bewohner zutreffen:
  - nicht täglich oder nicht dauerhaft,
  - täglich, aber zusätzlich zu oraler Ernährung,
  - ausschließlich oder nahezu ausschließlich künstliche Ernährung.
- In Item/**Frage 44** geben Sie bitte an, wenn in Item/Frage 42 die Antwort „Ja" angeben wurde, ob die Bedienung der PEG-Sonde selbständig oder mit Fremdhilfe erfolgt.

45 4.B	Blasenkontrolle/Harnkontinenz		Bewohner hat einen Dauerkatheter oder ein Urostoma (bitte weiter mit Item/Frage 46–4.C)
			ständig kontinent
			überwiegend kontinent, maximal 1x täglich inkontinent oder Tröpfchen-/Stressinkontinenz
			überwiegend (mehrmals täglich) inkontinent, gesteuerte Blasenentleerung ist aber noch möglich
			komplett inkontinent, gesteuerte Blasenentleerung ist nicht möglich

- In Item/**Frage 45** geben Sie bitte an, welche der fünf Auswahlmöglichkeiten bei dem Bewohner zutreffen:
  - Bewohner hat einen Dauerkatheter oder ein Urostoma
    Mit dem Item/Frage 46 fortfahren
  - Ständig kontinent
  - Überwiegend kontinent, maximal 1x täglich inkontinent oder Tröpfchen-/Stressinkontinenz

- Überwiegend (mehrmals täglich) inkontinent, gesteuerte Blasenentleerung ist aber noch möglich
- Komplett inkontinent, gesteuerte Blasenentleerung ist nicht möglich.

46 4.C	Darmkontrolle/Stuhlkontinenz		Bewohner hat ein Colo- oder Ileostoma (bitte weiter mit Item/Frage 47–4.1)
			ständig kontinent
			überwiegend kontinent, gelegentlich inkontinent
			überwiegend inkontinent, selten gesteuerte Darmentleerung
			komplett inkontinent

In Item/**Frage 46** geben Sie bitte an, welche der fünf Auswahlmöglichkeiten bei dem Bewohner zutreffen:

- Bewohner hat ein Colo- oder Ileostoma
  Mit Item/Frage 47 fortfahren
- Ständig kontinent
- Überwiegend kontinent, gelegentlich inkontinent
- Überwiegend inkontinent, selten gesteuerte Darmentleerung
- Komplett inkontinent.

Nach der Dokumentation dieser Besonderheiten erfolgt wieder die Einschätzung der Selbständigkeit bei bestimmten Aktivitäten.

In dieser Erhebung geht es wieder um die pflegefachliche Einschätzung des Bewohners zum aktuellen Zeitpunkt der Erhebung im Bereich der Selbstversorgung.

	Inhalt/Frage	Antwort	
47	Waschen des vorderen Oberkörpers		selbständig
			überwiegend selbständig
4.1			überwiegend unselbständig
			unselbständig

Waschen des vorderen Oberkörpers

Sich Hände, Gesicht, den Hals, die Arme, Achselhöhlen und den vorderen Brustbereich waschen und abtrocknen.

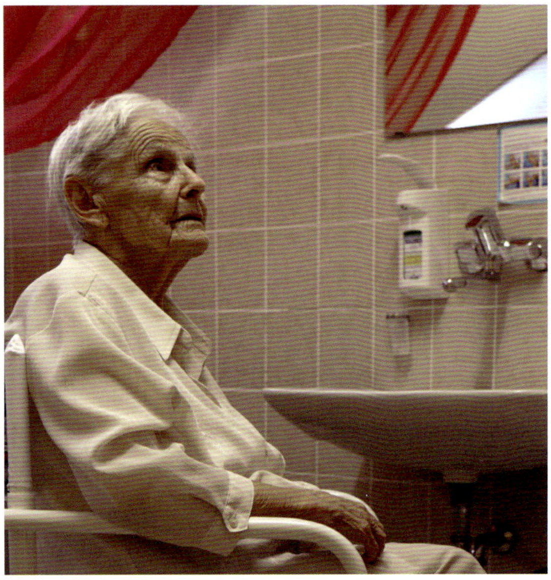

Selbständig

Die Person kann die beschriebene Aktivität ohne personelle Hilfe durchführen.

Überwiegend selbständig

Die Person kann die Aktivität selbständig durchführen, wenn benötigte Gegenstände (wie Waschschüssel, Seife, Waschlappen) bereitgelegt werden oder sie Aufforderung bzw. punktuelle Teilhilfen, z. B. Waschen unter den Achseln oder der Brust, erhält.

Überwiegend unselbständig

Die Person kann nur geringe Anteile der Aktivität selbständig durchführen, sich z. B. nur Hände oder Gesicht waschen, oder benötigt umfassende Anleitung.

Unselbständig

Die Person kann sich an der Aktivität nicht oder nur minimal beteiligen.

	Inhalt/Frage		Antwort
48	Körperpflege im Bereich des Kopfes		selbständig
			überwiegend selbständig
4.2			überwiegend unselbständig
			unselbständig

Körperpflege im Bereich des Kopfes

Die tägliche Körperpflege im Bereich des Kopfes: Kämmen, Zahnpflege, Prothesenreinigung, Rasieren.

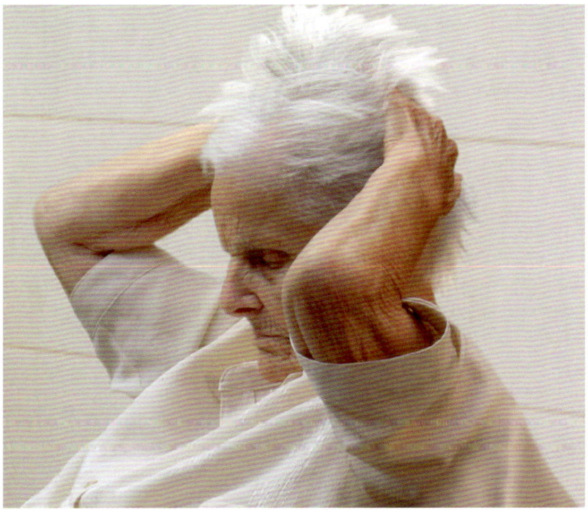

Selbständig

Die Person kann die Aktivitäten ohne personelle Hilfe durchführen.

Überwiegend selbständig

Die Person kann die Aktivitäten selbständig durchführen, wenn benötigte Gegenstände bereitgelegt und/oder gerichtet werden (Aufdrehen der Zahnpastatube, Auftragen der Zahnpasta auf die Bürste, Aufbringen von Haftcreme auf die Prothese, Anreichen und/oder Säubern des Rasierapparates etc.). Alternativ sind punktuelle Teilhilfen erforderlich, wie Korrektur nach dem Kämmen oder nur das Kämmen des Hinterkopfes, der Zahn-/Mundpflege bzw. dem selbständigen Rasieren.

Überwiegend unselbständig

Die Person beginnt z. B. mit dem Zähneputzen oder der Rasur, ohne die Aktivität zu Ende zu führen.

Unselbständig

Die Person kann sich an den Aktivitäten nicht oder nur minimal beteiligen.

	Inhalt/Frage		Antwort
49	Waschen des Intimbereichs		selbständig
			überwiegend selbständig
4.3			überwiegend unselbständig
			unselbständig

Waschen des Intimbereichs

Den Intimbereich waschen und abtrocknen.

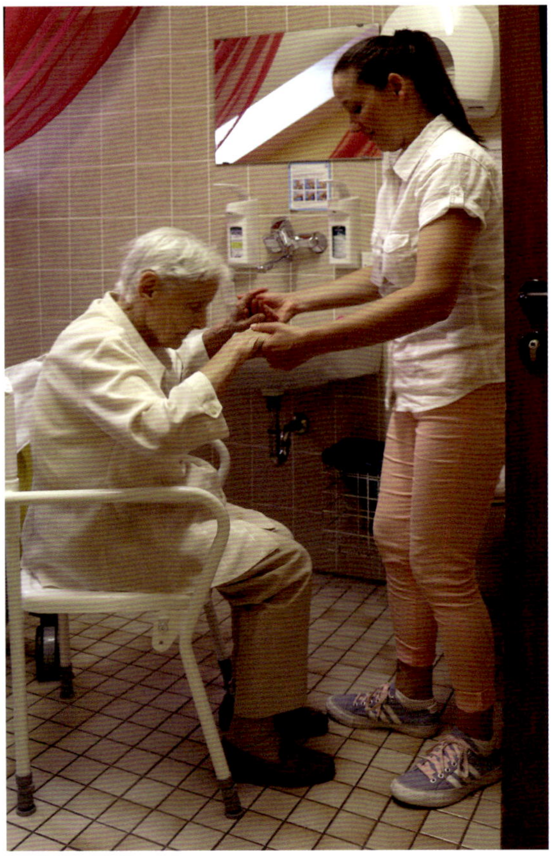

Selbständig

Die Person kann die beschriebene Aktivität ohne personelle Hilfe durchführen.

Überwiegend selbständig

Die Person kann die Aktivität selbständig durchführen, wenn benötigte Gegenstände (wie Waschschüssel, Seife, Waschlappen) bereitgelegt werden oder sie Aufforderung bzw. punktuelle Teilhilfen erhält.

Überwiegend unselbständig

Die Person kann sich z.B. nur den vorderen Intimbereich waschen.

Unselbständig

Die Person kann sich an der Aktivität nicht oder nur minimal beteiligen. Wenn Sie am Waschbecken steht, sich ansonsten nicht beteiligen kann, ist dies ebenfalls als „Unselbständig" zu bewerten.

	Inhalt/Frage		Antwort
50	Duschen oder Baden einschließlich Waschen der Haare		selbständig
			überwiegend selbständig
4.4			überwiegend unselbständig
			unselbständig

Duschen oder Baden einschließlich Waschen der Haare

Bei der Durchführung des Dusch- oder Wannenbades sind neben der Fähigkeit, den Körper waschen zu können, auch Sicherheitsaspekte zu berücksichtigen.
(Teil-)Hilfen beim Waschen in der Wanne/Dusche sind hier ebenso zu berücksichtigen wie die Hilfe beim Ein- und Aussteigen oder eine notwendige Überwachung während des Bades. Dazu gehören auch das Haarewaschen, Abtrocknen und Haareföhnen.

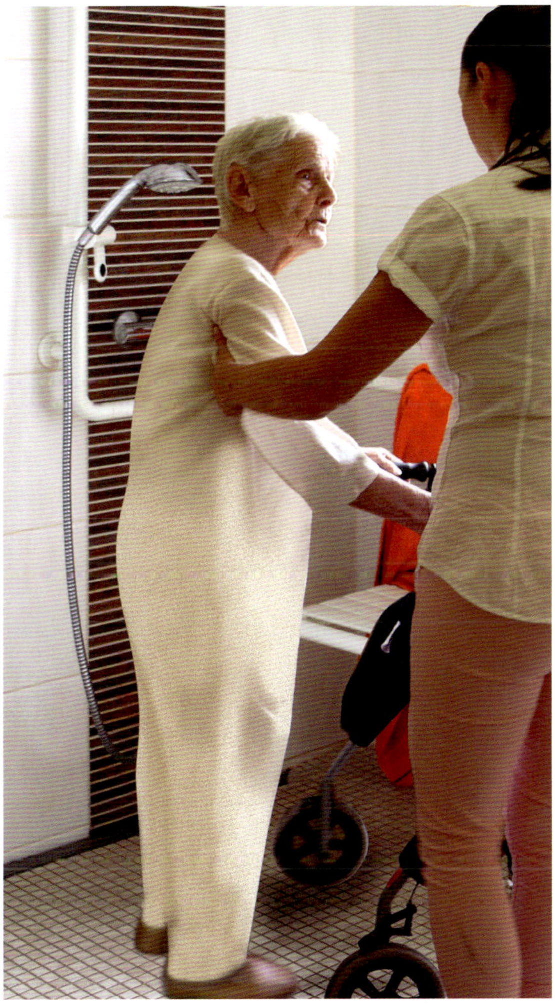

Selbständig

Die Person kann die beschriebene Aktivität ohne personelle Hilfe durchführen.

Überwiegend selbständig

Die Person kann die Aktivität selbständig durchführen, wenn Utensilien vorbereitet bzw. bereitgestellt werden, einzelne Handreichungen geleistet werden, z. B. Stützen beim Ein-/Aussteigen, Bedienung eines Badewannenlifters, Hilfe beim Haarewaschen und/oder Föhnen, beim Abtrocknen oder wenn während des (Dusch-)Bades aus nachvollziehbaren Sicherheitsgründen Anwesenheit erforderlich ist.

Überwiegend unselbständig

Die Person kann nur einen stark begrenzten Teil der Aktivität selbständig durchführen, z. B. das Waschen des vorderen Oberkörpers.

Unselbständig

Die Person kann sich an der Aktivität nicht oder nur minimal beteiligen.

	Inhalt/Frage		Antwort
51	An- und Auskleiden des Oberkörpers		selbständig
			überwiegend selbständig
4.5			überwiegend unselbständig
			unselbständig

An- und Auskleiden des Oberkörpers

Bereitliegende Kleidungsstücke, z.B. Unterhemd, T-Shirt, Hemd, Bluse, Pullover, Jacke, BH, Schlafanzugoberteil oder Nachthemd), an- und ausziehen. Die Beurteilung ist unabhängig davon vorzunehmen, ob solche Kleidungsstücke derzeit getragen werden. Die situationsgerechte Auswahl der Kleidung ist hier nicht zu berücksichtigen. Das An- und Ablegen von körpernahen Hilfsmitteln ist nicht zu berücksichtigen.

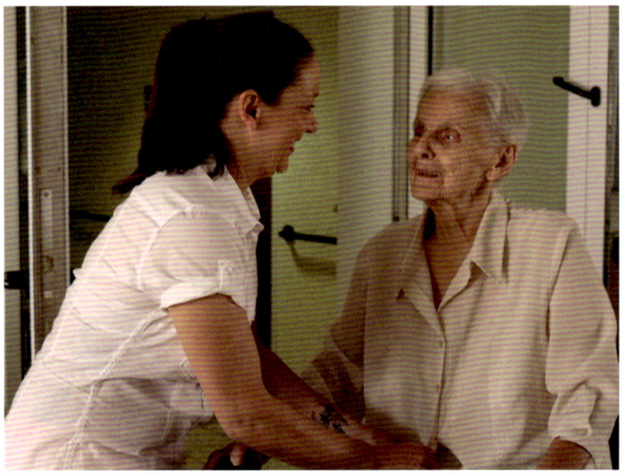

Selbständig

Die Person kann die beschriebene Aktivität ohne personelle Hilfe durchführen.

Überwiegend selbständig

Die Person kann die Aktivität beispielsweise selbständig durchführen, wenn Kleidungsstücke passend angereicht oder gehalten werden (Einstiegshilfe beim Anziehen eines Hemdes etc.). Auch wenn Hilfe nur bei Verschlüssen erforderlich ist, trifft die Bewertung „überwiegend selbständig" zu, ebenso wenn nur Kontrolle des Sitzes der Kleidung und Aufforderungen zur Vervollständigung der Handlung erforderlich sind.

Überwiegend unselbständig

Die Person kann die Aktivität zu einem geringen Teil selbständig durchführen, beispielsweise die Hände in die Ärmel eines bereitgehaltenen T-Shirts schieben.

Unselbständig

Die Person kann sich an der Aktivität nicht oder nur minimal beteiligen.

	Inhalt/Frage	Antwort	
52	An- und Auskleiden des Unterkörpers		selbständig
			überwiegend selbständig
4.6			überwiegend unselbständig
			unselbständig

An- und Auskleiden des Unterkörpers

Bereitliegende Kleidungsstücke, wie Unterwäsche, Hose/Rock, Strümpfe und Schuhe an-/ausziehen. Die Beurteilung ist unabhängig davon vorzunehmen, ob solche Kleidungsstücke derzeit getragen werden. Die situationsgerechte Auswahl der Kleidung ist hier nicht zu berücksichtigen. Das An- und Ablegen von körpernahen Hilfsmitteln (z. B. Kompressionsstrümpfe) ist nicht zu berücksichtigen.

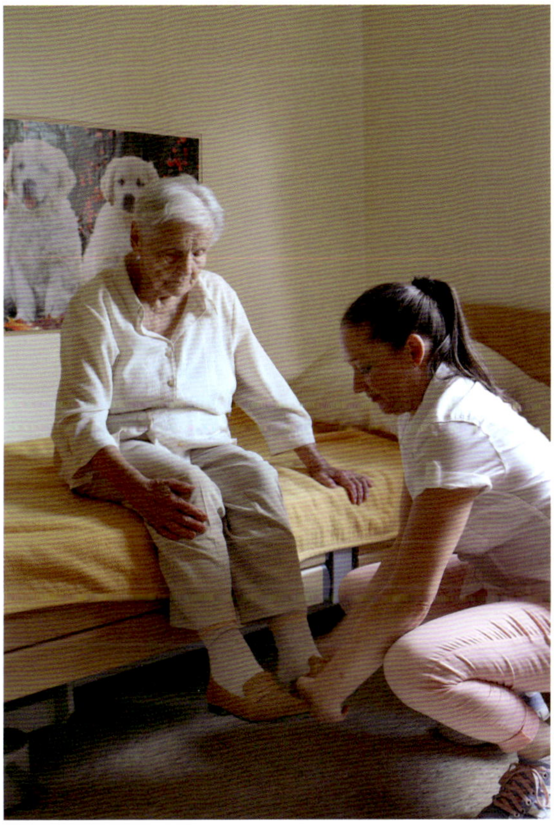

Selbständig

Die Person kann die beschriebene Aktivität ohne personelle Hilfe durchführen.

Überwiegend selbständig

Die Person kann die Aktivität beispielsweise selbständig durchführen, wenn ihr die Schuhe bereitgestellt bzw. Kleidungsstücke angereicht oder gehalten werden (Einstiegshilfe). Auch wenn Hilfe nur bei Verschlüssen (z. B. Schnürsenkel binden) oder Kontrolle des Sitzes der Kleidung und Aufforderungen zur Vervollständigung der Handlung erforderlich sind, trifft die Bewertung „überwiegend selbständig" zu.

Überwiegend unselbständig

Die Person kann die Aktivität zu einem geringen Teil selbständig durchführen. Beispielsweise gelingt das Hochziehen von Hose/Rock zur Taille selbständig, zuvor muss das Kleidungsstück jedoch von der Pflegeperson über die Füße gezogen werden.

Unselbständig

Die Person kann sich an der Aktivität nicht oder nur minimal beteiligen.

	Inhalt/Frage		Antwort
53	Mundgerechtes Zubereiten der Nahrung, Eingießen von Getränken		selbständig
			überwiegend selbständig
4.7			überwiegend unselbständig
			unselbständig

Mundgerechtes Zubereiten der Nahrung, Eingießen von Getränken

Belegte Brotscheiben, Obst oder andere Speisen in mundgerechte Stücke zerteilen, Kleinschneiden von Fleisch, Zerdrücken von Kartoffeln, Verschlüsse von Getränkeflaschen öffnen, Getränke ohne ständiges Verschütten aus einer Flasche oder Kanne in ein Glas bzw. eine Tasse eingießen. Ggf. unter Nutzung von Hilfsmitteln wie Anti-Rutschbrett, Einhänderbesteck, Spezialbesteck.

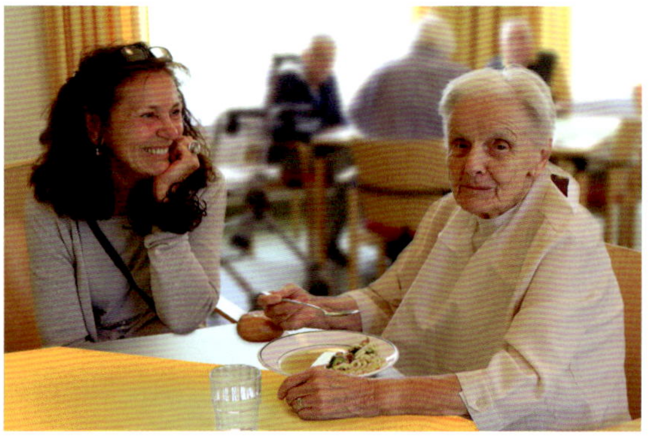

Selbständig

Die Person kann die beschriebene Aktivität ohne personelle Hilfe durchführen.

Überwiegend selbständig

Es ist punktuelle Hilfe erforderlich, z. B. beim Öffnen einer Flasche oder beim Schneiden von sehr harten Nahrungsmitteln.

Überwiegend unselbständig

Die Person kann die Aktivität zu einem geringen Teil selbständig durchführen. Sie kann beispielsweise Brotscheiben mit Aufschnitt belegen, aber nicht mit einem Messer hantieren. Oder sie gießt aus einer Flasche Wasser ins Glas, verschüttet das Wasser dabei jedoch regelmäßig.

Unselbständig

Die Person kann sich an der Aktivität nicht oder nur minimal beteiligen.

	Inhalt/Frage		Antwort
54	Essen		selbständig
			überwiegend selbständig
4.8			überwiegend unselbständig
			unselbständig

Essen

Bereitgestellte, mundgerecht zubereitete Speisen zu sich nehmen, z. B Speisen, die üblicherweise mit den Fingern gegessen werden (z. B. Brot, Kekse, Obst) aufnehmen, zum Mund führen, ggf. abbeißen, kauen und schlucken. Mundgerecht zubereitete Speisen mit Gabel oder Löffel aufnehmen, zum Mund führen und essen. Ggf. mit speziellen Hilfsmitteln wie adaptiertem Besteck. Zu beurteilen ist hier auch die Selbständigkeit bei der Steuerung der Nahrungsaufnahme, d.h. die Frage, ob ausreichend Nahrung aufgenommen wird. Die Beurteilung ist auch dann vorzunehmen, wenn die Nahrungsaufnahme ganz oder teilweise über eine Sonde bzw. parenteral erfolgt.

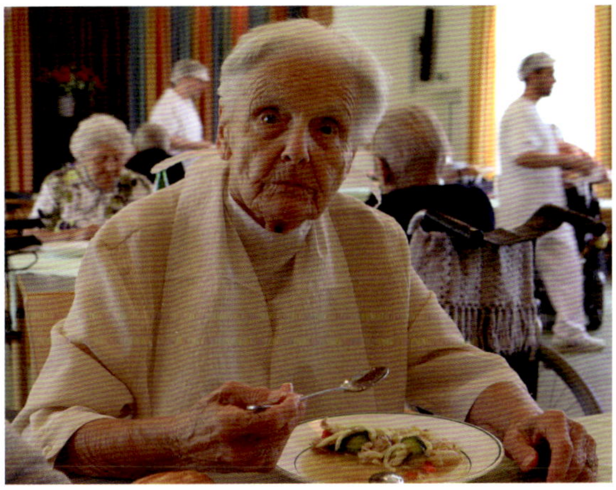

Selbständig

Die Person kann die beschriebene Aktivität ohne personelle Hilfe durchführen.

Überwiegend selbständig

Die Person kann überwiegend selbständig essen, benötigt aber punktuelle Anleitung, muss beispielsweise aufgefordert werden, mit dem Essen zu beginnen oder weiter zu essen. Es sind punktuelle Hilfen erforderlich (wie z. B. Zurücklegen aus der Hand gerutschter Speisen oder Besteck in die Hand geben).

Überwiegend unselbständig

Es ist ständige Anwesenheit der Pflegeperson erforderlich, beispielsweise aufgrund von Aspirationsgefahr oder weil ständig zur Nahrungsaufnahme motiviert werden oder die Nahrung größtenteils gereicht werden muss.

Unselbständig

Die Nahrung muss komplett (oder nahezu komplett) gereicht werden.

	Inhalt/Frage		Antwort
55	Trinken		selbständig
			überwiegend selbständig
4.9			überwiegend unselbständig
			unselbständig

Trinken
Bereitstehende Getränke aufnehmen, ggf. mit Hilfsmitteln, wie Strohhalm, Spezialbecher mit Trinkaufsatz. Zu berücksichtigen ist auch, inwieweit die Notwendigkeit der Flüssigkeitsaufnahme (auch ohne ausreichendes Durstgefühl) erkannt und die empfohlene/gewohnte Menge tatsächlich getrunken wird. Die Beurteilung der Selbständigkeit ist auch dann vorzunehmen, wenn die Flüssigkeitsaufnahme ganz oder teilweise über eine Sonde bzw. parenteral erfolgt.

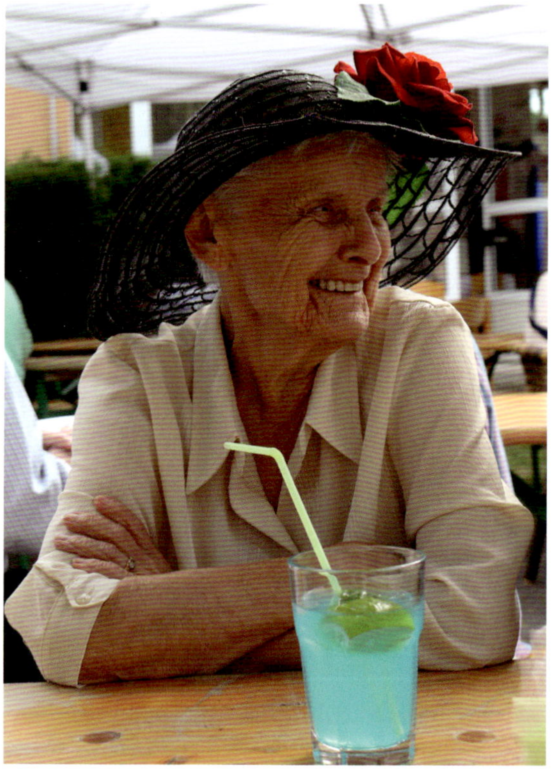

Selbständig

Die Person kann die beschriebene Aktivität ohne personelle Hilfe durchführen.

Überwiegend selbständig

Die Person kann selbständig trinken, wenn ein Glas/eine Tasse entsprechend dem Aktionsradius der Person positioniert oder sie ans Trinken erinnert wird.

Überwiegend unselbständig

Das Trinkgefäß muss beispielsweise in die Hand gegeben werden, das Trinken erfolgt jedoch selbständig oder die Person muss zu fast jedem Schluck motiviert werden. Oder es ist aufgrund von Aspirationsgefahr ständige und unmittelbare Eingreifbereitschaft der Pflegeperson erforderlich.

Unselbständig

Getränke müssen (nahezu) komplett gereicht werden.

	Inhalt/Frage		Antwort
56	Benutzen einer Toilette oder eines Toilettenstuhls		selbständig
			überwiegend selbständig
4.10			überwiegend unselbständig
			unselbständig

Benutzen einer Toilette oder eines Toilettenstuhls

Umfasst das Gehen zur Toilette, das Hinsetzen/Aufstehen, das Sitzen während der Blasen-/Darmentleerung, die Intimhygiene und das Richten der Kleidung. Die Fähigkeit zur Toilettenbenutzung ist auch bei Versorgung mit Hilfsmitteln (Inkontinenzmaterial, Katheter, Urostoma, Ileo- /Colostoma) zu bewerten.

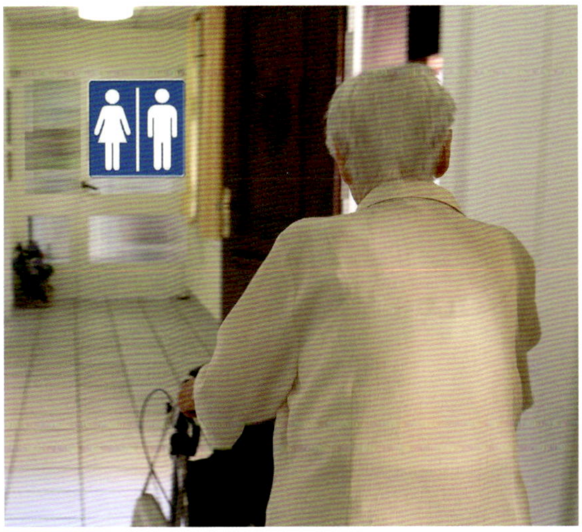

Selbständig

Die Person kann die beschriebene Aktivität ohne personelle Hilfe durchführen.

Überwiegend selbständig

Die Person kann die Aktivität überwiegend selbständig durchführen. Personelle Hilfe kann sich beispielsweise beschränken auf:

- Bereitstellen und Leeren des Toilettenstuhls (alternativ Urinflasche/anderer Behälter).
- Orientierungshinweise zum Auffinden der Toilette, Begleitung auf dem Weg zur Toilette.
- Anreichen von Toilettenpapier oder Waschlappen, Intimhygiene nur nach Stuhlgang.
- Unterstützung beim Hinsetzen/Aufstehen von der Toilette.
- Hilfe beim Richten der Bekleidung.

Überwiegend unselbständig

Die Person kann nur einzelne Handlungen selbst ausführen, z.B. Richten der Bekleidung oder Intimhygiene nach Wasserlassen.

Unselbständig

Die Person kann sich an der Aktivität nicht oder nur minimal beteiligen.

	Inhalt/Frage		Antwort
57	Bewältigung der Folgen einer Harninkontinenz (auch Umgang mit Dauerkatheter/Urostoma)		entfällt
			selbständig
			überwiegend selbständig
4.11			überwiegend unselbständig
			unselbständig

Bewältigung der Folgen einer Harninkontinenz (auch Umgang mit Dauerkatheter/Urostoma)

Umgang mit einer bestehenden Harninkontinenz, z. B. Inkontinenzsysteme (kleine Vorlagen, große Vorlagen mit Netzhose, Inkontinenzhose mit Klebestreifen oder Pants) sachgerecht verwenden, nach Bedarf wechseln und entsorgen. Dazu gehört auch das Entleeren eines Urinbeutels bei Dauerkatheter oder Urostoma. Die regelmäßige Einmalkatheterisierung ist hier nicht zu erfassen.

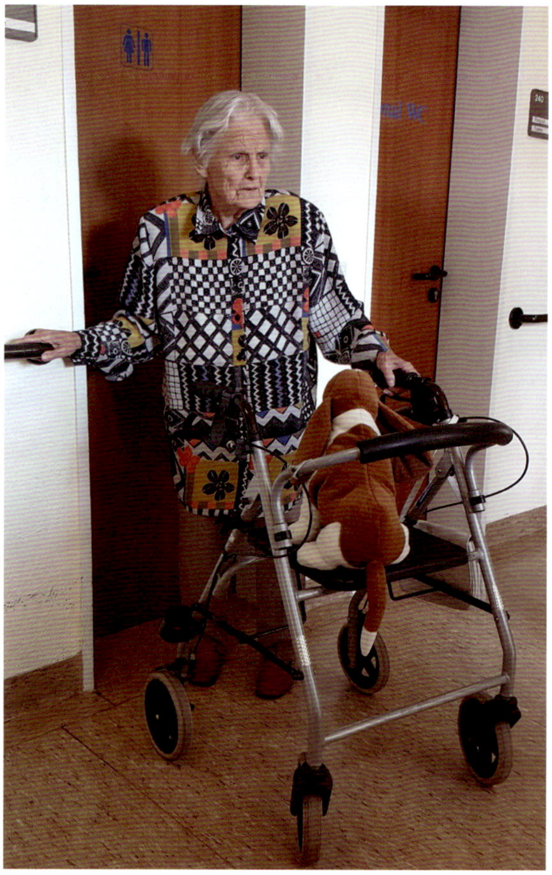

Selbständig

Die Person kann Hilfsmittel selbständig benutzen.

Überwiegend selbständig

Die Person ist darauf angewiesen, dass Inkontinenzsysteme bereitgelegt oder entsorgt werden oder an den Wechsel erinnert wird.

Überwiegend unselbständig

Die Person kann sich am Wechsel der Inkontinenzsysteme beteiligen, z. B. nur Vorlagen einlegen oder Inkontinenzhosen nur entfernen.

Unselbständig

Beteiligung ist nicht oder nur minimal möglich.

- In diesem Item/**Frage 57** gibt es den zusätzlichen Bereich „Entfällt", hier setzen Sie bitte den Haken, wenn der Bewohner kontinent ist.

	Inhalt/Frage		Antwort
58	Bewältigung der Folgen einer Stuhlinkontinenz (auch Umgang mit Stoma)		entfällt
			selbständig
			überwiegend selbständig
4.12			überwiegend unselbständig
			unselbständig

Bewältigung der Folgen einer Stuhlinkontinenz (auch Umgang mit Stoma)

Inkontinenzsysteme, Analtampons, Stomabeutel sachgerecht verwenden, nach Bedarf wechseln und entsorgen.

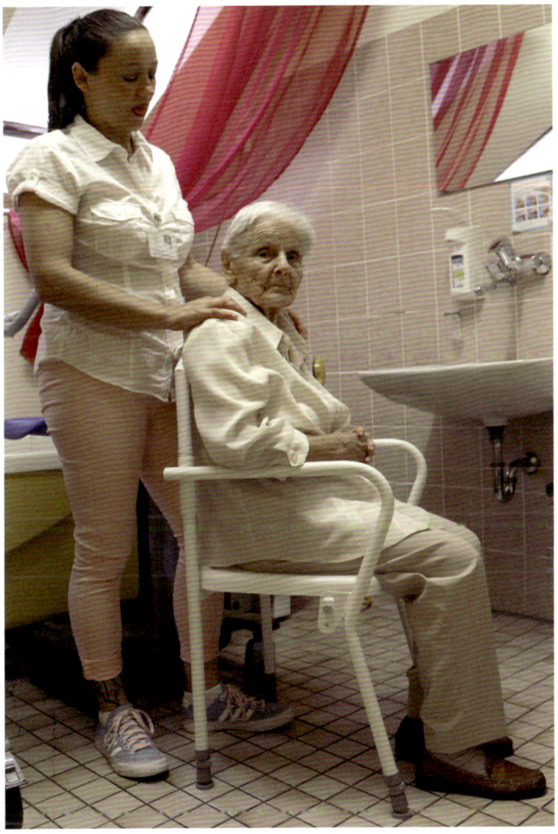

Selbständig

Die Person kann Hilfsmittel selbständig benutzen.

Überwiegend selbständig

Die Person kann die Aktivität überwiegend selbständig durchführen, wenn Inkontinenzsysteme bereitgelegt und entsorgt werden oder an den Wechsel erinnert wird.

Überwiegend unselbständig

Die Person kann sich am Wechsel der Inkontinenzsysteme beteiligen, z. B. Mithilfe beim Wechsel eines Stomabeutels. Bei Vorliegen einer Stuhlinkontinenz sind Ressourcen beim Wechsel des Inkontinenzmaterials eher selten.

Unselbständig

Beteiligung ist nicht (oder nur minimal) möglich.

- In diesem Item/**Frage 58** gibt es den zusätzlichen Bereich „**Entfällt**", hier setzen Sie bitte den Haken, wenn der Bewohner kontinent ist.

Erfassung der Selbständigkeit im Bereich Gestaltung des Alltagslebens und soziale Kontakte

Teil II Erfassung der Selbständigkeit			
BI Modul Gestaltung des Alltagslebens und soziale Kontakte			
	Inhalt/Frage	Antwort	
59	Tagesablauf gestalten und an Veränderungen anpassen		selbständig
			überwiegend selbständig
6.1			überwiegend unselbständig
			unselbständig
60	Ruhen und Schlafen		selbständig
			überwiegend selbständig
6.2			überwiegend unselbständig
			unselbständig
61	Sich beschäftigen		selbständig
			überwiegend selbständig
6.3			überwiegend unselbständig
			unselbständig
62	In die Zukunft gerichtete Planungen vornehmen		selbständig
			überwiegend selbständig
6.4			überwiegend unselbständig
			unselbständig
63	Interaktion mit Personen im direkten Kontakt		selbständig
			überwiegend selbständig
6.5			überwiegend unselbständig
			unselbständig
64	Kontaktpflege zu Personen außerhalb des direkten Umfeldes		selbständig
			überwiegend selbständig
6.6			überwiegend unselbständig
			unselbständig

- In den Items/**Fragen 59–64** geht es wieder um die Einschätzung der Selbständigkeit. Selbständigkeit bei der Gestaltung des Alltagslebens und bei sozialen Kontakten kann durch körperliche ebenso wie durch kognitive Beeinträchtigungen vermindert sein.

  Bitte berücksichtigen Sie die Ausführungen im Abschnitt „Grundsätzliches zur Erfassung von Selbständigkeit".

	Inhalt/Frage	Antwort	
59	Tagesablauf gestalten und an Veränderungen anpassen		selbständig
			überwiegend selbständig
6.1			überwiegend unselbständig
			unselbständig

Tagesablauf gestalten und an Veränderungen anpassen

Nach individuellen Gewohnheiten und Vorlieben den Tagesablauf einteilen und bewusst gestalten, die tägliche Routine und andere Aktivitäten planen und ggf. an äußere Veränderungen anpassen. Dies erfordert planerische Fähigkeiten zur Umsetzung von Alltagsroutinen. Zu beurteilen ist, ob die Person von sich aus festlegen kann, ob und welche Aktivitäten sie im Laufe des Tages durchführen möchte, z. B. wann sie baden, essen oder zu Bett gehen oder ob und wann sie Fernsehen oder spazieren gehen möchte. Solche Festlegungen setzen voraus, dass die zeitliche Orientierung zumindest teilweise erhalten ist. Man kann dies prüfen, indem man sich z. B. den bisherigen oder künftigen Tagesablauf schildern lässt.

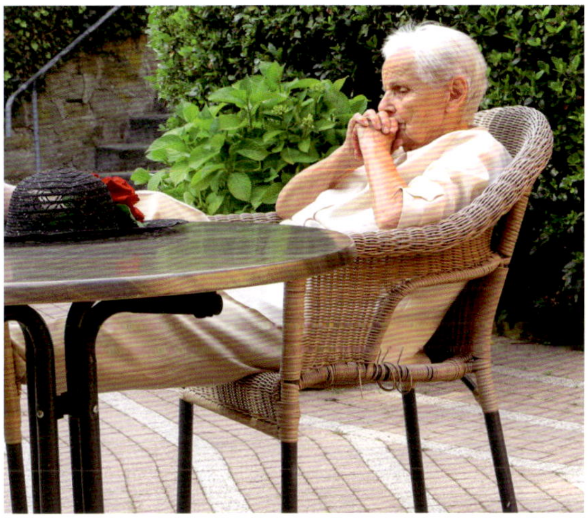

Selbständig

Die Person kann die beschriebene Aktivität ohne personelle Hilfe durchführen.

Überwiegend selbständig

Die Person kann sich bei vorgegebener Tagesstruktur an Zeiten halten, es reichen Erinnerungshilfen an einzelne vereinbarte Termine oder Orientierungshilfen, z. B. durch Anstellen von Radio oder Fernsehapparat zu regelmäßigen Sendungen. Überwiegend selbständig ist der Bewohner auch dann, wenn Sinneswahrnehmung oder Kommunikationseinschränkungen vorliegen, die Unterstützung bei der Abstimmung mit anderen Personen erforderlich machen.

Überwiegend unselbständig

Die Person benötigt Hilfe beim Planen des Tagesablaufs. Sie ist aber in der Lage, Zustimmung oder Ablehnung zu Strukturierungsangeboten zu signalisieren. Sie kann eigene Planungen häufig nicht einhalten, da diese wieder vergessen werden. Deshalb ist über den ganzen Tag hinweg eine Erinnerung bzw. Aufforderung erforderlich. „Überwiegend unselbständig" gilt auch für Bewohner, die selbst nur planen und entscheiden können, also für die Umsetzung personelle Hilfe benötigen.

Unselbständig

Mitwirkung an der Tagesstrukturierung oder Orientierung an vorgegebenen Strukturen ist nicht oder nur minimal möglich.

	Inhalt/Frage		Antwort
60	Ruhen und Schlafen		selbständig
			überwiegend selbständig
6.2			überwiegend unselbständig
			unselbständig

Ruhen und Schlafen

Nach individuellen Gewohnheiten einen Tag-Nacht-Rhythmus einhalten und für ausreichende Ruhe und Schlafphasen sorgen, die Notwendigkeit von Ruhephasen erkennen, sich bei Bedarf ausruhen und mit Phasen der Schlaflosigkeit umgehen.

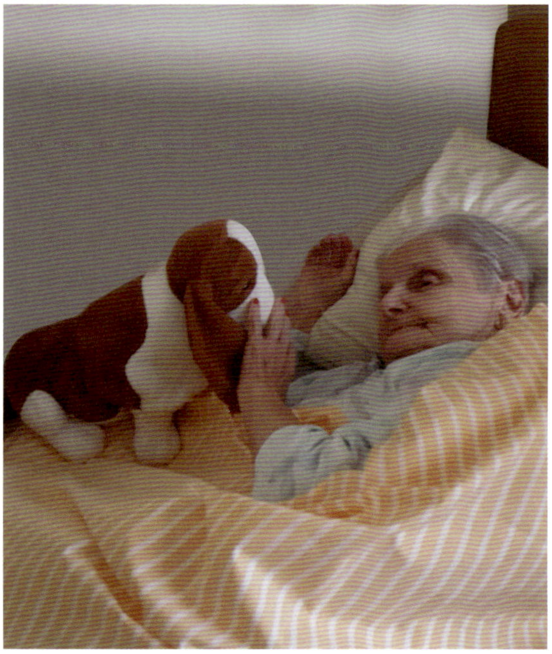

Selbständig

Die Person kann die beschriebene Aktivität ohne personelle Hilfe durchführen.

Überwiegend selbständig

Die Person benötigt ggf. zeitliche Orientierungshilfen beim Wecken oder Aufforderung, schlafen zu gehen, einzelne Hilfen wie z. B. Abdunkeln des Schlafraumes oder Hilfe beim Aufstehen oder Zu-Bett-Gehen. Die Nachtruhe ist meist ungestört, nur gelegentlich entsteht nachts ein Hilfebedarf.

Überwiegend unselbständig

Es treten regelmäßig Einschlafprobleme und/oder nächtliche Unruhe auf, die die Person größtenteils nicht allein bewältigen kann. Deshalb sind regelmäßige Einschlafrituale und beruhigende Ansprache des Nachts erforderlich. Überwiegend unselbständig ist auch eine Person, die wegen hochgradiger motorischer Beeinträchtigung regelmäßig in der Nacht personeller Hilfe bedarf, um weiterschlafen zu können, z. B. bei Lagewechsel oder Toilettengängen in der Nacht.

Unselbständig

Die Person verfügt über keinen oder einen verkehrten Schlaf-Wach-Rhythmus. Dies gilt u. a. für mobile gerontopsychiatrisch erkrankte Personen und auch für Menschen, die keinerlei Aktivitäten ausüben, z. B. im Wachkoma, oder Personen, die regelmäßig mindestens dreimal in der Nacht personelle Unterstützung benötigen.

	Inhalt/Frage		Antwort
61	Sich beschäftigen		selbständig
			überwiegend selbständig
6.3			überwiegend unselbständig
			unselbständig

Sich beschäftigen

Die verfügbare Zeit nutzen, um Aktivitäten durchführen, die den eigenen Vorlieben und Interessen entsprechen. „Verfügbare Zeit" ist in diesem Zusammenhang definiert als Zeit, die nicht durch Notwendigkeiten wie Ruhen/Schlafen, Essen, Mahlzeitenzubereitung, Körperpflege, Schule, Arbeit etc. gebunden ist („freie" Zeit).
Bei der Beurteilung geht es vorrangig um die Fähigkeit, nach individuellen kognitiven, manuellen, visuellen und/oder auditiven Fähigkeiten und Bedürfnissen geeignete Aktivitäten der Freizeitbeschäftigung auszuwählen und durchzuführen (z. B. Handarbeiten, Basteln, Bücher, Zeitschriften lesen, Sendungen im Radio oder Fernseher verfolgen, Computer verwenden). Dies gilt auch für Personen, die Angebote auswählen und steuern können, aber aufgrund somatischer Einschränkungen für die praktische Durchführung personelle Unterstützung benötigen.

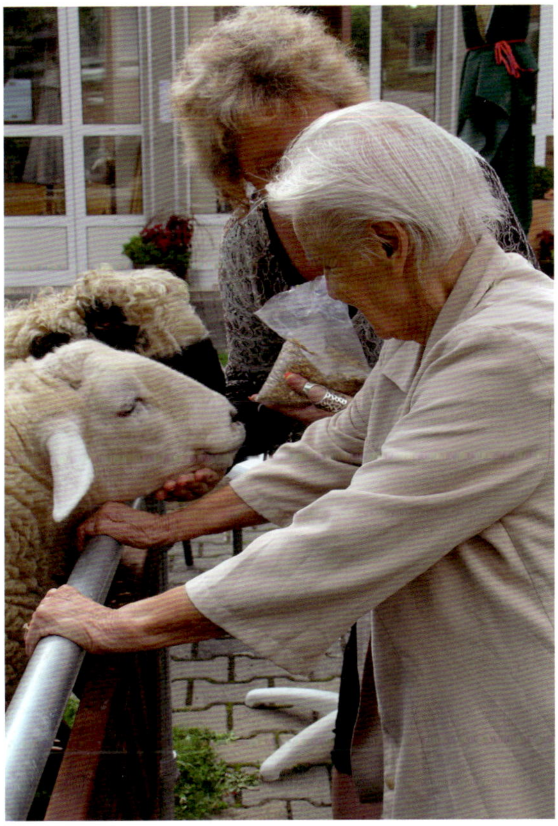

Selbständig

Die Person kann die beschriebene Aktivität ohne personelle Hilfe durchführen.

Überwiegend selbständig

Es ist nur in geringem Maße Hilfe erforderlich, z. B. Erinnerung an gewohnte Aktivitäten, Motivation, Zurechtlegen und Richten von Gegenständen (z. B.: Utensilien wie Bastelmaterial, Fernbedienung, Kopfhörer o. Ä.) oder Unterstützung bei der Entscheidungsfindung (Vorschläge unterbreiten).

Überwiegend unselbständig

Die Person kann sich an Beschäftigung beteiligen, aber nur mit (kontinuierlicher) Anleitung, Begleitung oder motorischer Unterstützung.

Unselbständig

Die Person kann an der Entscheidung nicht nennenswert mitwirken. Sie zeigt keine Eigeninitiative, kann Anleitung und Aufforderungen nicht kognitiv umsetzen, beteiligt sich nicht nennenswert an angebotenen Beschäftigungen.

	Inhalt/Frage		Antwort
62	In die Zukunft gerichtete Planungen vornehmen		selbständig
			überwiegend selbständig
6.4			überwiegend unselbständig
			unselbständig

In die Zukunft gerichtete Planungen vornehmen

Längere Zeitabschnitte überschauen und über den Tag hinaus planen. Dies kann beispielsweise anhand der Frage beurteilt werden, ob Vorstellungen oder Wünsche zu anstehenden Festlichkeiten wie Geburtstag oder Jahresfeste bestehen, ob die Zeitabläufe eingeschätzt werden können, z. B. vorgegebene Strukturen wie Wochen- oder Monatspläne nachvollzogen werden können. Es ist auch zu berücksichtigen, wenn stark ausgeprägte psychische Problemlagen (z. B. Ängste) es verhindern, sich mit Fragen des zukünftigen Handelns auseinanderzusetzen.

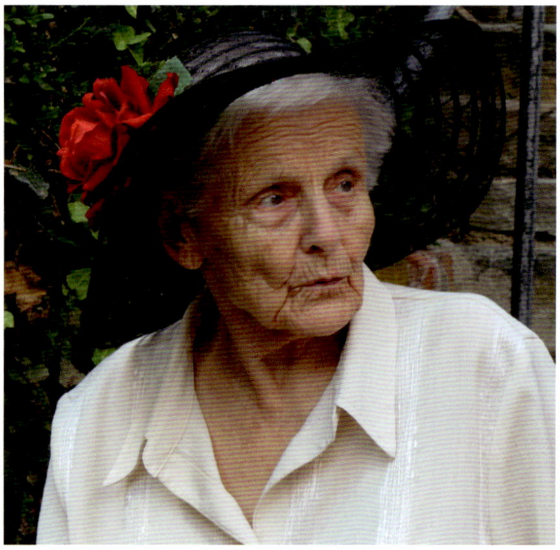

Selbständig

Die Person kann die beschriebene Aktivität ohne personelle Hilfe durchführen.

Überwiegend selbständig

Die Person nimmt sich etwas vor, muss aber erinnert werden, dies auch durchzuführen. Oder sie benötigt infolge körperlicher Beeinträchtigungen regelmäßig Hilfe im Bereich der Kommunikation, um sich mit anderen Menschen verabreden zu können.

Überwiegend unselbständig

Die Person plant von sich aus nicht, entscheidet aber mit Unterstützung durch andere Personen. Sie muss an die Umsetzung der eigenen Entscheidungen erinnert werden oder benötigt bei der Umsetzung emotionale oder körperliche Unterstützung. Überwiegend unselbständig ist daher auch eine Person, die zwar kognitiv in der Lage ist, selbständig zu planen und zu entscheiden, die aber so stark somatisch beeinträchtigt ist, dass sie für alle Umsetzungsschritte personelle Hilfe benötigt.

Unselbständig

Die Person verfügt nicht über Zeitvorstellungen für Planungen über den Tag hinaus, auch bei Vorgabe von Auswahloptionen erfolgt weder Zustimmung noch Ablehnung.

	Inhalt/Frage		Antwort
63	Interaktion mit Personen im direkten Kontakt		selbständig
			überwiegend selbständig
6.5			überwiegend unselbständig
			unselbständig

Interaktion mit Personen im direkten Kontakt

Im direkten Kontakt mit Angehörigen, Pflegepersonen, Mitbewohnern oder Besuchern umgehen, Kontakt aufnehmen, Personen ansprechen, auf Ansprache reagieren.

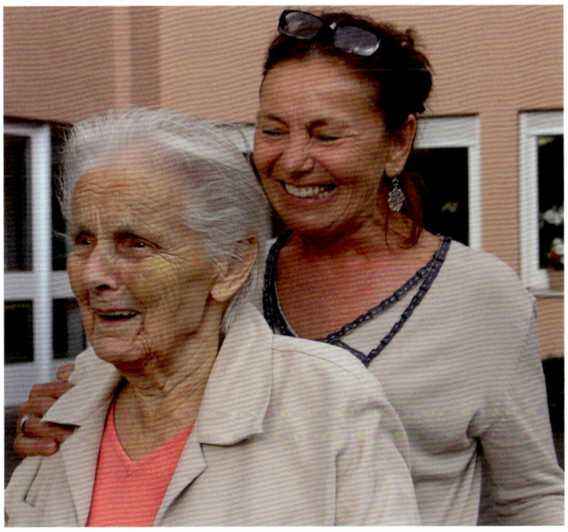

Selbständig

Die Person kann die beschriebene Aktivität ohne personelle Hilfe durchführen.

Überwiegend selbständig

Umgang mit bekannten Personen erfolgt selbständig, zur Kontaktaufnahme mit Fremden ist Anstoß erforderlich, z. B. Anregung, zu einem neuen Mitbewohner Kontakt aufzunehmen oder punktuelle Unterstützung bei der Überwindung von Sprech-, Sprach- und Hörproblemen.

Überwiegend unselbständig

Die Person ergreift von sich aus kaum Initiative, reagiert aber auf Ansprache. Sie nimmt dabei nicht verbal Kontakt auf, aber deutlich erkennbar durch andere Formen der Kommunikation (Blickkontakt, Mimik/Gestik). Überwiegend unselbständig ist auch eine Person, die auf weitgehende Unterstützung bei der Überwindung von Sprech-, Sprach- oder Hörproblemen angewiesen ist.

Unselbständig

Person reagiert kaum auf Ansprache. Auch nonverbale Kontaktversuche (z. B. Berührungen) führen zu keiner nennenswerten Reaktion.

	Inhalt/Frage		Antwort
64	Kontaktpflege zu Personen außerhalb des direkten Umfeldes		selbständig
			überwiegend selbständig
6.6			überwiegend unselbständig
			unselbständig

Kontaktpflege zu Personen außerhalb des direkten Umfeldes

Bestehende Kontakte zu Freunden, Bekannten, Nachbarn gestalten (aufrechterhalten, beenden oder zeitweise ablehnen). Dazu gehört auch die Fähigkeit, mit einfachen technischen Kommunikationsmitteln wie Telefon umgehen zu können (Besuche verabreden oder Telefon- oder Brief- oder Mail- Kontakte).

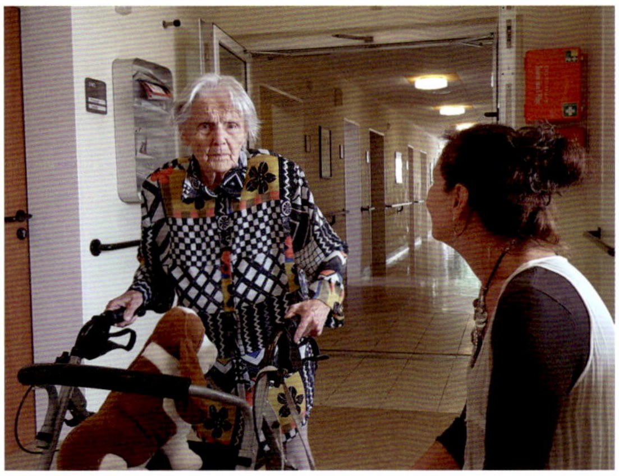

Selbständig

Die Person kann die beschriebene Aktivität ohne personelle Hilfe durchführen.

Überwiegend selbständig

Die Person kann planen, braucht aber Hilfe beim Umsetzen, wie z.B. Erinnerungszettel bereitlegen oder Telefonnummern mit Namen (ggf. mit Bild) versehen, Erinnern und Nachfragen, ob Kontakt hergestellt wurde, oder Erinnern an Terminabsprachen. Pflegeperson wählt die Telefonnummer, die Person führt dann das Gespräch. Oder die Person beauftragt die Pflegeperson, ein Treffen mit Freunden/Bekannten zu verabreden.

Überwiegend unselbständig

Die Kontaktgestaltung der Person ist eher reaktiv. Sie sucht von sich aus kaum Kontakt, wirkt aber mit, wenn z.B. die Pflegeperson die Initiative ergreift. Überwiegend unselbständig ist auch, wer aufgrund von somatischen Beeinträchtigungen während der Kontaktaufnahme personelle Unterstützung durch die Bezugsperson, z.B. bei der Nutzung von Kommunikationshilfen (Telefon halten) oder bei der Überwindung von Sprech-, Sprach- oder Hörproblemen, benötigt.

Unselbständig

Die Person nimmt keinen Kontakt auf und reagiert nicht auf Anregungen zur Kontaktaufnahme.

2.4 Teil III – Erfassung der vorhandenen pflegerischen Problemlagen

Teil III Erfassung von vorhandenen pflegerischen Problemlagen		
Dekubitus Entstehung		
	Inhalt/Frage	**Antwort**
65 7.1	Hatte der Bewohner in der Zeit seit der **letzten** Ergebniserfassung einen **Dekubitus**?	ja, einmal ja, mehrmals nein (Bitte weiter mit Item/Frage 73)
66 7.2	**Maximaler** Dekubitus, Kategorie im Beobachtungszeitraum	Kategorie 1 Kategorie 2 Kategorie 3 Kategorie 4 unbekannt
67 7.3	Bitte **Zeitraum** angeben (nur Dekubitus **Kategorie 2, 3, 4** oder unkategorisierbar) **Beginn Datum** erster Dekubitus	
68	**Ende** erster Dekubitus ggf. bis heute	
69	Wo ist der **erste Dekubitus** entstanden?	in der Pflegeeinrichtung im Krankenhaus zu Hause (vor dem Heimeinzug) woanders
70	Bitte **Zeitraum** angeben (nur Dekubitus **Kategorie 2, 3, 4** oder unkategorisierbar) **Beginn Datum** zweiter Dekubitus	
71	Ende **zweiter Dekubitus** ggf. bis heute	
72	Wo ist der **zweite Dekubitus** entstanden?	in der Pflegeeinrichtung im Krankenhaus zu Hause (vor dem Heimeinzug) woanders
Körpergröße und Gewicht		
73 8.1	**Körpergröße** in cm	
74 8.2	Aktuelles **Körpergewicht** in kg	
75 8.3	Datum der **Dokumentation** des Körpergewichts	

76	Bitte kreuzen Sie an, **welche der folgenden Punkte** laut Pflegedokumentation für den Bewohner in der Zeit seit der letzten Ergebniserfassung zutrafen:		trifft zu		trifft nicht zu
			Gewichtsverlust durch **medikamentöse Ausschwemmung.**		
			Gewichtsverlust aufgrund **ärztlich angeordneter** oder ärztlich genehmigter Diät.		
8.3			Mindestens **10% Gewichtsverlust** während eines **Krankenhausaufenthalts.**		
			Aktuelles Gewicht liegt nicht vor. Bewohner wird aufgrund einer Entscheidung des Arztes oder der Angehörigen oder eines Betreuers nicht mehr gewogen.		
			Aktuelles Gewicht liegt nicht vor. Bewohner möchte nicht gewogen werden.		
Sturzverletzungen					
77	Ist der Bewohner seit der letzten Ergebniserfassung **gestürzt**?		ja, einmal		
9.1			ja, mehrmals		
			nein (Bitte weiter mit Item/Frage 79)		
78	**Wenn ja:** Welche Sturzfolgen sind aufgetreten? (Mehrfachangaben möglich)		trifft zu		trifft nicht zu
			Frakturen		
			ärztlich **behandlungsbedürftige Wunden** (sturzbedingt)		
9.2			erhöhter Unterstützungsbedarf bei **Alltagsverrichtungen**		
			erhöhter Unterstützungsbedarf bei der **Mobilität**		
			keine der genannten Folgen ist aufgetreten		
Anwendung von Gurten und Bettseitenteilen					
79	Wurden bei dem Bewohner in den **vergangenen 4 Wochen** Gurte angewendet?		ja		
10.1			nein (Bitte weiter mit Item/Frage 81)		
80	**Wenn ja:** Wie oft wurden Gurte angewendet?		täglich		
			mehrmals wöchentlich		
10.2			1 x wöchentlich		
			seltener als 1 x wöchentlich		
81	Wurden bei dem Bewohner in den **vergangenen 4 Wochen** Bettseitenteile angewendet?		ja		
10.3			nein (Bitte weiter mit Item/Frage 81)		
82	**Wenn ja:** Wie oft wurden Bettseitenteile angewendet?		täglich		
			mehrmals wöchentlich		
10.4			1 x wöchentlich		
			seltener als 1 x wöchentlich		

Schmerzeinschätzung				
83 / 11.1	Liegen bei dem Bewohner Anzeichen für länger andauernde Schmerzen vor, z. B. Äußerungen des Bewohners oder Einnahme von Analgetika?		ja	
			nein (Bitte weiter mit Item/Frage 88)	
84 / 11.2	Ist der Bewohner durch eine medikamentöse Schmerzbehandlung schmerzfrei?		ja	
			nein	
85 / 11.3	Wurde bei dem Bewohner eine differenzierte Schmerzeinschätzung vorgenommen? (Bei „nein" weiter mit Frage 88)		ja	
			nein	
86	**Datum Dokumentation** der Schmerzeinschätzung			
87	Welche **Informationen** liegen über die **Ergebnisse dieser Schmerzeinschätzung** vor?		trifft zu	trifft nicht zu
			Schmerzintensität	
			Schmerzqualität	
			Schmerzlokalität	
			Folgen für Lebensalltag	

- In den Items/**Fragen 65–87** geht es um die Erfassung der vorhandenen pflegerischen Problemlagen, diese sind unterteilt in die fünf Schwerpunktthemen:
  - Dekubitus Entstehung
  - Körpergröße und Gewicht
  - Sturzverletzungen
  - Anwendung von Gurten und Bettseitenteilen
  - Schmerzeinschätzung.

Dekubitus Entstehung

Teil III Erfassung von vorhandenen pflegerischen Problemlagen			
Dekubitus Entstehung			
	Inhalt/Frage		Antwort
65 / 7.1	Hatte der Bewohner in der Zeit seit der **letzten** Ergebniserfassung einen **Dekubitus**?		ja, einmal
			ja, mehrmals
			nein (Bitte weiter mit Item/Frage 73)

- In Item/**Frage 65** kreuzen Sie bitte an, ob der Bewohner in den letzten sechs Monaten einen Dekubitus hatte.
  Gemeint sind alle Dekubitalulcera (ab Kategorie II), die in den vergangenen 6 Monaten beim Bewohner bestanden oder bis heute bestehen.
  Auch wenn der Zeitpunkt der Entstehung länger als 6 Monate zurückliegt, der Dekubitus aber noch nicht abgeheilt war, ist die Frage mit „ja" zu beantworten und das Entstehungsdatum (s. u.) anzugeben.
  Bei mehreren Dekubitalulcera setzen Sie bitte den Haken bei „Ja, mehrmals".

Hinweis

Die Informationen zu den Bereichen 65–72 finden Sie in der Wunddokumentation.

Beachten Sie!

In den Bereichen 65–72 geht es ausschließlich um die chronische Wundart „Dekubitus". Alle anderen Arten von Wunden werden hier weder betrachtet und erfasst.

Definition eines Dekubitus

„Ein **Dekubitus** ist eine lokal begrenzte Schädigung der Haut und/oder des darunterliegenden Gewebes, typischerweise über knöchernen Vorsprüngen, in Folge von Druck oder von Druck in Kombination mit Scherkräften."

„Es gibt eine Reihe weiterer Faktoren, welche tatsächlich oder mutmaßlich mit Dekubitus assoziiert sind; deren Bedeutung ist aber noch zu klären."

(EPUAP/NPUAP/PPPIA 2014)

66	**Maximaler** Dekubitus, Kategorie im Beobachtungszeitraum		Kategorie 1
			Kategorie 2
7.2			Kategorie 3
			Kategorie 4
			unbekannt

- In Item/**Frage 66** kreuzen Sie bitte an, welche die höchste Dekubitus-Kategorie des angegebenen Dekubitus war.
  Bei mehreren Dekubitalulcera die höchste Dekubitus-Kategorie aller Dekubitusulcera in den letzten sechs Monaten.
  Ist keine Information über die Kategorie verfügbar oder der Dekubitus keiner Kategorie zuzuordnen, geben Sie bitte „unbekannt" an.

Klassifizierung eines Dekubitus

Dekubitus Stadien Einteilung – MuG`s		Dekubitus Kategorie Einteilung	
Stadium I	Reversible Hautrötungen, eventuell mit Ödembildung, Verhärtung oder Überwärmung.	**Kategorie I**	**Nicht wegdrückbares Erythem,** Druckzone mit nicht wegdrückbarer Rötung bei intakter Haut.
Stadium II	Teilverlust der Haut. Epidermis bis hin zu Anteilen der Dermis (Korium) ist geschädigt. Der Druckschaden ist oberflächlich und kann sich klinisch als Blase, Hautabschürfung oder flaches Geschwür darstellen.	**Kategorie II**	**Teilverlust der Haut** Abschürfung, Blase, Teilverlust der Haut mit Einbeziehung von Unterhautfettgewebe (Epidermis) und/oder oberen Hautschichten (Dermis). Hautverlust ohne nähere Angabe.
Stadium III	Verlust aller Hautschichten und Schädigung oder Nekrose des subkutanen Gewebes, die bis auf die darunterliegende Faszie reichen kann. Der Dekubitus zeigt sich klinisch als tiefes, offenes Geschwür.	**Kategorie III**	**Vollständiger Verlust der Haut** Druckgeschwür mit Verlust aller Hautschichten, mit Schädigung oder Nekrose (schwarze Haut) des subkutanen Gewebes, die bis auf die darunterliegenden Muskelsehnen reichen kann.

Stadium IV	Verlust aller Hautschichten mit ausgedehnter Zerstörung, Gewebsnekrose oder Schädigung von Muskeln, Knochen oder unterstützenden Strukturen (z. B. Sehnen, Bändern oder Gelenkkapseln).	**Kategorie IV**	**Vollständiger Gewebeverlust** Druckgeschwür mit Nekrose von Muskeln, Knochen oder stützenden Strukturen, z. B. Sehnen oder Gelenkkapseln.
		Keiner Kategorie zuordenbar	Ein **vollständiger Gewebeverlust**, bei dem die Basis des Dekubitus von Belägen (gelb, hellbraun, grau, grün oder braun) und/oder Schorf im Wundbett bedeckt ist. Stabiler Schorf (trocken, festhaftend, intakt ohne Erythem und Flüssigkeit).
		Vermutete tiefe Gewebeschädigung: Tiefe unbekannt	Livid oder rötlichbrauner, lokalisierter Bereich von verfärbter, **intakter Haut** oder blutgefüllte Blase aufgrund einer Schädigung des darunterliegenden Weichgewebes durch Druck und/oder Scherkräfte.

67 7.3	Bitte **Zeitraum** angeben (nur Dekubitus **Kategorie 2, 3, 4** oder unkategorisierbar) **Beginn Datum** erster Dekubitus		
68	**Ende** erster Dekubitus ggf. bis heute		
69	Wo ist der **erste Dekubitus** entstanden?		in der Pflegeeinrichtung
			im Krankenhaus
			zu Hause (vor dem Heimeinzug)
			woanders

- In Item/**Frage 67** geben Sie bitte das Datum ein, wann der Dekubitus aufgetreten/entstanden ist (Beginn Datum), denken Sie bitte daran, dass es bei der Erfassung ausschließlich um Dekubitalulcera geht, die in den letzten sechs Monaten bestanden bzw. weiterhin bestehen.
  Dekubitalulcera, die abgeheilt sind, werden nicht erfasst.

Beachten Sie!
Für Dekubitalulcera Kategorie I erfolgt keine Datumseingabe.

- In Item/**Frage 68** geben Sie bitte das Datum ein, wann der Dekubitus abgeheilt ist. Besteht der Dekubitus zur Stichtagserhebung weiterhin, geben Sie bitte das Datum der Stichtagserhebung ein.
- In Item/**Frage 69** setzen Sie bitte den Haken in das Feld, wo der Dekubitus entstanden ist.
- In den Items/**Fragen 70–72** können Sie die Informationen zu einem zweiten Dekubitus erfassen.

Gab es mehr als zwei Dekubitalulcera in den letzten 6 Monaten, sind die beiden zeitlich letzten zu berücksichtigen und zu erfassen.

Körpergröße und Gewicht

Körpergröße und Gewicht									
73 8.1	**Körpergröße** in cm								
74 8.2	Aktuelles **Körpergewicht** in kg								
75 8.3	Datum der **Dokumentation** des Körpergewichts								

Im Erfassungsbereich „Körpergröße und Gewicht" werden verschiedene Angaben erfragt, die aus der Pflegedokumentation zu entnehmen sind und übertragen werden müssen in den Erfassungsbogen.

In diesem Bereich **werden nur Angaben** erfasst, die in den letzten sechs Monaten relevant waren.

- In Item/**Frage 73** geben Sie bitte in cm die Körpergröße des Bewohners ein, z.B. 170.
- In Item/**Frage 74** geben Sie bitte in kg das Körpergewicht des Bewohners ein, z.B. 102 50 (imaginäres Komma!).
- In Item/**Frage 75** geben Sie bitte das letzte Erfassungsdatum (Dokumentation) des Körpergewichts ein, z.B. 15.02.2010

Beachten Sie!
In jedem Feld muss ein Eintrag erfolgen.
Enthält die Dokumentation keine Angaben, wird in jedes Feld eine „0" eingetragen.

Hinweis:
Es gibt keine gesetzliche Verpflichtung, Körpergröße und Körpergewicht zu erfassen.

76 8.3	Bitte kreuzen Sie an, **welche der folgenden Punkte** laut Pflegedokumentation für den Bewohner in der Zeit seit der letzten Ergebniserfassung zutrafen:		trifft zu		trifft nicht zu
			Gewichtsverlust durch **medikamentöse Ausschwemmung.**		
			Gewichtsverlust aufgrund **ärztlich angeordneter** oder ärztlich genehmigter Diät.		
			mindestens **10% Gewichtsverlust** während eines **Krankenhausaufenthalts.**		
			Aktuelles Gewicht liegt nicht vor. Bewohner wird aufgrund einer Entscheidung des Arztes oder der Angehörigen oder eines Betreuers nicht mehr gewogen		
			Aktuelles Gewicht liegt nicht vor. Bewohner möchte nicht gewogen werden		

- In Item/**Frage 76** kreuzen Sie bitte an, welche der folgenden Punkte laut Pflegedokumentation für den Bewohner in der Zeit seit der letzten Ergebniserfassung bzw. in den letzten sechs Monaten zutraf.
  - Hohe Gewichtsabnahme, die sich auf medizinische Gründe, z. B. eine ärztlich verordnete Diät oder eine medikamentöse Therapie zur gezielten Ausschwemmung, zurückführen lässt.
  - Weitere Einflussfaktoren wie z. B. eine bösartige Tumorerkrankung werden an anderer Stelle erfasst (Item/Frage 25).
  - Das Feld „Aktuelles Gewicht liegt nicht vor – Bewohner möchte nicht gewogen werden" soll nur angekreuzt werden, wenn dies tatsächlich so in der Pflegedokumentation eingetragen ist.

Beachten Sie!
In diesem Bereich sind Angaben einzutragen, wenn sie in den letzten sechs Monaten vor der Stichtagserhebung relevant waren.

Plausibilitätsprüfung!
Angaben zu Krankenhausaufenthalten in den letzten sechs Monaten Item/Frage 18 bis 22 (Allgemeiner Teil).

Sturzverletzungen

Sturzverletzungen			
77	Ist der Bewohner seit der letzten Ergebniserfassung **gestürzt**?		ja, einmal
			ja, mehrmals
9.1			nein (Bitte weiter mit Item/Frage 79)

- In Item/**Frage 77** kreuzen Sie bitte an, ob der Bewohner in den letzten sechs Monaten zum Stichtag gestürzt ist und wenn ja – ja einmal bzw. ja mehrmals.

Hinweis
Die Informationen zu den Items/Fragen 77–78 finden Sie in der Pflegedokumentation im Pflegebericht und evtl. in zusätzlich geführten Sturzprotokollen.

Beachten Sie!
In den Items/Fragen 77–78 geht es ausschließlich um Sturzereignisse, die sich ereignet haben, seitdem der Bewohner in der Einrichtung lebt. Sturzereignisse, die z. B. während eines Krankenhausaufenthaltes oder bei einem Besuch außerhalb der Einrichtung sich ereignet haben, werden nicht erfasst. In diesem Bereich sind Angaben einzutragen, wenn sie in den letzten sechs Monaten vor der Stichtagserhebung relevant waren.

Stichtagserhebung 15.09.2019
Sturz im Zimmer am 10.08.2019
Sturz im Krankenhaus am 10.07.2019
= ja – einmal

- In Item/**Frage 78** geben Sie bitte an, zu welchen Sturzverletzungen es gekommen ist, insofern der Bewohner gestürzt ist.

78	**Wenn ja:** Welche Sturzfolgen sind aufgetreten? (Mehrfachangaben möglich)		trifft zu		trifft nicht zu
			Frakturen		
			ärztlich **behandlungsbedürftige Wunden** (sturzbedingt)		
9.2			erhöhter Unterstützungsbedarf bei **Alltagsverrichtungen**		
			erhöhter Unterstützungsbedarf bei der **Mobilität**		
			keine der genannten Folgen ist aufgetreten		

Kam es zu keinem Sturzereignis, setzen Sie bitte den Haken bei „trifft nicht zu".

Unter einer **Fraktur** versteht man eine komplette oder inkomplette Kontinuitätsunterbrechung des Knochengewebes. Sie führt zu einer Durchtrennung des Knochens unter Bildung zweier oder mehrerer Bruchstücke und ggf. dem Verlust der stabilisierenden Funktion.

Um diesen Bereich anzukreuzen, bedarf es einer entsprechenden ärztlichen Diagnose.
Plausibilitätsprüfung!
Angaben zu Frakturen in den letzten sechs Monaten Item/Frage 12 (Allgemeiner Teil).

Unter „ärztlich behandlungsbedürftige Wunden" sind nur Wunden zu verstehen, die tatsächlich von einem Arzt behandelt werden mussten. Ein Pflaster für eine *kleine Schürfwunde*, das die Mitarbeiter selbst aufbringen, zählt nicht dazu.

Von einem erhöhten Unterstützungsbedarf bei Alltagsverrichtungen ist beispielsweise dann auszugehen, wenn durch den Sturz die Motorik der oberen Gliedmaßen eingeschränkt ist, der Bewohner dadurch bei der Körperpflege mehr Unterstützung benötigt und eine entsprechende Anpassung der Maßnahmenplanung dokumentiert ist.

Plausibilitätsprüfung!
Veränderungen der Selbständigkeitseinschätzung z. B. in den Items/Fragen 47 bis 58 (Teil II Selbständigkeit).
Von einem erhöhten Unterstützungsbedarf bei der Mobilität ist beispielsweise dann auszugehen, wenn durch den Sturz die Motorik der unteren Gliedmaße eingeschränkt ist, der Bewohner dadurch beim Gehen mehr Unterstützung benötigt und eine entsprechende Anpassung der Maßnahmenplanung dokumentiert ist.

Plausibilitätsprüfung!
Veränderungen der Selbständigkeitseinschätzung z. B. in den Items/Fragen 26 bis 30 (Teil II Selbständigkeit).

Anwendung von Gurten und Bettseitenteilen

Anwendung von Gurten und Bettseitenteilen			
79	Wurden bei dem Bewohner in den **vergangenen 4 Wochen** Gurte angewendet?		ja
10.1			nein (Bitte weiter mit Item/Frage 81)
80	**Wenn ja:** Wie oft wurden Gurte angewendet?		täglich
			mehrmals wöchentlich
10.2			1 x wöchentlich
			seltener als 1 x wöchentlich

- In Item/**Frage 79** geben Sie bitte an, ob bei dem Bewohner in den vergangenen vier Wochen ein Gurt angewendet wurde. Dabei ist es gleichgültig, ob eine richterliche Genehmigung oder das Einverständnis des Bewohners vorliegt. Auch Gurte, die der Bewohner theoretisch selbst öffnen könnte, sind einzutragen. Auch wenn nur aufgrund der Befürchtung eines Sturzes fixiert wird, ist dies einzutragen.

Lediglich Gurte, die während eines Transfers bzw. Transports im PKW angelegt werden, bleiben außer Betracht.

Bei der Berechnung des Indikators werden am Ende nur Gurtanwendungen bei kognitiv beeinträchtigten Bewohnern berücksichtigt. Dennoch sind vollständige Angaben erforderlich, auch über die Gurtanwendung bei kognitiv unbeeinträchtigten Bewohnern.

- In Item/**Frage 80** geben Sie bitte an, insofern Gurte zur Anwendung gekommen sind, ob diese in den letzten vier Wochen täglich, mehrmals wöchentlich, 1 x wöchentlich oder seltener als 1 x wöchentlich angewendet wurden.

81	Wurden bei dem Bewohner in den **vergangenen 4 Wochen** Bettseitenteile angewendet?		ja
10.3			nein (Bitte weiter mit Item/Frage 81)
82	**Wenn ja:** Wie oft wurden Bettseitenteile angewendet?		täglich
			mehrmals wöchentlich
10.4			1 x wöchentlich
			seltener als 1 x wöchentlich

- In Item/**Frage 81** geben Sie bitte an, ob bei dem Bewohner in den vergangenen vier Wochen ein Bettseitenteil angewendet wurde.
  Außer Betracht bleiben unterbrochene (geteilte) Bettseitenteile, die das Verlassen des Bettes nicht behindern.

Beachten Sie aber: Ein Bettseitenteil, das eine so schmale Lücke aufweist, dass der Körper des Bewohners nicht hindurchpasst und der Bewohner zum Verlassen des Bettes hinübersteigen muss, gilt nicht als unterbrochenes Bettseitenteil.

- In Item/**Frage 82** geben Sie bitte an, insofern Bettseitenteile zur Anwendung gekommen sind, ob diese in den letzten vier Wochen täglich, mehrmals wöchentlich, 1 x wöchentlich oder seltener als 1 x wöchentlich angewendet wurden.

Schmerzeinschätzung

Schmerzeinschätzung			
83	Liegen bei dem Bewohner Anzeichen für länger andauernde Schmerzen vor, z. B. Äußerungen des Bewohners oder Einnahme von Analgetika?		ja
11.1			nein (Bitte weiter mit Item/Frage 88)

- In Item/**Frage 83** geht es zunächst um die grundsätzliche Frage, ob gegenwärtig eine dauerhafte Schmerzproblematik besteht.
  Beantworten Sie die Frage mit „ja",
  - wenn aus den Äußerungen des Bewohners oder der Dokumentation hervorgeht, dass der Bewohner derzeit Schmerzen hat, die schon seit mehreren Wochen oder Monaten bestehen, oder eine Schmerzproblematik zwar mit Unterbrechungen, aber wiederholt über diesen Zeitraum auftrat und derzeit noch immer besteht
  - oder wenn eine regelmäßige Einnahme von Schmerzmedikamenten oder die regelmäßige Anwendung anderer schmerzlindernder Maßnahmen erfolgt.

Mit „länger andauernden Schmerzen" sind chronische Schmerzen jedweder Genese im Sinne des Expertenstandards „Schmerzmanagement in der Pflege bei chronischen Schmerzen" gemeint. Einmalig auftretende Schmerzen, z. B. Kopfschmerzen am Tag der Erhebung oder der einige Tage währende Schmerz einer Operationswunde, sind nicht zu berücksichtigen.

84	Ist der Bewohner durch eine medikamentöse Schmerzbehandlung schmerzfrei?		ja
11.2			nein

- Das Item/**Frage 84** beantworten Sie mit „ja", wenn der Bewohner aufgrund schmerzlindernder Medikamente völlig oder weitgehend schmerzfrei ist.
  Wenn keine schmerzlindernden Medikamente eingenommen werden oder die Schmerzen nur wenig gelindert werden, sodass der Bewohner noch immer über Schmerzen klagt, so geben Sie bitte „nein" an.

85	Wurde bei dem Bewohner eine differenzierte Schmerzeinschätzung vorgenommen? (Bei „nein" weiter mit Frage 88)		ja
11.3			nein
86	**Datum Dokumentation** der Schmerzeinschätzung		
87	Welche **Informationen** liegen über die **Ergebnisse dieser Schmerzeinschätzung** vor?		trifft zu / trifft nicht zu
			Schmerzintensität
			Schmerzqualität
			Schmerzlokalität
			Folgen für Lebensalltag

- Das Item/**Frage 85** nach der differenzierten Schmerzeinschätzung beantworten Sie mit „ja", wenn in der Pflegedokumentation zu dieser Einschätzung mindestens Angaben über Schmerzintensität und Lokalisation vermerkt sind, diese Angaben sind für die Antwort „ja" Voraussetzung.

Weitere Aspekte können z. B. Schmerzqualität, Dauer, zeitliche Verlaufsmuster, verstärkende oder lindernde Faktoren sowie Auswirkungen des Schmerzes auf das Alltagsleben sein.

Bitte beachten Sie: Eine differenzierte Schmerzeinschätzung muss nicht unbedingt mit einer Schmerzskala durchgeführt werden, sie kann auch in Form einer pflegefachlichen Einschätzung erfolgen (nicht-standardisiert).

Wurde der Bewohner lediglich danach gefragt, ob er Schmerzen hat, ohne weitere Aspekte der Schmerzsituation zu beurteilen, so handelt es sich nicht um eine differenzierte Schmerzeinschätzung; die Frage nach der differenzierten Schmerzeinschätzung wäre also mit „nein" zu beantworten. Das könnte sich z. B. bei Bewohnern ergeben, die aufgrund einer medikamentösen Behandlung weitgehend schmerzfrei sind.

Achten Sie bitte darauf, dass Sie in Item/Frage 85 nur die Angaben berücksichtigen, die als Ergebnis der letzten(!) Schmerzeinschätzung in die Pflegedokumentation eingetragen wurden.

2.5 Teil IV – Spezifische Bedarfslagen – Heimeinzug

Teil IV Spezifische Bedarfslagen – Heimeinzug			
	Inhalt/Frage		**Antwort**
88 12.1	Ist der Bewohner nach der letzten Ergebniserfassung **neu in die Einrichtung** eingezogen?		ja
			nein
89 12.2	Erfolgte der Einzug direkt im **Anschluss an einen Kurzzeitpflegeaufenthalt** in der Einrichtung (ohne zeitliche Lücke)?		ja
			nein
90	**Wenn ja,** Datum angeben		
91 12.3	Ist der Bewohner innerhalb der **ersten 8 Wochen** nach dem Einzug **länger als drei Tage in einem Krankenhaus** versorgt worden?		ja
			nein
92	Wenn ja, **Datum** angeben **Beginn**		
93	**Datum** angeben **Ende**		
94 12.4	Ist in den Wochen nach dem Heimeinzug mit dem Bewohner und/oder einem seiner Angehörigen oder sonstigen Vertrauenspersonen **ein Gespräch über sein Einleben und die zukünftige Versorgung** geführt worden?		ja
			nein aufgrund fehlender Vertrauensperson des Bewohners
			nein, aus anderen Gründen
95	**Wenn ja,** Datum angeben		
96	**Wenn ja**: Wer hat an dem Integrationsgespräch teilgenommen? (Mehrfachangaben möglich)		trifft zu / trifft nicht zu
			Bewohner
			Angehöriger
			Betreuer
			Andere Vertrauenspersonen, die nicht in der Einrichtung beschäftigt sind
97	Andere Vertrauensperson		*Keine Namen eintragen – nur Funktion!*
98 12.5	Wurden die **Ergebnisse** dieses Gespräches dokumentiert?		ja
			nein

Teil IV Spezifische Bedarfslagen – Heimeinzug			
	Inhalt/Frage		**Antwort**
88 12.1	Ist der Bewohner nach der letzten Ergebniserfassung **neu in die Einrichtung** eingezogen?		ja
			nein

- In Item/**Frage 88** geben Sie bitte an, ob der Bewohner in den letzten sechs Monaten neu in die Einrichtung (seit der letzten Ergebniserfassung) eingezogen ist.

89	Erfolgte der Einzug direkt im **Anschluss an einen Kurzzeitpflegeaufenthalt** in der Einrichtung (ohne zeitliche Lücke)?		ja
12.2			nein
90	**Wenn ja,** Datum angeben		

- In Item/**Frage 89** geben Sie bitte an, ob der Bewohner direkt im Anschluss nach einem Kurzzeitpflegeaufenthalt in der Einrichtung ohne Unterbrechung verblieben ist.
  Wenn ja, dann geben Sie bitte in Item/**Frage 90** das Datum – Beginn des Kurzzeitpflegeaufenthaltes ein.

91	Ist der Bewohner innerhalb der **ersten 8 Wochen** nach dem Einzug **länger als drei Tage in einem Krankenhaus** versorgt worden?		ja
12.3			nein
92	Wenn ja, **Datum** angeben **Beginn**		
93	**Datum** angeben **Ende**		

- In Item/**Frage 91** geben Sie bitte an, ob der Bewohner innerhalb der ersten 8 Wochen nach dem Einzug länger als drei Tage im Krankenhaus versorgt wurde.
  Wenn ja, dann geben Sie bitte in Item/**Frage 92** das Datum – Beginn des Krankenhausaufenthaltes und In Item/**Frage 93** das Datum des Endes des Krankenhausaufenthaltes ein.

94	Ist in den Wochen nach dem Heimeinzug mit dem Bewohner und/oder einem seiner Angehörigen oder sonstigen Vertrauenspersonen **ein Gespräch über sein Einleben und die zukünftige Versorgung** geführt worden?		ja
12.4			nein augGrund fehlender Vertrauensperson des Bewohners
			nein, aus anderen Gründen
95	**Wenn ja,** Datum angeben		

- In Item/**Frage 94** geht es um ein planvolles, zielgerichtetes Gespräch „Integrationsgespräch", d. h. ein Gespräch, das geplant, mit dem Bewohner abgesprochen und ausdrücklich zu dem Zweck geführt wurde, das Einleben des Bewohners in der Einrichtung gemeinsam mit ihm und/oder anderen Bezugspersonen zu besprechen.

  Eine schriftliche Befragung des Bewohners oder der Angehörigen zum Heimeinzug ist damit nicht gemeint. Inhalt des Gesprächs könnte z. B. sein, ob der Bewohner zufrieden mit der Tagesstrukturierung ist oder ob er spezielle Wünsche im Hinblick auf die pflegerische Versorgung hat.
  Nicht gemeint sind Gespräche, die sich zufällig ergeben, beispielsweise während der pflegerischen Versorgung.
  Es ist denkbar, dass ein Gespräch geplant, aber nicht möglich war, weil der Bewohner stark kognitiv beeinträchtigt war und es keine Bezugspersonen gab, die bereit waren, an einem Gespräch teilzunehmen. In diesem Fall wählen Sie bitte die Antwortoption „nicht möglich aufgrund fehlender Vertrauenspersonen des Bewohners".

- In Item/**Frage 95** geben Sie bitte an, wann das Gespräch durchgeführt wurde.

96	**Wenn ja**: Wer hat an dem Integrationsgespräch teilgenommen? (Mehrfachangaben möglich)		trifft zu		trifft nicht zu
			Bewohner		
			Angehöriger		
			Betreuer		
			Andere Vertrauenspersonen, die nicht in der Einrichtung beschäftigt sind		
97	Andere Vertrauensperson	*Keine Namen eintragen – nur Funktion!*			

- In Item/**Frage 96** geben Sie bitte an, welche Personen an dem Integrationsgespräch teilgenommen haben. Mitarbeiter der Einrichtung sind dabei nicht zu berücksichtigen.
  Wurde kein Integrationsgespräch durchgeführt, kreuzen Sie bitte das Feld „trifft nicht zu" an.
- In Item/**Frage 97** tragen Sie die Funktion der Person ein, insofern Sie das Feld „Andere Vertrauenspersonen, die nicht in der Einrichtung beschäftig sind", angekreuzt haben.
  Bitte tragen Sie keine Namen ein (Datenschutz).

98	Wurden die **Ergebnisse** dieses Gespräches dokumentiert?		ja
12.5			nein

Kreuzen Sie bitte in Item/**Frage 98** nur „ja" an, wenn nach dem Gespräch Ergebnisse, z. B. Wünsche des Bewohners und Ziele für die zukünftige Versorgung, festgehalten wurden. Auch wenn der Bewohner keine Veränderungen wünscht und dies dokumentiert wurde, kreuzen Sie bitte „ja" an.

Kapitel 3 – Prüfung der Erhebung und Ergebnisbewertung

Prozessschritt 2: Pausibilitätskontrolle und Datenübermittlung

3.1 Interne Datenqualitäts- und Plausibilitätskontrolle

Bereits parallel zur Datenerfassung und Erhebung bei den einzelnen Bewohnern beginnt der zweite Prozessschritt, die Kontrolle auf Vollständigkeit, Korrektheit, eventuelle pflegefachliche Fehler und Plausibilität. Dies ist die zentrale Aufgabe für die verantwortliche Pflegefachkraft.

Nachdem der Erhebungsbogen durch die Pflegefachkraft erhoben wurde, gilt es nun zunächst zu prüfen, ob alle 98 Items/Fragen vollständig ausgefüllt bzw. bearbeitet wurden. In der DatenAuswertungsStelle (DAS) erfolgt analog die elektronische Prüfung, ob alle Felder einen Eintrag enthalten. Ist dies nicht der Fall, wird der Datensatz zu diesem Bewohner als unvollständig an die Einrichtung zurückgesandt und muss dann nachbearbeitet werden.

Hinweis:
Kann ein Item/Frage im Erhebungsbogen nicht beantwortet werden bzw. der Erfassungspunkt trifft bei dem Bewohner nicht zu – lautet der Eintrag in allen Zeichenfeldern des Items/Frage „0"

Wichtige Aspekte für die PDL

- Die Ergebniserfassung rechtzeitig vorbereiten und planen.
- Zeitdruck vermeiden! Der zur Ergebniserfassung erforderliche Zeitaufwand sollte realistisch kalkuliert und die Dienstplanung für die Zeit der Ergebniserfassung angepasst werden. Die zuständigen Mitarbeiter müssen genügend Zeitressourcen für die Durchführung der Ergebniserfassung haben. (Erfahrene Dienstplaner wissen, wie wichtig es ist, bei solchen personalintensiven Zeiträumen entsprechende zusätzliche Personalressourcen im Voraus mit einzuplanen.)[7]
- Stichproben bereits bei der Ergebniserfassung durchführen, um Unklarheiten, Informationslücken oder Flüchtigkeitsfehler, z. B. Zahlendreher, direkt zu erkennen und zu verhindern.
- Für die Erhebungsdatenqualität ist es sinnvoll, insbesondere bei der ersten Ergebniserfassung bei einzelnen Bewohnern die Ergebniserfassung gemeinsam durchzuführen, z. B. Mitarbeiter gemeinsam mit QM-Beauftragtem und PDL.

7 CareKonkret 12.2019: Der Preis der Qualitätssicherung und Darstellung. S. Hindrichs/U. Rommel

Fehler vermeiden

Übernahme von Informationen aus der vorhergehenden Ergebniserfassung:

Dies ist ein häufiger Fehler. Mit dem Ziel, Zeitaufwand zu sparen, erfolgt die Einschätzung der Selbständigkeit und der kognitiven Fähigkeiten, indem nach gravierenden Veränderungen gegenüber der Ergebniserfassung vor sechs Monaten gesucht wird – und ansonsten die „alten" Ergebnisse übernommen werden. Dies fällt spätestens bei den nächsten Intervallen der Plausibilitätsprüfung durch die DatenAuswertungsStelle – DAS schnell auf und entspricht nicht der Anforderung, der Durchführung einer aktuellen Einschätzung.

Übernahme von Informationen aus der vorhandenen Pflegedokumentation:

Die gängigen EDV-geführten Pflegedokumentationssysteme enthalten ein Tool zur Berechnung des Pflegegrades bzw. das Begutachtungsinstrument. Daher liegt es zunächst nahe, die erfassten Daten in den Themenmodulen 1, 2, 4 und 6 aus diesem Tool, die identisch mit dem Erhebungsbogen – Teil 2 Erfassung der Selbständigkeit und Fähigkeiten sind, automatisch zu übernehmen. Hier sind ebenso wie bei der Übernahme der Daten aus der vorherigen Datenerfassung die Daten nicht mehr aktuell und entsprechen nicht den Anforderungen der Durchführung einer aktuellen Einschätzung.

Daher sind die Angaben der Softwarebranche, dass der Erhebungsbogen durch automatische Datenübernahme aus der Pflegedokumentation möglich ist, als **äußerst kritisch zu bewerten**. Um die Aktualität der Daten in diesem Bereich zu gewährleisten, wird daher dem Kunden empfohlen, monatlich eine Begutachtung bei jedem Bewohner durchzuführen.

Es gilt daher der Grundsatz: Nicht Datenübernahme, sondern Dateneingabe!

Praxishinweis

Für die Planung, Organisation und Umsetzung der Ergebniserfassung sollte die PDL ein entsprechendes Planungs- und Organisationsinstrument entwickeln.

In diesem Einrichtungsinternen Qualitätsmanagementinstrument sollte sowohl der Organisationsbereich der Ergebniserfassung als auch das interne Qualitätsmanagement in übersichtlicher Form zusammengefasst sein.

In den MuG's ist die Übersichtsliste zur Erfassung, Messung und Darstellung der Ergebnisqualität durch die Einrichtung gefordert. Die Ausgestaltung diese Übersichtsliste ist nicht näher beschrieben, bis auf die Zuordnung des Bewohners zur Pseudonym-Nummer und beim Ausschluss zur Ergebniserfassung die Dokumentation des Ausschlusskriteriums.

Übersichtsliste Erfassung, Messung und Darstellung der Ergebnisqualität

inrichtungs-ennung	000007	Einrichtungsname	Feierabendhaus	Einrichtungsanschrift	Hauptsraße am Bodensee
erantwortliche Person für die Ergebniserfassung	Sabine Hindrichs				

Zeitstrahl Ergebniserfassung

Stichtags-datum	Erfassungszeitraum 14 Tage	Phase I	Phase II	Phase III	
19.02.20	05.03.2020	12.03.2020	26.03.2020	02.04.2020	03.04.2020
	Erfassungszeitraum *14 Tage*	Auswertungszeitraum 1 Datenprüfung DAS/Einrichtung/DAS *7 Tage*	Korrekturzeitraum DAS *14 Tage*	Auswertungszeitraum 2 Qualitätsindiaktoren DAS 7 Tage	Reporting an Landesverband Pflegekassen und Prüfdienst und die Einrichtung Kommentierung
		21 Tage Gesamt Korrekturzeitraum			
	42 Tage				
19.09.20	03.10.2020	10.10.2020	24.10.2020	31.10.2020	31.10.2020

Ergeniserfassung														Internes Qualitätsmanagement					
Pseudonym Nummer	Wohn-bereich	Bewohner Nummer	Nachname	Vorname	Geburts-datum	Geschlecht	Pflegegrad	Datum Heimeinzug	Ausscheidungs-datum	Einbezug in Erfassung	Ausschluss-kriterium	Erfassender Mitarbeiter	Geplante Erhebungsdatum	Mobilität	Kognitive Fähigkeiten	Pflegegrad management	Pflege Visite	Fortbildungs-bedarf	Erhebung datum
000007000001	WB 1	920001	Schäfer	Severin Igor	19.02.1950	männlich	Pflegegrad 4	15.01.2010		ja		U. Rommel	19.02.2020	beeinträchtigt	vorhanden	korrekt	Maßnahmen erforderlich	Schulung Wunden	19.02.202
000007000002	WB 2	920258	Soden	Sieglinde Inge		weiblich													
000007000003	WB 3	920687	Schweizer	Sofia Isolde		weiblich													
000007000004	WB 4	922268	Süßmund	Simone Isabella		weiblich													
000007000005	WB 1	925554	Schopenhauer	Siegfried Ingmar		männlich													
000007000006	WB 1	925548	Sauerbruch	Samuel Ignaz		männlich	Pflegegrad 5												
000007000007	WB 1	926666																	

Übersichtliste Erfassung, Messung und Darstellung der Ergebnisqualität

Folgende Elemente bieten sich an, dies in das Einrichtungsinterne Qualitätsmanagementinstrument zu integrieren, um es als Planungs-, Organisationsinstrument und für die interne Qualitätssicherung zu nutzen.

Controllinginstrument Übersichtliste für die Ergebniserfassung für die PDL	
Anzahl der Bewohner (fortlaufend)	Kontrollwert Anzahl der Bewohner, die in die Ergebniserfassung zum Stichtag mit einbezogen wurden
Pseudonym Nummer	Eindeutige Identifizierung Zuordnung/Bewohner Verantwortung der PDL
Wohnbereiche Auswahlfeld	Item/Frage 2 Erfassungsbogen Sortierung im Feedbackbericht – Auswertung pro Wohnbereich Auswertung für das interne Qualitätsmanagement
Bewohnernummer	Bei EDV-geführten Verwaltungs- und Dokumentationssystemen – Datentransfer und Nutzung
Nachname	Interne Nutzung in der Einrichtung
Vorname	Interne Nutzung in der Einrichtung
Geburtsdatum	Item/Frage 6+7 Erfassungsbogen
Geschlecht Auswahlfeld ▪ weiblich ▪ männlich	Item/Frage 8 Erfassungsbogen
Pflegegrad Auswahlfeld ▪ Kein Pflegegrad ▪ Pflegegrad 1 ▪ Pflegegrad 2 ▪ Pflegegrad 3 ▪ Pflegegrad 4 ▪ Pflegegrad 5	Item/Frage 9 Erfassungsbogen
Datum Heimeinzug	Item/Frage 5 Erfassungsbogen
Ausscheidungsdatum	Dokumentation/Nachweis/Grund, warum der Bewohner nicht mehr in die Erfassung der Ergebniserfassung mit einbezogen wurde

Einbezug in die Ergebniserfassung Auswahlfeld ▪ Ja ▪ nein	Kennzeichnung, ob der Bewohner in die Datenerfassung mit einbezogen wurde
Ausschlusskriterium Auswahlfeld ▪ Einzugsdatum innerhalb der letzten 14 Tage ▪ Bewohner ist Kurzzeitpflegegast ▪ Bewohner in der Sterbephase ▪ Bewohner seit 21 Tagen nicht mehr in der Einrichtung	Grund, warum der Bewohner im Vorfeld aus der Ergebniserfassung ausgeschlossen wurde
Erfassender Mitarbeiter	Organisation/Planung für die PDL
Auswahlfeld	Zuordnung/Controlling/Auswertung
Geplantes Erhebungsdatum	Organisation/Planung für die PDL für den Erfassungszeitraum von 14 Tagen
Internes Qualitätsmanagement	
Mobilitätsstatus Auswahlfeld ▪ unbeeinträchtigt ▪ beeinträchtigt	Zuordnung zu der Risikogruppe 1 – 2 im Qualitätsbereich I Evaluation der Maßnahmen zur Erhaltung und Förderung der Mobilität in der Einrichtung
Kognitive Fähigkeiten Auswahlfeld ▪ vorhanden ▪ eingeschränkt	Zuordnung zu der Risikogruppe 1 – 2 im Qualitätsbereich II Evaluation der Maßnahmen zur Dekubitusprophylaxe und Sturzprophylaxe in der Einrichtung
Pflegegradmanagement Auswahlfeld ▪ korrekt ▪ Höherstufungsantrag	Abgleich des vorhandenen Pflegegrades mit der aktuellen Einschätzung der Pflegebedürftigkeit (Teil II der Ergebniserfassung) Personalbemessung/Einsatz
Pflegevisite Auswahlfeld ▪ Keine Maßnahmen ▪ Maßnahmen erforderlich	Neues Pflegevisiteninstrument – Verbindung mit der Ergebniserfassung Kennzeichnung, ob Maßnahmen der Qualitätssicherung erforderlich sind – Dokumentation/Planung von erforderlichen Maßnahmen in der Maßnahmenplanung Pflegevisite
Fortbildungsbedarf Auswahlfeld ▪ Schulung BI ▪ Schulung Expertenstandards ▪ Schulung Medikamente ▪ Schulung Wunden ▪ Schulung FEM ▪ Schulung Schmerzmanagement ▪ usw.	Auf Grundlage der Ergebniserfassung und der Pflegevisite können Fortbildungsbedarfe der Mitarbeiter direkt erkannt werden und für die laufende und prospektive Fortbildungsplanung mit aufgenommen werden
Erhebungsdatum	Datum der tatsächlichen Durchführung der Ergebniserfassung/Abgleich zur geplanten Ergebniserfassung – Erkenntnisse für die nächste Erfassung/Dienstplanung

Bereiche für ein Einrichtungsinternes Qualitätssicherungssystem

Nach der Prüfung der Vollständigkeit der erfassten Daten im Erfassungsbogen muss in einem zweiten Schritt die inhaltliche Plausibilität der Angaben überprüft werden.

Im Kapitel 2 haben wir jeweils unter Items/Fragen aufgeführt, bei denen eine Plausibilitätsprüfung angezeigt bzw. möglich ist.
Gekennzeichnet sind diese Items/Fragen mit diesem Symbol

Beispiel
In Item/Frage 78 „Wenn ja: Welche Sturzfolgen sind aufgetreten? – Frakturen" – Plausibilitätsprüfung zu Item/Frage 12 „Angaben zu Frakturen in den letzten sechs Monaten".
Dateneingaben müssen inhaltlich plausibel sein!

In Item/Frage 76 „Mindestens 10 % Gewichtsverlust während eines Krankenhausaufenthaltes" – Plausibilitätsprüfung zu Item/Frage 18 – 22 Angaben zu Krankenhausaufenthalten in den letzten sechs Monaten.
Dateneingaben müssen inhaltlich plausibel sein!

Teil II Erfassung der Selbständigkeit			
BI Modul Mobilität			
	Inhalt/Frage	Antwort	
26	Positionswechsel im Bett		selbständig
			überwiegend selbständig
1.1			überwiegend unselbständig
		x	unselbständig
27	Halten einer stabilen Körperposition		selbständig
			überwiegend selbständig
1.2		x	überwiegend unselbständig
			unselbständig
28	Umsetzen		selbständig
			überwiegend selbständig
1.3		x	überwiegend unselbständig
			unselbständig
29	Fortbewegen innerhalb des Wohnbereichs		selbständig
			überwiegend selbständig
1.4		x	überwiegend unselbständig
			unselbständig
30	Treppensteigen	x	selbständig
			überwiegend selbständig
1.5			überwiegend unselbständig
			unselbständig

Neben der inhaltlichen Plausibilitätsprüfung der Items/Fragen untereinander muss darüber hinaus eine inhaltliche pflegefachliche Plausibilitätsprüfung in den einzelnen Bereichen erfolgen.

In dem obenstehenden Beispiel im Teil 2 des Erfassungsbogens Selbständigkeit und Fähigkeiten im Teilbereich Mobilität besteht bei den Angaben der Einschätzung der Mobilität eine inhaltlich fachliche Un-Plausibilität.

Der Bewohner ist in den ersten vier Einschätzungsbereichen der Mobilität „überwiegend unselbständig" nur im letzten Einschätzungsbereich „Treppen steigen" „selbständig".

Hinweis

Es kann durchaus Fallkonstellation geben, die zunächst als unplausibel erscheinen und nach fachlicher Prüfung jedoch Bestand haben.

Hilfestellung bei der inhaltlichen Plausibilitätsprüfung

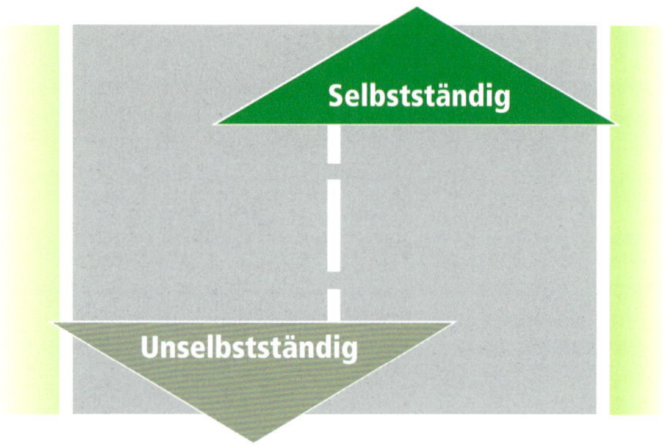

Einschätzung Selbständigkeit

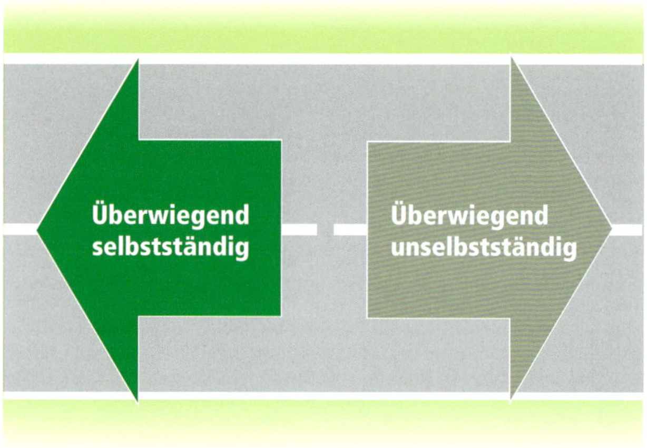

Einschätzung Überwiegend

Die inhaltliche fachliche Überprüfung innerhalb der einzelnen Bereiche Mobilität, Kommunikation und Kognition, Selbstversorgung und Gestaltung des Alltagslebens und soziale Kontakte kann wie bei der Einschätzung mit einer Einteilung in selbständig und unselbständig erfolgen. Sprünge zwischen selbständig und unselbständig innerhalb eines Bereiches sollten überprüft werden.

Bei dieser inhaltlichen Überprüfung aller Erfassungsbögen bietet es sich an, die erfassten Daten und Information schon direkt für das interne Qualitätsmanagement zu nutzen und zu integrieren.

Daten und Information bereits jetzt für das interne Qualitätsmanagement nutzen

- **Pflegegradmanagement**
  Vergleichen Sie die aktuelle Einschätzung im zweiten Erfassungsteil Selbständigkeit und Fähigkeiten in den einzelnen Teilbereichen Mobilität, Kognition und Kommunikation, Selbstversorgung und Gestaltung des Alltagslebens und soziale Kontakte mit der Begutachtung zum aktuellen Pflegegrad des Bewohners. Sollte sich in den vier Teilbereichen eine Veränderung hinsichtlich der Selbständigkeit und Fähigkeit entwickelt haben, sollte eine vollständige Einschätzung der Pflegebedürftigkeit erfolgen und bei Bedarf ein Höherstufungsantrag unmittelbar gestellt werden.

Eine EDV-geführte Pflegedokumentation sollte mit einer entsprechenden Funktion aus der Datenerfassung (Erhebungsbogen) eine Schnittstelle in Ihr Pflegegradmanagement bieten.

- **Pflegevisite**
  Bei der inhaltlich fachlichen Überprüfung der einzelnen Erfassungsbögen können Pflegeprobleme und Phänomene im Gesamtkontext zu jedem Bewohner erkannt werden. Der Aufbau und die Struktur des Erfassungsbogens wurden ursprünglich durch Dr. Wingenfeld als Instrument für das interne Qualitätsmanagement entwickelt. Neben den Ergebnissen (Qualitätsindikatoren) der Ergebniserfassung zur vergleichenden Qualitätsbeurteilung sind die Daten und Informationen als Pflegevisite nutzbar und geben entsprechende versorgungsrelevante Hinweise und Erkenntnisse.

  Im Hinblick auf die knapper werdenden personellen Ressourcen in der Pflege sollten die zweimal jährlich durchzuführenden Erfassungen der Ergebnisqualität die einrichtungsinterne Pflegevisite ersetzen.

- **Fortbildungsbedarf**
  Durch die Erkenntnis aus den Ergebnissen der Erfassung, die sich aus den inhaltlich fachlichen Überprüfungen ergeben, können Themen für die Fortbildung identifiziert werden und in die einrichtungsinterne Fortbildungsplanung direkt mit aufgenommen werden.

Hinweis – Synergien nutzen
Die drei Bereiche Pflegegradmanagement, Pflegevisite und Fortbildungsbedarf sollten in die „Übersichtsliste Erfassung, Messung und Darstellung der Ergebnisqualität" als internes Qualitätssicherungsinstrument integriert werden.

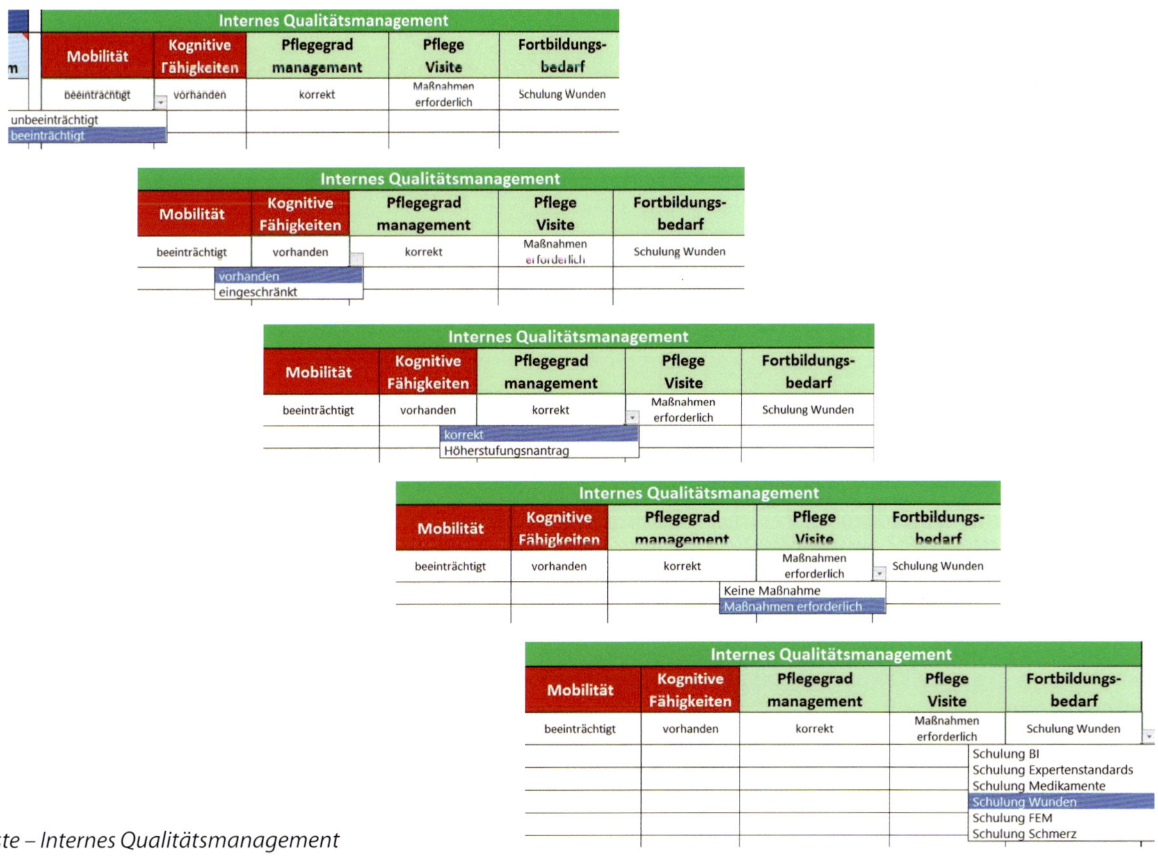

Übersichtliste – Internes Qualitätsmanagement

3.2 Datenübermittelung an die DatenAuswertungsStelle – DAS

Es werden drei Möglichkeiten der Datenerfassung und -übermittlung ab dem 1. September 2019 zur Verfügung stehen.

1. Option – Datenerfassung über ein Webportal der DAS
   Die Daten und Information werden online direkt über das Webportal der DatenAuswertungsStelle – DAS eingegeben und gespeichert. Erst durch die Freigabe durch die Pflegeeinrichtung und nach Ablauf des Erfassungszeitraums der Pflegeeinrichtung werden die Daten übernommen und zur Auswertung herangezogen.

2. Option – Externe Software mit Uploadfunktion für die Datenübermittlung
   Die Erfassung der Ergebnisqualität erfolgt in einer externen Software, beispielsweise durch den Hersteller der Abrechnungs- und Dokumentationssoftware. Nach der Erfassung der Daten und Freigabe durch die Pflegeeinrichtung wird eine Exportdatei erzeugt und im Webportal der DatenAuswertungsStelle – DAS hochgeladen.

3. Option – Externe Software und Nutzung der REST-API (Webservice) für die Datenübermittlung
   Diese Option wird Softwareanbietern von der DatenAuswertungsStelle zur Verfügung gestellt, die ihren Kunden eine vollautomatische Lösung anbieten wollen.

Hinweis
Grundlage für die Optionen 2 und 3 ist die von der DatenAuswertungsStelle – DAS zu veröffentlichende Spezifikation zur Datenerfassung und Übermittlung. Diese Spezifikation wird voraussichtlich im September 2019 kostenfrei auf der Webseite der DatenAuswertungsStelle – DAS veröffentlicht werden. Für die Datenübermittlung und die Datenannahme müssen zwingend die Daten und Formate mit der Spezifikation der DatenAuswertungsStelle – DAS konform sein, damit diese von der DatenAuswertungsStelle – DAS angenommen und verarbeitet werden können.

Die Datenerfassung und Übermittlung ist für den Erprobungszeitraum vom 1.10.2019 bis 30.06.2020 zunächst ausschließlich über das Webportal der DatenAuswertungsStelle – DAS möglich.

Die Pflegeeinrichtungen werden von der DatenAuswertungsStelle benachrichtigt, sobald Alternativen (Dateiupload via Webportal, Dateiübermittlung via REST-API (Webservice)) zur Verfügung stehen.

Das Webportal der DatenAuswertungsStelle – DAS wird über die Internetadressen www.das-pflege.de und www.datenauswertungsstelle-pflege.de erreichbar sein.

Technische Voraussetzung für die Datenübermittlung

Für die Nutzung des Webportals der DatenAuswertungsStelle – DAS sind mindestens ein internetfähiger Computer mit einer aktuellen Browserversion und ein Internetanschluss notwendig.

Zur Nutzung der REST-API (Webservice) der DatenAuswertungsStelle sind die Voraussetzungen mit dem jeweiligen Softwareanbieter zu klären.

Für welche Form der Datenerfassung und Datenübermittlung die Einrichtung sich entscheidet, ist für den Anwender/Erfasser in der praktischen Anwendung unerheblich und es ergeben sich dadurch keine gravierenden Unterschiede. Denn unabhängig von den technischen Einzelheiten gibt der Mitarbeiter/Erfasser, der die Ergebniserfassung durchführt, die Informationen an einem Bildschirm ein.

Er sieht eine Art elektronisches Formular vor sich, das er Schritt für Schritt bearbeiten muss.

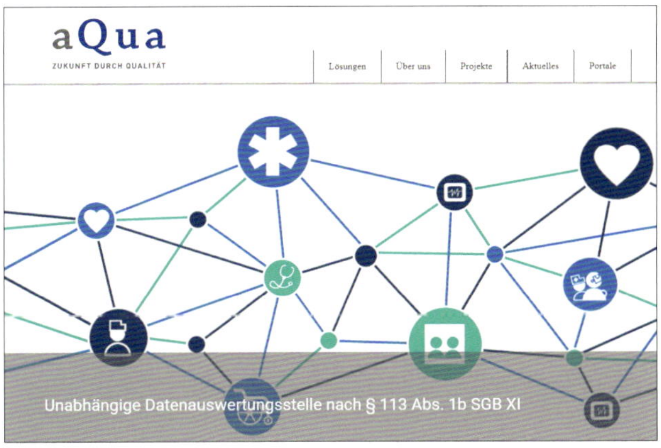

Am Ende des vierzehntägigen Erfassungszeitraumes zum Stichtag und der Überprüfung der erfassten Daten/Informationen erfolgt die Datenübermittlung an die DatenAuswertungsStelle – DAS in pseudonymisierter elektronischer Form.

Internetseite DatenAuswertungsStelle – DAS

Hinweis
Zur Förderung der Digitalisierung in der Langzeitpflege finden Sie die entsprechenden Informationen auf der Internetseite des GKV-Spitzenverbandes unter „Richtlinien zur Förderung der Digitalisierung".[8]

8 Richtlinien des GKV-Spitzenverbandes nach § 8 Absatz 8 SGB XI zur Förderung der Digitalisierung in stationären und ambulanten Pflegeeinrichtungen

Prozessschritt 3: Korrekturzeitraum

3.3 Korrektur und Bearbeitungszeitraum (DAS/Einrichtung)

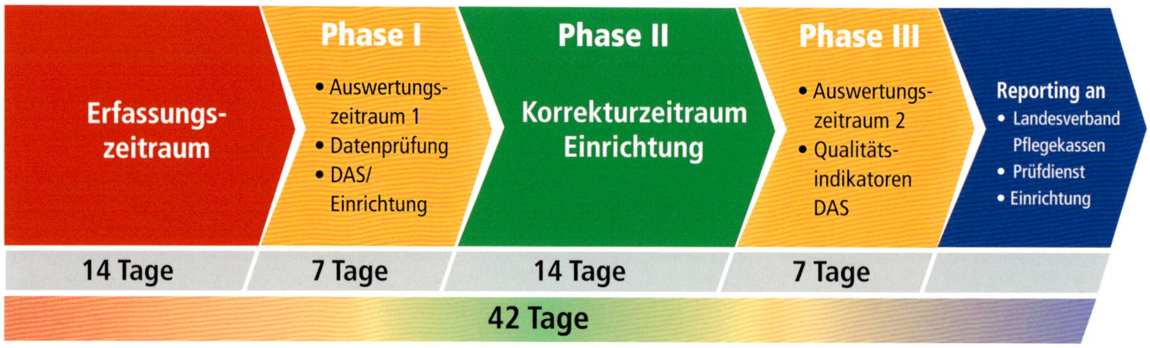

Zeitschiene Ergebniserfassung und Auswertungszeitraum

Phase I – Erster Auswertungszeitraum (7 Tage)

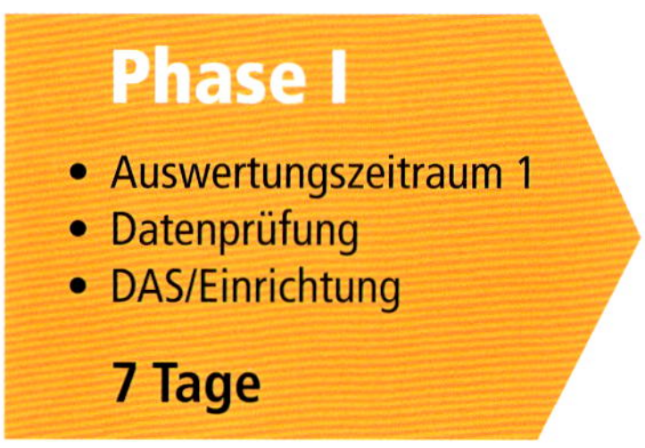

Nachdem die Datenübermittlung von der Einrichtung an die DatenAuswertungsStelle – DAS erfolgt ist, folgt die erste Phase des Korrektur- und Bearbeitungszeitraums, der erste Auswertungszeitraum der Datenprüfung durch die DatenAuswertungsStelle – DAS.

In diesem Korrekturzeitraum prüft die DatenAuswertungsStelle – DAS die Daten hinsichtlich ihrer Vollständigkeit und statistischen Plausibilität und übermittelt der Pflegeeinrichtung innerhalb von 7 Kalendertagen einen Bericht über die Vollständigkeit und die statistische Plausibilität der übermittelten Daten.

Phase II – Korrekturzeitraum (14 Tage)

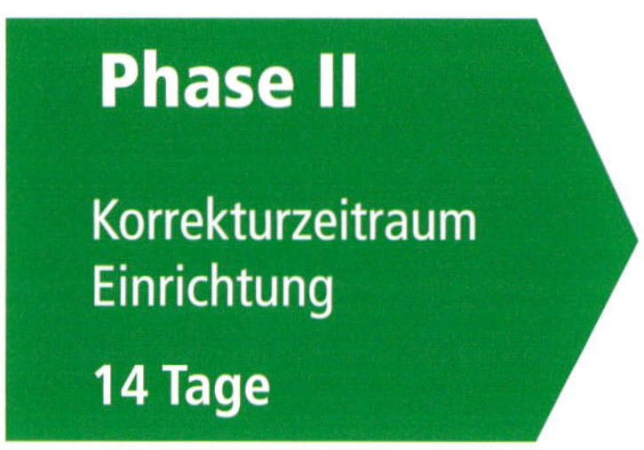

Im Falle unvollständiger Daten hat die Pflegeeinrichtung der DatenAuswertungsStelle – DAS innerhalb von 14 Kalendertagen einen vervollständigten Datensatz zu übermitteln.

Im Falle von statistisch nicht plausiblen Datensätzen muss die Pflegeeinrichtung die von der DatenAuswertungsStelle – DAS als nicht plausibel eingeschätzten Daten prüfen und der DatenAuswertungsStelle – DAS innerhalb von 14 Kalendertagen das Ergebnis mitteilen.

Sofern es sich um Fehler bei der Datenerhebung oder Dateneingabe handelt, sind mit dem Ergebnis der Prüfung geänderte Datensätze zu übermitteln. Andernfalls informiert die Pflegeeinrichtung die DatenAuswertungsStelle – DAS darüber, dass die zuvor übermittelten Daten trotz statistischer Auffälligkeiten gemäß den Anforderungen im Manual erhoben wurden und zutreffend sind.

Phase III – Zweiter Auswertungszeitraum (7 Tage)

Phase III

- Auswertungszeitraum 2
- Qualitätsindikatoren DAS

7 Tage

Dem Korrekturzeitraum folgt der zweite Auswertungszeitraum durch die DatenAuswertungsStelle – DAS. Innerhalb von 7 Kalendertagen nach Ablauf des Korrekturzeitraums bzw. nach der Feststellung, dass die Daten vollständig und statistisch plausibel sind, erfolgt die Übermittlung der Ergebnisse des indikatorengestützten Verfahrens gemäß § 7 der Anlage 1 der Maßstäbe und Grundsätze (Übermittlung der Indikatoren Ergebnisse durch die DatenAuswertungsStelle – DAS (Reporting)).

Mit der Übermittlung von der DatenAuswertungsStelle an die in § 7 genannten Institutionen endet der Auswertungszeitraum.

Eine Frist kann nicht an einem Samstag, Sonntag oder Feiertag enden. Sie verlängert sich nach § 193 BGB automatisch auf den nächsten Werktag. Ein Fristende kann deshalb bundeslandabhängig sein, wenn es rechnerisch auf einen nicht bundeseinheitlichen Feiertag fällt.

Statistische Plausibilitätskontrolle durch die DatenAuswertungsStelle – DAS

Die datentechnische (statistische) Plausibilitätskontrolle wird routinemäßig nach der Übermittlung der vollständigen Daten aus der Ergebniserfassung in der Phase III an die DatenAuswertungsStelle – DAS noch vor der Durchführung der externen Prüfung durchgeführt.

Die DatenAuswertungsStelle – DAS prüft, ob die Angaben der Einrichtung zu ihren Bewohnern bzw. bezogen auf die Gesamtbewohnerschaft insgesamt in sich stimmig sind.

Beispiel für eine statistische Plausibilitätsprüfung

So ist es beispielsweise unwahrscheinlich, dass ein Bewohner mit nur wenig Unterstützung Treppen steigen kann, aber in liegender Position erheblich in seiner Bewegungsfähigkeit eingeschränkt ist (fallbezogene Prüfung).

Ebenso wenig plausibel ist es, dass eine größere Anzahl an Bewohnern keinerlei Beeinträchtigung des Erinnerungsvermögens aufweist, aber räumlich desorientiert ist (Prüfung auf die Bewohnerschaft insgesamt).

Die statistische Plausibilitätskontrolle umfasst des Weiteren die Überprüfung der Frage, ob in den Bereichen Beurteilung von Selbständigkeit und kognitiven Fähigkeiten Daten aus der letzten Ergebniserfassung unverändert übernommen worden sind. Es erfolgt ein automatischer Abgleich der letzten Ergebniserfassung (vor 6 Monaten) mit der aktuellen Ergebniserfassung.

Im statistischen Prüfergebnis lässt sich feststellen, ob eine Einrichtung in bestimmten Bereichen der Ergebniserfassung, z. B. im Bereich der Mobilität, systematische Auffälligkeiten zeigt und sich dadurch Hinweise auf methodische Schwächen ergeben. Entsprechende Hinweise werden als Vorinformation von der DatenAuswertungsStelle – DAS an die Prüfdienste übermittelt.

Folgende Auswertungsprozeduren liegen der datentechnischen Plausibilitätskontrolle zugrunde:

- Überprüfung, ob aus vorheriger Ergebniserfassung (vor sechs Monaten) unreflektiert die Einschätzung der Selbständigkeit
  - im Bereich der Mobilität,
  - im Bereich der kognitiven Fähigkeiten,

    - im Bereich der Selbstversorgung,
    - im Bereich des Alltagslebens und der sozialen Kontakte übernommen wurde.
- Überprüfung inhaltlicher (Plausibilität) Widersprüche der Angaben in den Bereichen Mobilität, kognitive/kommunikative Fähigkeiten, Selbstversorgung, Alltagsleben und soziale Kontakte.
- Überprüfung der Datumsangaben (Relevanz für den Beobachtungszeitraum).
- Überprüfung der Angaben zu Krankenhausaufenthalten.

Die Ergebniserfassung einer Einrichtung wird als insgesamt als „nicht plausibel" eingestuft, wenn bei mehr als 25 % der Bewohner, für die eine Ergebniserfassung durchgeführt wurde, eine Auffälligkeit im Sinne der oben genannten Punkte feststellbar ist.

In diesem Fall muss die gesamte Ergebniserfassung durch die Einrichtung erneut durchgeführt werden.

Die Auswertungsprozeduren für die statistische Plausibilitätskontrolle der Ergebniserfassung der Einrichtungen durch die DatenAuswertungsStelle – DAS sind in den Maßstäben und Grundsätzen (MuG) Anlage 4 beschrieben.
Die aufgeführten Variablenbezeichnungen entsprechen der fortlaufenden Nummerierung des Erfassungsbogens aus der Anlage 3 der MuG.

Prozessschritt 4: Feedback und Reporting

Feedbackbericht an die Einrichtung, Reporting an den Landesverband der Pflegekassen und Prüfinstanzen

3.4 Spezifische Ausschlusskriterien für die Berechnung einzelner Indikatoren

Während die allgemeinen Ausschlussgründe bereits vor der Ergebniserfassung durch die Einrichtung zum Ausschluss der Ergebniserfassung führen, können spezielle Ausschlusskriterien im Rahmen der Berechnung einzelner Indikatoren in der DatenAuswertungsStelle – DAS zum Ausschluss einzelner Bewohner in bestimmten Indikatoren-Berechnungen führen.

Neben den generellen Ausschlussgründen gemäß Ziffer 2.4.1 (siehe Kapitel 1) von Bewohnern aus der Ergebniserfassung und Datenübermittlung führen bei der Berechnung einzelner Indikatoren (vgl. MuG`s Anlage 2) von folgenden Fallkonstellationen bei Bewohnern zum Auswertungsausschluss bei einzelnen Indikatoren:

Spezielle Ausschlusskriterien im Qualitätsbereich 1: Erhalt und Förderung von Selbständigkeit	
Alle Indikatoren aus dem Qualitätsbereich 1	• Komatöse und somnolente Bewohner und Bewohner mit apallischem Syndrom • Bewohner mit den Diagnosen: – Bösartige Tumorerkrankung – Tetraplegie – Tetraparese – Chorea Huntington • Bewohner, die seit der letzten Ergebniserfassung, die in der Einrichtung vor ca. 6 Monaten durchgeführt wurde, – einen Schlaganfall – einen Herzinfarkt – eine Fraktur – eine Amputation1, erlebt haben • Bewohner, die in den vergangenen 6 Monaten einen Kranken hausaufenthalt von mindestens zwei Wochen Dauer hatten • Bewohner, die bei der vorangegangenen Erhebung (vor sechs Monaten) bereits extrem stark beeinträchtigt waren (siehe die jeweiligen indikatorenspezifischen Angaben unten).
Indikator 1.1.1 **Erhaltene Mobilität** (Risikogruppe 1)	• Summerscore im BI-Modul 1 Mobilität lag bei der vorangegangenen Ergebniserfassung über 12 (unselbständig)
Indikator 1.1.2 **Erhaltene Mobilität** (Risikogruppe 2)	
Indikator 1.2.1 **Erhaltene Selbständigkeit bei alltäglichen Verrichtungen** z. B. Körperpflege (Risikogruppe 1)	• Summerscore im BI-Modul 4 Selbstversorgung lag bei der vorangegangenen Ergebniserfassung über 40 (unselbständig)
Indikator 1.2.2 **Erhaltene Selbständigkeit bei alltäglichen Verrichtungen** z. B. Körperpflege (Risikogruppe 2)	
Indikator 1.3 **Erhaltene Selbständigkeit bei der Gestaltung des Alltagslebens und sozialer Kontakte**	• Bewohner mit schwersten Beeinträchtigungen im Bereich der kognitiven und kommunikativen Fähigkeiten (gemäß Wertung des BI-Moduls 2) • Summerscore im BI-Modul 6 Alltagsgestaltung und soziale Kontakte lag bei der vorangegangenen Ergebniserfassung über 15 (unselbständig)

Spezifische Ausschlusskriterien für die Berechnung einzelner Indikatoren – Qualitätsbereich 1

Spezielle Ausschlusskriterien im Qualitätsbereich 2: Schutz vor gesundheitlichen Schädigungen und Belastungen	
Indikator 2.2.1 **Stürze mit gravierenden Folgen** (Risikogruppe 1) **Indikator 2.2.2** **Stürze mit gravierenden Folgen** (Risikogruppe 2)	• Bewohner, die beim Positionswechsel im Bett gänzlich unselbständig sind (Merkmal 1 im BI-Modul 1 Mobilität)
Indikator 2.3.1 **Unbeabsichtigter Gewichtsverlust** (Risikogruppe 1) **Indikator 2.3.2** **Unbeabsichtigter Gewichtsverlust** (Risikogruppe 2)	Bewohner, die eines der folgenden Merkmale aufweisen: • Bösartige Tumorerkrankung • Amputation von Gliedmaßen bzw. Teilen von Gliedmaßen • Gewichtsverlust durch medikamentöse Ausschwemmung (ärztlich verordnete Diurese) • Gewichtsverlust aufgrund ärztlich angeordneter oder ärztlich genehmigter Diät • Mindestens 10 % Gewichtsverlust während eines Krankenhausaufenthalts • Bewohner wird aufgrund einer Entscheidung des Arztes bzw. der Ärztin oder der Angehörigen oder eines Betreuers nicht mehr gewogen • Bewohner möchte nicht gewogen werden

Spezifische Ausschlusskriterien für die Berechnung einzelner Indikatoren – Qualitätsbereich 2

Spezielle Ausschlusskriterien im Qualitätsbereich 3: Unterstützung bei spezifischen Bedarfslagen	
Indikator 3.1 **Integrationsgespräch nach dem Einzug**	• Bewohner, die schon länger als sechs Monate in der Einrichtung leben • Kognitiv beeinträchtigte Bewohner, für die keine Bezugspersonen verfügbar sind • Bewohner, die innerhalb der ersten acht Wochen nach dem Einzug in einem Krankenhaus behandelt wurden
Indikator 3.4 **Aktualität der Schmerzeinschätzung**	• Bewohner, die aufgrund einer Schmerzmedikation zum Zeitpunkt der Ergebniserfassung schmerzfrei sind

Spezifische Ausschlusskriterien für die Berechnung einzelner Indikatoren – Qualitätsbereich 3

3.5 Indikatoren Definition

Der Indikatoren-Satz ist in drei Qualitätsbereiche unterteilt
Qualitätsbereich 1 – Erhalt und Förderung von Selbständigkeit
Qualitätsbereich 2 – Schutz vor gesundheitlichen Schädigungen und Belastungen
Qualitätsbereich 3 – Unterstützung bei spezifischen Bedarfslagen

Definitionen der einzelnen Indikatoren

Nachfolgend werden die einzelnen durch die Einrichtung zu erfassenden Indikatoren definiert. Dabei werden bei einigen Indikatoren zur Risikoadjustierung die Berechnungen getrennt für bestimmte Risikogruppen durchgeführt. Für diejenigen Indikatoren, für die die Ergebnisse nach Risikogruppen getrennt ausgewiesen werden, wird das Vorgehen bei der Gruppenbildung beschrieben.

Die Indikatoren werden zum Teil auf Grundlage von Modulen aus dem Begutachtungsinstrument zur Feststellung der Pflegebedürftigkeit (BI) berechnet, die Bestandteil der Ergebniserfassung sind.

Die allgemeinen und spezifischen Ausschlusskriterien für die Ergebniserfassung und -bewertung sind zu beachten.

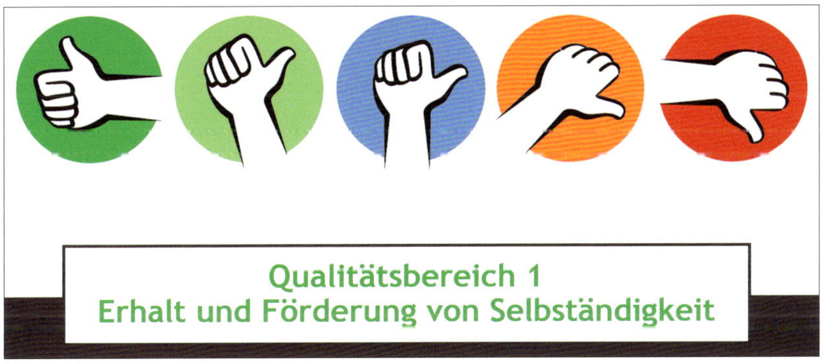

Qualitätsbereich 1: Erhalt und Förderung von Selbständigkeit

Definition der Indikatoren im Qualitätsbereich 1 – Erhalt und Förderung von Selbständigkeit

Eine vergleichende Beurteilung von Kennzahlen zum Erhalt der Selbständigkeit setzt voraus, dass Verzerrungen durch Bewohner mit krankheitsbedingten Verschlechterungen der Selbständigkeit ausgeschlossen werden und so vermieden wird, dass ein andauernder Status völliger oder weitgehender Unselbständigkeit als positives Ergebnis gewertet wird (Bewohner, die sich nicht mehr verschlechtern können). Aus diesem Grund dürfen bei der Berechnung der Kennzahl im Falle der Indikatoren, die den Grad der Selbständigkeit ausdrücken, folgende Bewohnergruppen nicht einbezogen werden („ausgeschlossene Bewohner"):

- Komatöse und somnolente Bewohner, Bewohner mit apallischem Syndrom.
- Bewohner mit den Diagnosen: Bösartige Tumorerkrankung, Tetraplegie, Tetraparese, Chorea Huntington.
- Bewohner, die während der vergangenen 6 Monate einen Schlaganfall, einen Herzinfarkt, eine Fraktur oder eine Amputation erlebt haben.

- Bewohner, die in den vergangenen 6 Monaten einen Krankenhausaufenthalt von mindestens zwei Wochen Dauer hatten.
- Bewohner, die bei der vorangegangenen Erhebung (vor sechs Monaten) bereits extrem stark beeinträchtigt waren (s. die jeweiligen Angaben unter „Ausgeschlossene Bewohner").

Bewohner, die einen oder mehrere dieser Faktoren aufweisen, werden automatisch bei der Berechnung des Indikators in diesem Qualitätsbereich herausgenommen.

Hinweis:
Die Datenerfassung erfolgt für jeden Bewohner in allen 98 Items/Fragen, bei der Indikatoren-Berechnung durch die DatenAuswertungsStelle – DAS, werden die Daten entsprechend bewertet und berücksichtigt. Die Angaben zu diesen Faktoren werden in den Items/Fragen 10 – 17, 18 – 25 und 26 – 64 erfasst und ggf. entsprechend berücksichtigt oder rausgenommen.

Indikator 1.1.1	Erhaltene Selbstständigkeit bei Alltagsverrichtungen Risikogruppe 1 – Keine oder nur geringe kognitive Einbußen
Kurzbezeichnung	Erhaltene Mobilität bei Bewohnern, die keine oder nur geringe kognitiven Einbußen aufweisen.
Definition	Anteil der Bewohner dieser Risikogruppe, bei denen sich die Mobilität innerhalb eines Zeitraums von sechs Monaten **verbessert** oder **nicht verschlechtert** hat. Von einem Erhalt der Mobilität wird ausgegangen, wenn sich der **Punktwert im BI-Modul 1 Mobilität verringert, gleich bleibt oder um maximal einen Punkt erhöht.**
Gruppenbildung	In die Berechnung werden Bewohner einbezogen, die **keine oder nur geringe kognitiven Beeinträchtigungen** (gemäß Wertung des BI-Moduls 2 Kognitive und kommunikative Fähigkeiten) aufweisen.
Ausgeschlossene Bewohner	Summenwert im BI-Modul 1 (Mobilität) lag bei der vorangegangenen Ergebniserfassung unter 12 Punkte.

Indikator 1.1.2	Erhaltene Selbstständigkeit bei Alltagsverrichtungen Risikogruppe 2 – Erhebliche kognitive Einbußen
Kurzbezeichnung	Erhaltene Mobilität bei Bewohnern mit mindestens erheblichen kognitiven Einbußen
Definition	Anteil der Bewohner dieser Risikogruppe, bei denen sich die Mobilität innerhalb eines Zeitraums von sechs Monaten **verbessert** oder **nicht verschlechtert** hat. Von einem Erhalt der Mobilität wird ausgegangen, wenn sich der **Punktwert im BI-Modul 1 Mobilität verringert, gleich bleibt oder um maximal einen Punkt erhöht.**
Gruppenbildung	In die Berechnung werden Bewohner einbezogen, die mindestens **erhebliche kognitive Beeinträchtigungen** (gemäß Wertung des BI-Moduls 2 Kognitive und kommunikative Fähigkeiten) aufweisen.
Ausgeschlossene Bewohner	Summenwert im BI-Modul 1 (Mobilität) lag bei der vorangegangenen Ergebniserfassung über 12 Punkte.

Indikator 1.2.1	Erhaltene Selbstständigkeit bei Alltagsverrichtungen Risikogruppe 1 – Keine oder nur geringe kognitive Einbußen
Kurzbezeichnung	Erhaltene Selbstständigkeit bei alltäglichen Verrichtungen, z. B. Körperpflege bei Bewohnern, die keine oder nur geringe kognitive Einbußen aufweisen
Definition	Anteil der Bewohner dieser Risikogruppe, bei denen sich die Selbstständigkeit bei alltäglichen Verrichtungen innerhalb eines Zeitraums von sechs Monaten **verbessert** oder **nicht verschlechtert** hat. Von einem Erhalt der Selbstständigkeit wird ausgegangen, wenn sich der Punktwert im **BI-Modul 4 Selbstversorgung verringert, gleich bleibt oder um maximal drei Punkte erhöht.**
Gruppenbildung	In die Berechnung werden Bewohner einbezogen, die **keine oder geringe kognitive Beeinträchtigungen** (gemäß Wertung des BI-Moduls 2 Kognitive und kommunikative Fähigkeiten) aufweisen.
Ausgeschlossene Bewohner	Summenwert im BI-Modul 4 (Selbstversorgung) lag bei der vorangegangenen Ergebniserfassung unter 40 Punkte.

Indikator 1.2.2	Erhaltene Selbstständigkeit bei Alltagsverrichtungen Risikogruppe 2 – Erhebliche kognitive Einbußen
Kurzbezeichnung	Erhaltene Selbstständigkeit bei alltäglichen Verrichtungen, z. B. Körperpflege bei Bewohnern, die mindestens erhebliche kognitive Einbußen aufweisen
Definition	Anteil der Bewohner dieser Risikogruppe, bei denen sich die Selbstständigkeit bei alltäglichen Verrichtungen innerhalb eines Zeitraums von sechs Monaten **verbessert** oder **nicht verschlechtert** hat. Von einem Erhalt der Selbstständigkeit wird ausgegangen, wenn sich der Punktwert im **BI-Modul 4 Selbstversorgung verringert, gleich bleibt oder um maximal drei Punkte erhöht.**
Gruppenbildung	In die Berechnung werden Bewohner einbezogen, die mindestens **erhebliche kognitive Beeinträchtigungen** (gemäß Wertung des BI-Moduls 2 Kognitive und kommunikative Fähigkeiten) aufweisen.
Ausgeschlossene Bewohner	Summenwert im BI-Modul 4 (Selbstversorgung) lag bei der vorangegangenen Ergebniserfassung über 40 Punkte.

Indikator 1.3	Erhaltene Selbstständigkeit bei der Gestaltung des Alltagslebens und sozialer Kontakte
Kurzbezeichnung	Erhaltene Selbstständigkeit bei der Gestaltung des Alltagslebens und sozialer Kontakte
Definition	Anteil der Bewohner, bei denen sich die Selbstständigkeitin diesem Bereich innerhalb eines Zeitraums von sechs Monaten **nicht verschlechtert** bzw. **verbessert** hat. Von einem Erhalt der Selbstständigkeit wird ausgegangen, wenn sich der Punktwert im **BI-Modul 6 verringert, gleich bleibt oder um maximal einen Punkt erhöht.**
Gruppenbildung	KEINE
Ausgeschlossene Bewohner	Summenwert im BI-Modul 6 (Gestaltung des Alltagsleben und sozialer Kontakte) lag bei der vorangegangenen Ergebniserfassung über 15 Punkte. Außerdem bleiben auch Bewohner mit schwersten Beeinträchtigungen im Bereich der kognitiven und kommunikativen Fähigkeiten ausgeschlossen (gemäß Wertung des BI-Moduls 2 Kognitive und kommunikative Fähigkeiten).

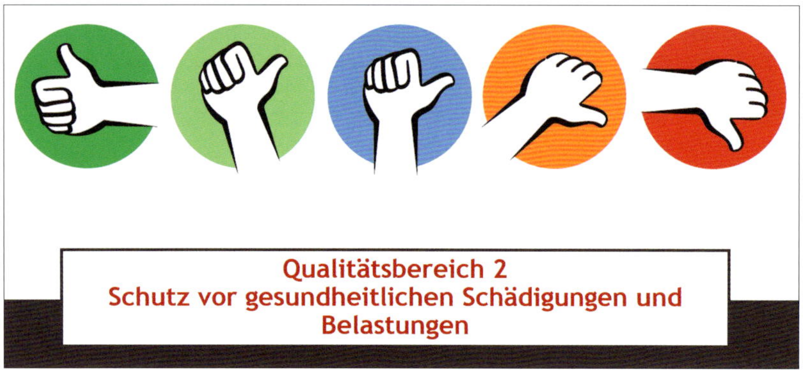

Qualitätsbereich 2: Schutz vor gesundheitlichen Schädigungen und Belastungen

Indikator 2.1.1	**Dekubitusentstehung** **Risikogruppe 1 – Keine bis geringe Einbußen in der Mobilität**
Kurzbezeichnung	Dekubitusentstehung bei Bewohnern, die in liegender Position **keine oder nur geringe Einbußen der Mobilität** aufweisen
Definition	Anteil der Bewohner, die innerhalb der letzten sechs Monate in der Einrichtung einen **Dekubitus Kategorie/Stadium 2 bis 4** entwickelt haben
Gruppenbildung	In die Berechnung werden Bewohner einbezogen, die beim Positionswechsel im Bett **selbstständig** oder **überwiegend selbstständig** sind (Merkmal 1 im BI-Modul 1 Mobilität).
Ausgeschlossene Bewohner	KEINE

Indikator 2.1.2	**Dekubitusentstehung** **Risikogruppe 2 – Keine bis geringe Einbußen in der Mobilität**
Kurzbezeichnung	Dekubitusentstehung bei Bewohnern, die in liegender Position **starke Einbußen der Mobilität** aufweisen
Definition	Anteil der Bewohner, die innerhalb der letzten sechs Monate in der Einrichtung einen **Dekubitus Kategorie/Stadium 2 bis 4** entwickelt haben
Gruppenbildung	In die Berechnung werden Bewohner einbezogen, die beim Positionswechsel im Bett **überwiegend unselbstständig** oder **unselbstständig** sind (Merkmal 1 im BI-Modul 1 Mobilität).
Ausgeschlossene Bewohner	KEINE

Indikator 2.2.1	**Stürze mit gravierenden Folgen** **Risikogruppe 1 – Keine oder nur geringe kognitive Einbußen**
Kurzbezeichnung	**Stürze mit gravierenden Folgen** bei Bewohnern, die keine oder nur geringe kognitive Einbußen aufweisen
Definition	Anteil der Bewohner, bei denen es in den vergangenen sechs Monaten in der Einrichtung zu einem Sturz mit gravierenden körperlichen Folgen gekommen ist. Hierzu zählen Frakturen, ärztlich behandlungsbedürftige Wunden, erhöhter Hilfebedarf bei Alltagsverrichtungen oder erhöhter Hilfebedarf bei der Mobilität. Von einem erhöhten Hilfebedarf ist nur auszugehen, wenn durch die sturzbedingte zusätzliche körperliche Beeinträchtigung eine Anpassung der Maßnahmenplanung in der Pflegedokumentation erforderlich wurde.
Gruppenbildung	In die Berechnung werden Bewohner einbezogen, die keine oder geringe kognitive Beeinträchtigungen aufweisen (gemäß Wertung des BI-Moduls 2 Kognitive und kommunikative Fähigkeiten).
Ausgeschlossene Bewohner	Bewohner, die beim Positionswechsel im Bett **gänzlich unselbstständig** sind (Merkmal 1 im BI-Modul 1 Mobilität)

Indikator 2.2.2	**Stürze mit gravierenden Folgen** **Risikogruppe 2 – Erhebliche kognitive Einbußen**
Kurzbezeichnung	**Stürze mit gravierenden Folgen** bei Bewohnern, die mindestens erhebliche kognitive Einbußen aufweisen
Definition	Anteil der Bewohner, bei denen es in den vergangenen sechs Monaten in der Einrichtung zu einem **Sturz mit gravierenden körperlichen Folgen** gekommen ist. Hierzu zählen Frakturen, ärztlich behandlungsbedürftige Wunden, erhöhter Hilfebedarf bei Alltagsverrichtungen oder erhöhter Hilfebedarf bei der Mobilität. Von einem erhöhten Hilfebedarf ist nur auszugehen, wenn durch die sturzbedingte zusätzliche körpliche Beeinträchtigung eine Anpassung der Maßnahmenplanung in der Pflegedokumentation erforderlich wurde.
Gruppenbildung	In die Berechnung werden Bewohner einbezogen, die mindestens **erhebliche kognitive Beeinträchtigungen** aufweisen (gemäß Wertung des BI-Moduls 2 Kognitive und kommunikative Fähigkeiten).
Ausgeschlossene Bewohner	Bewohner, die beim Positionswechsel im Bett **gänzlich unselbstständig** sind (Merkmal 1 im BI-Modul 1 Mobilität)

Indikator 2.3.1	**Unbeabsichtigter Gewichtsverlust** **Risikogruppe 1 – Keine oder nur geringe kognitive Einbußen**
Kurzbezeichnung	**Unbeabsichtigter Gewichtsverlust** bei Bewohnern, die keine oder nur geringe kognitive Einbußen aufweisen
Definition	Anteil der Bewohner mit einer nicht intendierten Gewichtsabnahme von mehr als 10 % ihres Körpergewichts in den vergangenen sechs Monaten
Gruppenbildung	In die Berechnung werden Bewohner einbezogen, die **keine oder geringe kognitive Beeinträchtigungen** aufweisen (gemäß Wertung des BI-Moduls 2 Kognitive und kommunikative Fähigkeiten).
Ausgeschlossene Bewohner	Bewohner, die eines der folgenden Merkmale aufweisen: • Bösartige Tumorerkrankung • Amputation von Gliedmaßen bzw. Teilen von Gliedmaßen • Gewichtsverlust durch medikamentöse Ausschwemmung (ärztlich verordnete Diurese) • Gewichtsverlust aufgrund ärztlich angeordneter oder ärztlich genehmigter Diät • Mindestens 10 % Gewichtsverlust während eines Krankenhausaufenthalts • Bewohner wird aufgrund einer Entscheidung des Arztes oder der Angehörigen oder eines Betreuers nicht mehr gewogen. • Bewohner möchte nicht gewogen werden (Dokumentationsnachweis erforderlich).

Indikator 2.3.2	**Unbeabsichtigter Gewichtsverlust** **Risikogruppe 2 – Erhebliche kognitive Einbußen**
Kurzbezeichnung	**Unbeabsichtigter Gewichtsverlust** bei Bewohnern, die mindestens erhebliche kognitive Einbußen aufweisen
Definition	Anteil der Bewohner mit einer nicht intendierten Gewichtsabnahme von mehr als 10 % ihres Körpergewichts in den vergangenen sechs Monaten
Gruppenbildung	In die Berechnung werden Bewohner einbezogen, die mindestens erhebliche kognitive Beeinträchtigungen aufweisen (gemäß Wertung des BI-Moduls 2 Kognitive und kommunikative Fähigkeiten).
Ausgeschlossene Bewohner	Bewohner, die eines der folgenden Merkmale aufweisen: • Bösartige Tumorerkrankung • Amputation von Gliedmaßen bzw. Teilen von Gliedmaßen • Gewichtsverlust durch medikamentöse Ausschwemmung (ärztlich verordnete Diurese) • Gewichtsverlust aufgrund ärztlich angeordneter oder ärztlich genehmigter Diät • Mindestens 10 % Gewichtsverlust während eines Krankenhausaufenthalts • Bewohner wird aufgrund einer Entscheidung des Arztes oder der Angehörigen oder eines Betreuers nicht mehr gewogen. • Bewohner möchte nicht gewogen werden (Dokumentationsnachweis erforderlich).

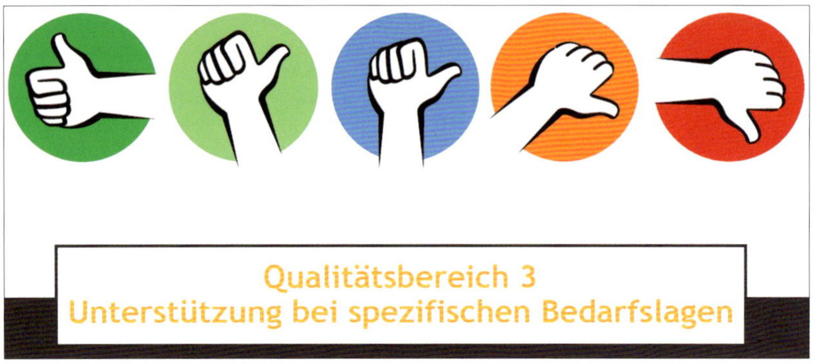

Qualitätsbereich 2: Schutz vor gesundheitlichen Schädigungen und Belastungen

Indikator 3.1	Integrationsgespräch nach dem Heimeinzug
Kurzbezeichnung	**Integrationsgepräch** für den Bewohner nach dem Einzug
Definition	Anteil der in den letzten sechs Monaten eingezogenen Bewohnern, bei denen frühestens sieben Tage und spätestens acht Wochen **nach dem Einzug ein Integrationsgespräch durchgeführt,** ausgewertet und dokumentiert wurde. Ein Integrationsgespräch wird mit dem Bewohner und/oder ggf. dessen Angehörigen oder anderen Bezugspersonen geführt. Einbezogen werden auch Bewohner, die ohne Unterbrechung direkt aus der Kurzzeit- in die Langzeitpflege wechseln. Die zeitlichen Fristen werden entsprechend angepasst.
Gruppenbildung	KEINE
Ausgeschlossene Bewohner	• Bewohner, die schon länger als sechs Monate in der Einrichtung leben. • Kognitiv beeinträchtigte Bewohner, für die keine Bezugspersonen verfügbar sind. • Bewohner, die innerhalb der ersten acht Wochen nach dem Einzug in einem Krankenhaus behandelt wurden.

Indikator 3.2	Anwendung von Gurten bei kognitiv beeinträchtigten Bewohnern
Kurzbezeichnung	**Anwendung von Gurten** bei kognitiv beeinträchtigten Bewohnern
Definition	Anteil der Bewohner mit kognitiven Beeinträchtigungen, bei denen in einem Zeitraum **von vier Wochen vor dem Erhebungstag Gurtfixierungen angewendet** wurden.
Gruppenbildung	In die Berechnung werden Bewohner einbezogen, die mindestens erhebliche kognitive Beeinträchtigungen aufweisen (gemäß Wertung des BI-Moduls 2 Kognitive und kommunikative Fähigkeiten).
Ausgeschlossene Bewohner	KEINE

Indikator 3.3	Anwendung von Bettseitenteilen bei kognitiv beeinträchtigten Bewohnern
Kurzbezeichnung	**Anwendung von Gurten** bei kognitiv beeinträchtigten Bewohnern
Definition	Anteil der Bewohner mit kognitiven Beeinträchtigungen, bei denen in einem Zeitraum von **vier Wochen vor dem Erhebungstag durchgehende Bettseitenteile angewendet** wurden.
Gruppenbildung	In die Berechnung werden Bewohner einbezogen, die mindestens erhebliche kognitive Beeinträchtigungen aufweisen (gemäß Wertung des BI-Moduls 2 Kognitive und kommunikative Fähigkeiten).
Ausgeschlossene Bewohner	KEINE

Indikator 3.4	Aktualität der Schmerzeinschätzung
Kurzbezeichnung	Aktualität der Schmerzeinschätzung
Definition	**Anteil der Bewohner mit bestehender Schmerzsymptomatik,** für die eine Schmerzeinschätzung vorliegt, die nicht älter als drei Monate ist und für die mindestens Angaben zur Schmerzintensität und zur Schmerzlokalisation vorliegen.
Gruppenbildung	KEINE
Ausgeschlossene Bewohner	Bewohner, die aufgrund einer Schmerzmedikation zum Zeitpunkt der Ergebniserfassung schmerzfrei sind.

Indikatoren Satz	Risikogruppe 1 Keine oder nur geringe kognitive Einbußen	Risikogruppe 2 Erhebliche kognitive Einbußen
Indikatoren im Qualitätsbereich 1: Erhalt und Förderung von Selbstständigkeit		
1 Erhaltene Mobilität	Indikator 1.1.1 Erhaltene Mobilität	Indikator 1.1.2 Erhaltene Mobilität
2 Erhaltene Selbstständigkeit bei Alltagsverrichtungen	Indikator 1.2.1 Erhaltene Selbstständigkeit bei Alltagsverrichtungen	Indikator 1.2.2 Erhaltene Selbstständigkeit bei Alltagsverrichtungen
3 Erhaltene Selbstständigkeit bei der Gestaltung des Lebensalltags	Indikator 1.3 Erhaltene Selbstständigkeit bei der Gestaltung des Alltagslebens und sozialer Kontakte	
Qualitätsbereich 2: Schutz vor gesundheitlichen Schädigungen und Belastungen		
4 Dekubitusentstehung	Indikator 2.1.1 Dekubitusentstehung	Indikator 2.1.2 Dekubitusentstehung
5 Schwerwiegende Sturzfolgen	Indikator 2.2.1 Stürze mit gravierenden Folgen	Indikator 2.2.2 Stürze mit gravierenden Folgen
6 Unbeabsichtigter Gewichtsverlust	Indikator 2.3.1 Unbeabsichtigter Gewichtsverlust	Indikator 2.3.2 Unbeabsichtigter Gewichtsverlust
Qualitätsbereich 3: Unterstützung bei spezifischen Bedarfslagen		
7 Durchführung eines Integrationsgesprächs	Indikator 3.1. Integrationsgespräch nach dem Heimeinzug	
8 Anwendung von Gurten	Indikator 3.2 Anwendung von Gurten bei kognitiv beeinträchtigten Bewohnern	
9 Anwendung von Bettseitenteilen	Indikator 3.3 Anwendung von Bettseitenteilen bei kognitiv beeinträchtigten Bewohnern	
10 Aktualität der Schmerzeinschätzung	Indikator 3.4 Aktualität der Schmerzeinschätzung	

Indikatoren Satz (farbliche Darstellung Hindrichs/Rommel)

3.6 Standardisierung und Bewertung der Kennzahlen

Die Bewertung der Kennzahlen bzw. der Qualitätsindikatoren und damit die Zuordnung zu einer Qualitätsbewertung erfolgt mithilfe von Referenzwerten und einer fünfstufigen Systematik.

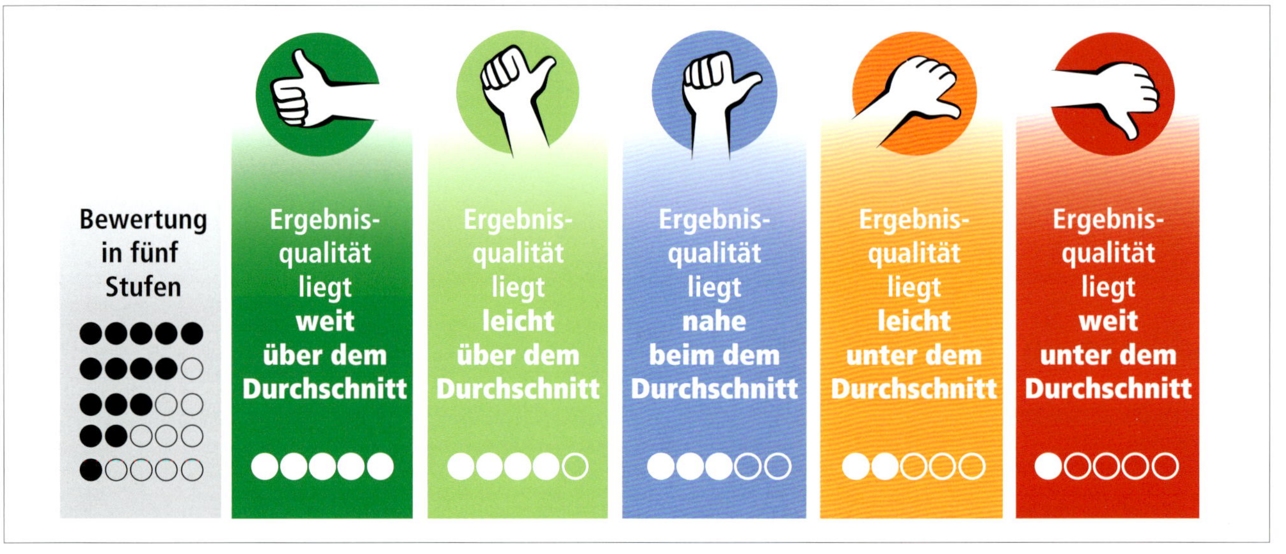
Bewertung in fünf Stufen
●●●●●
●●●●○
●●●○○
●●○○○
●○○○○
Ergebnisqualität liegt weit über dem Durchschnitt ●●●●●
Ergebnisqualität liegt leicht über dem Durchschnitt ●●●●○
Ergebnisqualität liegt nahe beim dem Durchschnitt ●●●○○
Ergebnisqualität liegt leicht unter dem Durchschnitt ●●○○○
Ergebnisqualität liegt weit unter dem Durchschnitt ●○○○○

Bewertungsystematik

Bei Indikatoren, bei denen lediglich bei einem einzelnen Bewohner ein negatives Ergebnis aufgetreten ist, erfolgt nur dann eine Bewertung, wenn das Ergebnis dennoch positiv ausfällt. Anderenfalls findet sich der Hinweis „Einzelfall". Es gilt der Grundsatz, dass eine Einrichtung aufgrund eines Einzelfalls weder negativ noch als „durchschnittlich" bewertet werden darf.

Mindestgröße Bewohnergruppen

Die Qualitätsindikatoren für eine Einrichtung werden nur dann ausgewiesen, wenn die Bewohnergruppe, auf die sich die Bewertung bezieht, eine bestimmte Größe nicht unterschreitet.

Mindestgröße für die Indikatoren Berechnung

Qualitätsbereich 1 Mindestgröße =	10 Personen
Qualitätsbereich 2 Mindestgröße =	5 Personen
Indikator 3.1 Mindestgröße =	4 Personen
Indikatoren 3.2 – 3.4 Mindestgröße =	5 Personen

Referenz- und Schwellenwerte

Eine Qualitätsbeurteilung mithilfe von Kennzahlen erfolgt immer mit Bezug auf bestimmte Referenzwerte, die im Regelfall empirisch (erprobt) hergeleitet werden und sich am rechnerischen Durchschnittswert orientieren, der sich aus der Gesamtheit der einbezogenen Einrichtungen ergibt.

Die Abweichung vom Referenzwert stellt das entscheidende Kriterium dar, das zu einer Qualitätsbeurteilung führt. Die Verfügbarkeit der Referenzwerte ist daher die wesentliche Voraussetzung für die Funktionalität des Indikatoren Systems.[9]

Referenzwerte müssen daher in regelmäßigen, längeren Zeitabschnitten geprüft und ggf. angepasst werden. Nach den bisherigen Erfahrungen scheint es ausreichend, die Referenzwerte im Abstand von drei bis vier Jahren zu aktualisieren.

Die Referenzwerte stellten damit die **zentralen Bezugspunkte der Qualitätsbeurteilung** für die Qualitätsindikatoren dar.

Davon unterschieden werden die Schwellenwerte, von denen letztlich abhängt, wie die konkrete Qualitätsbeurteilung ausfällt. Die Schwellenwerte geben an, wie groß der Sprung zur nächst höheren oder nächst niedrigen Qualitätsbewertung ausfällt.

Schwellenwerte können nach verschiedenen Regeln festgelegt werden. Für das neue Pflege-Qualitätsindikatoren-Verfahren wird zunächst eine rein rechnerische Definition eingesetzt und im Verlauf des neuen Qualitätsbewertungsverfahrens und entsprechender Praxiserfahrung wird die Tragfähigkeit bzw. Aussagekraft geprüft und bei Bedarf eine alternative Festlegung erprobt.

Referenzwerte

Zu Beginn der neuen Qualitätsindikatoren-Verfahren werden diese Schwellenwerte unmittelbar benötigt. Da aktuell keine bundesweiten Daten aus der Ergebniserfassung vorliegen, werden zunächst die Referenz- und Schwellenwerte aus dem vom IPW begleitenden Projekt genutzt werden.

Zukünftig erfolgt dann die Qualitätsbewertung auf Grundlage der Ergebnisse der Einrichtung mit den Durchschnittswerten aller Einrichtungen in Deutschland (aktuell sind dies 14.500 Einrichtungen nach Angaben des Statistisches Bundesamtes 2017).

Beispiel:

Der Anteil der Bewohner mit erhaltener Mobilität liegt in der Einrichtung bei kognitiv nicht oder nur gering beeinträchtigten Bewohnern bei 63 %, der Bundesdurchschnitt bei der gleichen Bewohnergruppe jedoch bei 88 %.

9 Anhang 1: Verfahrensbeschreibung zur Erfassung und Bewertung der Ergebnisqualität – Abschlussbericht des Projektes „Entwicklung der Instrumente und Verfahren für Qualitätsprüfung nach §§ 114 ff. SGB XI und die Qualitätsdarstellung nach § 115 Abs. 1a SGB XI in der stationären Pflege"

Schwellenwerte für die fünfstufige Bewertung Erhalt und Förderung von Selbständigkeit					
1.1.1 Erhaltene Mobilität (Risikogruppe 1)	80,497 %	85,754 %	88,4 %	91,011 %	96,268 %
	●○○○○	●●○○○	●●●○○	●●●●○	●●●●●
	Ergebnisqualität liegt **weit unter** dem Durchschnitt:	Ergebnisqualität liegt **leicht unter** dem Durchschnitt	Ergebnisqualität liegt **nahe beim** Durchschnitt	Ergebnisqualität liegt **leicht über** dem Durchschnitt	Ergebnisqualität liegt **weit über** dem Durchschnitt
Anteil der Bewohner mit erhaltener Mobilität in der Einrichtung bei kognitiv nicht oder nur gering beeinträchtigten Bewohnern	**63 %**				

Das bedeutet, dass die Ergebnisqualität im Falle des Mobilitätserhalts in dieser Einrichtung weit unter dem Durchschnitt liegt!

Genau so lautet dann auch die Qualitätsbeurteilung: „Die Ergebnisqualität liegt weit unter dem Durchschnitt."

Hierfür gibt es feststehende Regeln bzw. sog. Referenzwerte, die besagen, von welchem Punkt an (bei welchem Abstand vom Durchschnittswert) eine bestimmte Bewertung erfolgt.

Indikatoren im Qualitätsbereich 1 Erhalt und Förderung der Selbstständigkeit						
Indikator		Schwellenwerte für die fünfstufige Bewertung in %				
		a	**b**	**Referenzwert**	**c**	**d**
1.1.1	**Erhaltene Mobilität (Risikogruppe 1)**	80,497	85,754	**88,4**	91,011	96,268
1.1.2	**Erhaltene Mobilität (Risikogruppe 2)**	58,623	65,776	**69,4**	72,929	80,082
1.2.1	**Erhaltene Selbstständigkeit bei Alltagsverrichtungen (Risikogruppe 1)**	75,278	80,970	**83,8**	86,662	92,354
1.2.2	**Erhaltene Selbstständigkeit bei Alltagsverrichtungen (Risikogruppe 2)**	45,440	53,719	**57,9**	61,998	70,277
1.3	**Erhaltene Selbstständigkeit bei der Gestaltung des Alltagslebens und sozialer Kontakte**	64,030	71,198	**74,8**	78,366	85,534
	Ergebnisqualität	●○○○○	●●○○○	●●●○○	●●●●○	●●●●●

Indikatoren im Qualitätsbereich 2 Schutz vor gesundheitlichen Schädigungen und Belastungen						
Indikator		Schwellenwerte für die fünfstufige Bewertung in %				
		a	b	Referenzwert	c	d
2.1.1	Dekubitusentstehung (Risikogruppe 1)	3,091	2,091	**1,6**	1,091	0,091
2.1.2	Dekubitusentstehung (Risikogruppe 2)	16,081	10,955	**8,4**	5,827	2,914
2.2.1	Stürze mit gravierenden Folgen (Risikogruppe 1)	11,089	8,312	**6,9**	5,535	2,758
2.2.2	Stürze mit gravierenden Folgen (Risikogruppe 2)	18,464	14,768	**12,9**	11,072	7,376
2.3.1	Unbeabsichtigter Gewichtsverlust (Risikogruppe 1)	3,562	2,562	**2,1**	1,562	0,562
2.3.2	Unbeabsichtigter Gewichtsverlust (Risikogruppe 2)	9,103	6,325	**4,9**	3,457	0,769
	Ergebnisqualität	●○○○○	●●○○○	●●●○○	●●●●○	●●●●●

Indikatoren im Qualitätsbereich 3 Unterstützung bei spezifischen Bedarfslagen						
Indikator		Schwellenwerte für die fünfstufige Bewertung in %				
		a	b	Referenzwert	c	d
3.1	Integrationsgespräch nach dem Heimeinzug	20,659	40,659	**50,7**	60,659	80,659
3.2	Anwendung von Gurten bei kognitiv beeinträchtigten Bewohnern	5,210	3,623	**2,8**	2,036	0,449
3.3	Anwendung von Bettseitenteilen bei kognitiv beeinträchtigten Bewohnern	32,311	23,222	**18,7**	14,133	5,044
3.4	Aktualität der Schmerzeinschätzung	63,965	73,966	**79,0**	83,967	93,968
	Ergebnisqualität	●○○○○	●●○○○	●●●○○	●●●●○	●●●●●

3.7 Feedbackbericht an die Einrichtung und Reporting an den Landesverband der Pflegekassen und Prüfinstanzen

Wie die Berichtserstattung der DatenAuswertungsStelle – DAS aussehen wird, ist noch nicht abschließend verabschiedet worden. Bezugnehmend auf das Projekt IQ® haben wir eine mögliche Darstellung des Feedbackberichtes einer Einrichtung exemplarisch versucht darzustellen.

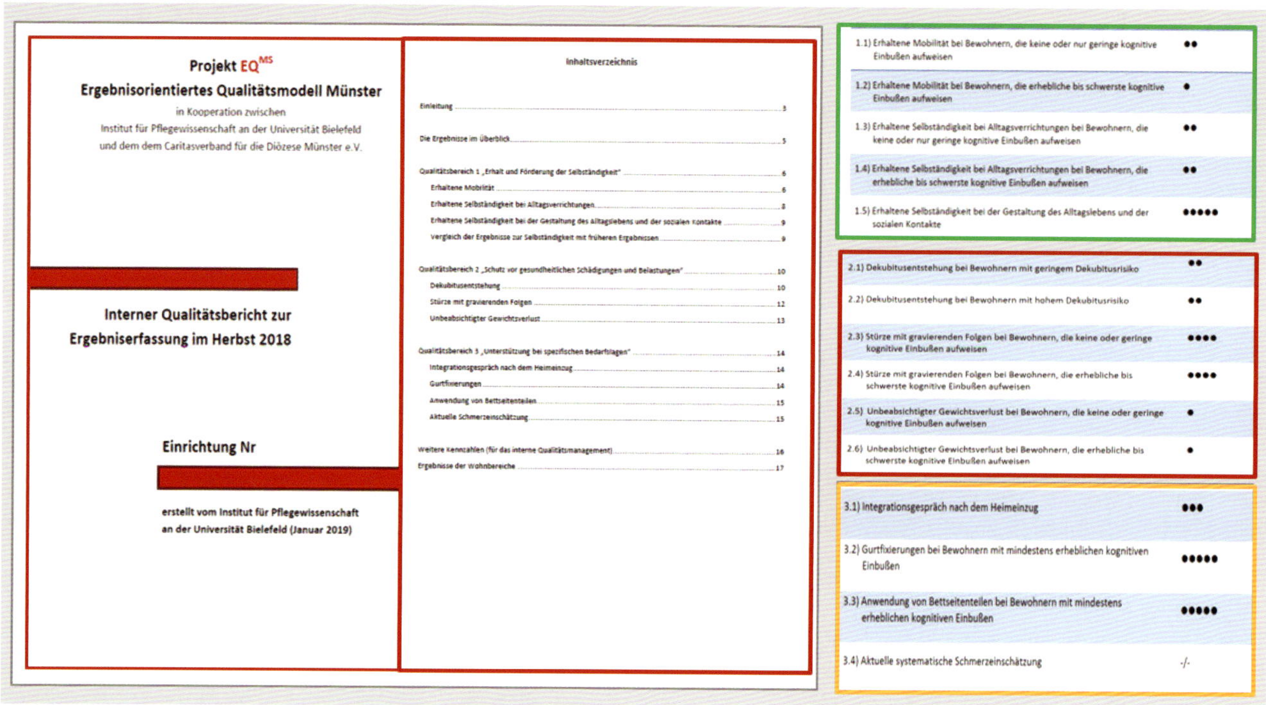

Projekt EQ[MS]
Ergebnisorientiertes Qualitätsmodell Münster
in Kooperation zwischen
Institut für Pflegewissenschaft an der Universität Bielefeld
und dem dem Caritasverband für die Diözese Münster e.V.

Interner Qualitätsbericht zur Ergebnisserfassung im Herbst 2018

Einrichtung Nr

erstellt vom Institut für Pflegewissenschaft an der Universität Bielefeld (Januar 2019)

Inhaltsverzeichnis

1.1) Erhaltene Mobilität bei Bewohnern, die keine oder nur geringe kognitive Einbußen aufweisen	●●
1.2) Erhaltene Mobilität bei Bewohnern, die erhebliche bis schwerste kognitive Einbußen aufweisen	●
1.3) Erhaltene Selbständigkeit bei Alltagsverrichtungen bei Bewohnern, die keine oder nur geringe kognitive Einbußen aufweisen	●●
1.4) Erhaltene Selbständigkeit bei Alltagsverrichtungen bei Bewohnern, die erhebliche bis schwerste kognitive Einbußen aufweisen	●●
1.5) Erhaltene Selbständigkeit bei der Gestaltung des Alltagslebens und der sozialen Kontakte	●●●●●
2.1) Dekubitusentstehung bei Bewohnern mit geringem Dekubitusrisiko	●●
2.2) Dekubitusentstehung bei Bewohnern mit hohem Dekubitusrisiko	●●
2.3) Stürze mit gravierenden Folgen bei Bewohnern, die keine oder geringe kognitive Einbußen aufweisen	●●●●
2.4) Stürze mit gravierenden Folgen bei Bewohnern, die erhebliche bis schwerste kognitive Einbußen aufweisen	●●●●
2.5) Unbeabsichtigter Gewichtsverlust bei Bewohnern, die keine oder geringe kognitive Einbußen aufweisen	●
2.6) Unbeabsichtigter Gewichtsverlust bei Bewohnern, die erhebliche bis schwerste kognitive Einbußen aufweisen	●
3.1) Integrationsgespräch nach dem Heimeinzug	●●●
3.2) Gurtfixierungen bei Bewohnern mit mindestens erheblichen kognitiven Einbußen	●●●●●
3.3) Anwendung von Bettseitenteilen bei Bewohnern mit mindestens erheblichen kognitiven Einbußen	●●●●●
3.4) Aktuelle systematische Schmerzeinschätzung	-/-

Interner Qualitätsbericht zur Ergebniserfassung Projekt IQ®

Beispiel für eine Einrichtung

- Aktuelle Anzahl aller Bewohner der Einrichtung = **120 Bewohner**
- Ausgeschlossene Bewohner für die Ergebniserfassung zum Stichtag = **20 Bewohner**
- Anzahl der Bewohner der Einrichtung, die in die Ergebniserfassung mit einbezogen wurden = **100 Bewohner**
- Anzahl der Bewohner mit keinen oder geringen kognitiven Einschränkungen = **20 Bewohner**
- Anzahl der Bewohner mit erheblichen kognitiven Einschränkungen = **80 Bewohner**
- Anzahl der Bewohner mit keinen oder nur geringen Mobilitätseinbußen = **68 Bewohner**
- Anzahl der Bewohner, die starke Mobilitätseinbußen aufweisen = **32 Bewohner**
- Anzahl der Bewohner, die in den letzten sechs Monaten eingezogen sind = **10 Bewohner**
- Anzahl der Bewohner mit einer Schmerzproblematik = **10 Bewohner**

Teil 1 – des Ergebnisberichtes zur Ergebniserfassung – Ergebnisübersicht

Bewertung der Versorgungsergebnisse – Ergebnisqualität **Beste Bewertung 5 Punkte – Schlechteste Bewertung 1 Punkt**		
Qualitätsbereich I – Erhalt und Förderung von Selbständigkeit		
1.1 Erhaltene Mobilität		
1.1.1.	Bei Bewohnern, die keine oder nur geringe kognitive Einbußen aufweisen	●●●○○
1.1.2.	Bei Bewohnern mit erheblichen kognitiven Einbußen	●○○○○
1.2 Erhaltene Selbständigkeit bei alltäglichen Verrichtungen		
1.2.1.	Bei Bewohnern, die keine oder nur geringe kognitive Einbußen aufweisen	●●○○○
1.2.2.	Bei Bewohnern mit erheblichen kognitiven Einbußen	●●○○○
1.3 Erhaltene Selbständigkeit bei der Gestaltung des Alltagslebens und sozialer Kontakte		
1.3.	Bewohner, bei denen die Selbständigkeit bei der Gestaltung des Alltagslebens und sozialer Kontakte erhalten geblieben ist	●●●●●
Qualitätsbereich II – Schutz vor gesundheitlichen Schädigungen und Belastungen		
2.1 Dekubitusentstehung		
2.1.1.	Bei Bewohnern, die keine oder nur geringe Mobilitätseinbußen aufweisen	Einzelfall
2.1.2.	Bei Bewohnern, die starke Mobilitätseinbußen aufweisen	●●○○○
2.2 Schwerwiegende Sturzfolgen		
2.2.1.	Bei Bewohnern, die keine oder nur geringe kognitive Einbußen aufweisen	Einzelfall
2.2.2.	Bei Bewohnern mit erheblichen kognitiven Einbußen	●●●●○
2.3 Unbeabsichtigte Gewichtsverlust		
2.3.1.	Bei Bewohnern, die keine oder nur geringe kognitive Einbußen aufweisen	●●●●●
2.3.2.	Bei Bewohnern mit erheblichen kognitiven Einbußen	●●●●○
Qualitätsbereich III – Unterstützung bei spezifischen Bedarfslagen		
3.1.	Durchführung des Integrationsgesprächs nach Einzug	●●●○○
3.2.	Anwendung von Gurten bei kognitiv beeinträchtigten Bewohnern	●●●●○
3.3.	Anwendung von Bettseitenteilen bei kognitiv beeinträchtigten Bewohnern	●●●●○
3.4.	Aktualität der Schmerzeinschätzung	●●●●●

Mögliche Darstellung der Qualitätsbewertung

Teil 2 – des Ergebnisberichtes zur Ergebniserfassung – Einzelauswertung

Qualitätsbereich 1 – „Erhalt und Förderung der Selbständigkeit"

Erhaltene Mobilität

Der Indikator drückt aus, wie gut es der Einrichtung gelungen ist, die Mobilität ihrer Bewohner über einen Zeitraum von 6 Monaten zu erhalten oder sogar zu verbessern. Einrichtungen, die einen hohen Anteil an Bewohnern mit einem Erhalt oder einer Verbesserung der Mobilität aufweisen, ist dieses besser gelungen als Einrichtungen mit einem niedrigen Anteil. Schon der Erhalt der Mobilität gilt also als positives Ergebnis. Von einem Erhalt der Mobilität wird ausgegangen, wenn sich der Punktwert im BI-Modul 1 Mobilität verringert, gleich bleibt oder um maximal einen Punkt erhöht.

Bei der Berechnung des Indikators werden einige Bewohnergruppen ausgeschlossen, bei denen wichtige Aspekte die Einflussnahme der Einrichtung begrenzen. Dadurch werden Verzerrungen infolge einer besonderen Bewohnerstruktur minimiert, so dass sich Einrichtungen vergleichen lassen.

Aufgrund des starken Einflusses demenzieller Erkrankungen auf die Chancen, Mobilität zu erhalten, wird anhand der kognitiven Fähigkeiten eine Unterteilung der Bewohner in zwei Gruppen vorgenommen und für jede Gruppe eine Kennzahl berechnet. Die Erfahrung zeigt, dass Einrichtungen nicht bei allen Bewohnergruppen gleichermaßen erfolgreich sein können.

1.1 Erhaltene Mobilität		
1.1.1	Bei Bewohnern, die **keine oder nur geringe kognitive Einbußen** aufweisen	
	Die Einrichtung erreichte einen Anteil von	**90 %** (18 von 20 Bewohnern)
	Referenzwert (Durchschnittswert)	**88,4 %**
	Bewertung	●●●○○
1.1.2	Bei Bewohnern mit **erheblichen kognitiven Einbußen**	
	Die Einrichtung erreichte einen Anteil von	**62,5 %** (50 von 80 Bewohnern)
	Referenzwert (Durchschnittswert)	**69,4 %**
	Bewertung	●○○○○

Ergebnisbericht Teil II - Qualitätsbereich 1 – Erhaltene Mobilität

Erhaltene Selbständigkeit bei Alltagsverrichtungen

Der Indikator gibt Auskunft darüber, wie erfolgreich sich die Einrichtung darum bemüht, die Selbständigkeit ihrer Bewohner im Bereich der Alltagsverrichtungen zu erhalten oder zu verbessern (Zeitraum: 6 Monate). Wie bei der Mobilität wird ein hoher Anteil an Bewohnern mit Erhalt oder Verbesserung in diesem Bereich positiv bewertet. Von einem Erhalt der Selbständigkeit wird ausgegangen, wenn sich der Punktwert im BI-Modul 4 Selbstversorgung verringert, gleich bleibt oder um maximal drei Punkte erhöht.

Um Besonderheiten der Bewohnerstruktur auf das Ergebnis zu minimieren, werden wie im Falle der Mobilität bestimmte Bewohner bei der Berechnung nicht berücksichtigt.

Auch die Unterscheidung von zwei Bewohnergruppen je nach kognitiven Fähigkeiten erfolgt wie bei der Mobilität.

1.2 Erhaltene Selbstständigkeit bei alltäglichen Verrichtungen		
1.2.1	Bei Bewohnern, die **keine oder nur geringe kognitive Einbußen** aufweisen	
	Die Einrichtung erreichte einen Anteil von	**80 %** (16 von 20 Bewohnern)
	Referenzwert (Durchschnittswert)	**83,8 %**
	Bewertung	●●○○○
1.2.2	Bei Bewohnern mit **erheblichen kognitiven Einbußen**	
	Die Einrichtung erreichte einen Anteil von	**56,25 %** (45 von 80 Bewohnern)
	Referenzwert (Durchschnittswert)	**57,9 %**
	Bewertung	●●○○○

Ergebnisbericht Teil II - Qualitätsbereich 1 – Erhaltene Selbständigkeit bei alltäglichen Verrichtungen

Erhaltene Selbständigkeit bei der Gestaltung des Alltagslebens und der sozialen Kontakte

Der Indikator beschreibt, wie gut es der Einrichtung gelungen ist, die Selbständigkeit ihrer Bewohner bei der Gestaltung des Alltagslebens und der Pflege sozialer Kontakte zu erhalten (über einen Zeitraum von 6 Monaten).

Um Besonderheiten der Bewohnerstruktur auf das Ergebnis zu minimieren, werden auch in diesem Fall bestimmte Bewohner bei der Berechnung nicht berücksichtigt. Neben den Kriterien, die auch im Falle der Mobilität zur Anwendung kommen, bleiben hier auch Bewohner mit einem völligen bzw. weitgehenden Fähigkeitsverlust im Bereich der kognitiven und kommunikativen Fähigkeiten ausgeschlossen. Der Grund liegt darin, dass erhebliche kognitive Beeinträchtigungen zu einer erheblichen Einbuße der Selbständigkeit führen, die durch die Einrichtung kaum zu beeinflussen ist.

1.3 Erhaltene Selbständigkeit bei der Gestaltung des Alltagslebens und sozialer Kontakte		
1.3	Bewohner, bei denen die Selbständigkeit bei der Gestaltung des Alltagslebens und sozialer Kontakte erhalten geblieben ist	
	Die Einrichtung erreichte einen Anteil von	**90 %** (18 von 20 Bewohnern)
	Referenzwert (Durchschnittswert)	**74,8 %**
	Bewertung	●●●●●

Ergebnisbericht Teil II - Qualitätsbereich 1 – Erhaltene Selbständigkeit bei der Gestaltung des Alltagslebens und sozialer Kontakte

Im Qualitätsbereich I werden zukünftig die erfassten Ergebnisse mit vorausgegangenen Ergebniserfassungen verglichen.

Vergleich der Ergebnisse zum Erhalt und zur Förderung der Selbstständigkeit mit früheren Ergebnissen				
		Februar 2020	**August 2020**	**Februar 2021**
1.1.1	Erhaltene Mobilität bei Bewohnern, die **keine oder nur geringe kognitive Einbußen** aufweisen	./.	**90 %**	**89 %**
1.1.2	Erhaltene Mobilität bei Bewohnern mit **erheblichen kognitiven Einbußen**	./.	**62,5 %**	**65 %**
1.2.1	Erhaltene Selbstständigkeit bei alltäglichen Verrichtungen bei Bewohnern, die **keine oder geringe kognitive Einbußen** aufweisen	./.	**80 %**	**80 %**
1.2.2	Erhaltene Selbstständigkeit bei alltäglichen Verrichtungen bei Bewohnern mit **erheblichen kognitiven Einbußen**	./.	**56,25 %**	**50 %**
1.3	Bewohner, bei denen die Selbstständigkeit bei der Gestaltung des Alltagslebens und sozialer Kontakte erhalten geblieben ist	./.	**90 %**	**95 %**

Vergleich der Ergebnisse zum Erhalt und zur Förderung der Selbständigkeit mit früheren Ergebnissen

Qualitätsbereich 1	**Mindestgröße = 10 Personen**

Qualitätsbereich 2 – „Schutz vor gesundheitlichen Schädigungen und Belastungen“

Dekubitusentstehung

Der Indikator drückt den Anteil der Bewohner aus, die innerhalb der letzten sechs Monate in der Einrichtung einen Dekubitus entwickelt haben. Je geringer die Kennzahl, umso besser das Ergebnis. Berücksichtigt werden nur Dekubitalulcera der Kategorien 2 bis 4.

Außer Betracht bleiben Fälle, in denen der Dekubitus im Krankenhaus oder an einem anderen Ort außerhalb der Einrichtung entstanden ist.

Um zu verhindern, dass Einzelfälle in sehr kleinen Einrichtungen zu Verzerrungen führen, gilt die Regel, dass bei einem einzigen Bewohner mit neu entstandenem Dekubitus statt einer Bewertung der Hinweis „Einzelfall“ erfolgt, wenn rein rechnerisch die Bewertung „durchschnittlich“ oder „unterdurchschnittlich“ lauten müsste.

Bei diesem Indikator werden zwei Risikogruppen unterschieden:

- Das Dekubitusrisiko wird als gering eingestuft, wenn der Bewohner in der Lage ist, einen Positionswechsel im Bett überwiegend oder komplett selbständig durchzuführen.
- Das Dekubitusrisiko wird als hoch eingestuft, wenn der Bewohner nicht mehr in der Lage ist, diesen Positionswechsel überwiegend oder komplett selbständig durchzuführen.

2.1 Dekubitusentstehung		
2.1.1	**Dekubitusentstehung** bei Bewohnern, die **keine oder nur geringe kognitive Einbußen** aufweisen	
	Die Einrichtung erreichte einen Anteil von	**1,471 %** (1 von 68 Bewohnern)
	Referenzwert (Durchschnittswert)	**1,6 %**
	Bewertung	**Einzelfall**
2.1.2	**Dekubitusentstehung** bei Bewohnern, die **starke Mobilitätseinbußen** aufweisen	
	Die Einrichtung erreichte einen Anteil von	**9,375 %** (3 von 32 Bewohnern)
	Referenzwert (Durchschnittswert)	**8,4 %**
	Bewertung	●●○○○

Ergebnisbericht Teil II - Qualitätsbereich 2 – Dekubitusentstehung

Stürze mit gravierenden Folgen

Der Indikator drückt aus, wie gut es der Einrichtung gelungen ist, Stürze mit gravierenden körperlichen Folgen zu verhindern. Von einer gravierenden Folge wird ausgegangen, wenn es bei einem Bewohner in den letzten 6 Monaten sturzbedingt zu

- einer Fraktur,
- einer behandlungsbedürftigen Wunde,
- bei Alltagsverrichtungen oder
- einem erhöhten Hilfebedarf bei der Mobilität gekommen ist.

Komplett immobile Bewohner, die nicht in der Lage sind, ohne Hilfe das Bett zu verlassen, werden aus der Berechnung ausgeschlossen. Bei ihnen ist die Gefahr eines Sturzes gering, da sie sich ohne kontinuierliche Unterstützung nicht außerhalb des Bettes fortbewegen können und somit ständig von einer Pflegekraft abgesichert werden. Sturzereignisse bei diesen Bewohnern werden gesondert dargestellt.

Der Indikator wird wieder getrennt für zwei Bewohnergruppen ermittelt. Unterscheidungsmerkmal sind die kognitiven Fähigkeiten.

2.2 Schwerwiegende Sturzfolgen		
2.2.1	**Schwerwiegende Sturzfolgen** bei Bewohnern, die **keine oder nur geringe kognitive Einbußen** aufweisen	
	Die Einrichtung erreichte einen Anteil von	**5 %** (1 von 20 Bewohnern)
	Referenzwert (Durchschnittswert)	**6,9 %**
	Bewertung	**Einzelfall**
2.2.2	**Schwerwiegende Sturzfolgen** bei Bewohnern mit **erheblichen kognitiven Einbußen**	
	Die Einrichtung erreichte einen Anteil von	**12,5 %** (10 von 80 Bewohnern)
	Referenzwert (Durchschnittswert)	**12,9 %**
	Bewertung	●●●●○

Ergebnisbericht Teil II - Qualitätsbereich 2 – Schwerwiegende Sturzfolgen

Unbeabsichtigter Gewichtsverlust

Der Indikator zeigt, wie gut es der Einrichtung gelungen ist, bei ihren Bewohnern einen unbeabsichtigten Gewichtsverlust zu vermeiden. Als relevant wird ein Verlust von mehr als 10% des Körpergewichtes in den vergangenen 6 Monaten angesehen.

Außer Betracht bleiben Bewohner, bei denen medizinische Gründe einen möglichen Gewichtsverlust erklären, da diese nicht im Verantwortungsbereich der Einrichtung liegen.

Im Übrigen wird wieder getrennt für zwei Bewohnergruppen bewertet. Unterscheidungsmerkmal sind wieder die kognitiven Fähigkeiten.

2.3 Unbeabsichtigter Gewichtsverlust		
2.3.1	**Unbeabsichtigter Gewichtsverlust** bei Bewohnern, die **keine oder nur geringe kognitive Einbußen** aufweisen	
	Die Einrichtung erreichte einen Anteil von	**100%** (0 von 20 Bewohnern)
	Referenzwert (Durchschnittswert)	**2,1%**
	Bewertung	●●●●●
2.3.2	**Unbeabsichtigter Gewichtsverlust** bei Bewohnern mit **erheblichen kognitiven Einbußen**	
	Die Einrichtung erreichte einen Anteil von	**3,75%** (3 von 32 Bewohnern)
	Referenzwert (Durchschnittswert)	**4,9%**
	Bewertung	●●●●○

Ergebnisbericht Teil II - Qualitätsbereich 2 – Unbeabsichtigte Gewichtsverluste

Qualitätsbereich 2	**Mindestgröße = 10 Personen**

Qualitätsbereich 3 – „Unterstützung bei spezifischen Bedarfslagen"

Integrationsgespräch nach dem Heimeinzug

Der Indikator zeigt den Anteil der Bewohner, die innerhalb der letzten sechs Monate in die Einrichtung eingezogen sind und bei denen innerhalb der ersten acht Wochen nach dem Heimeinzug ein Integrationsgespräch durchgeführt wurde (Anteil der Bewohner mit Integrationsgespräch an allen neu eingezogenen Bewohnern).

Aus den Berechnungen ausgeschlossen bleiben Bewohner, die während der ersten Wochen in ein Krankenhaus überwiesen werden mussten.

Qualitätsbereich III – Unterstützung bei spezifischen Bedarfslagen		
3.1	**Durchführung des Integrationsgesprächs nach Einzug**	
	Die Einrichtung erreichte einen Anteil von	**60 %** (6 von 10 Bewohnern)
	Referenzwert (Durchschnittswert)	**50,7 %**
	Bewertung	●●●○○

Ergebnisbericht Teil II - Qualitätsbereich 3 – Durchführung des Integrationsgesprächs

Gurtfixierungen

Der Indikator drückt aus, wie groß der Anteil der Bewohner einer Einrichtung ist, bei denen in den vergangenen vier Wochen Gurtfixierungen an Hand-, Fuß- oder Hüftgelenken angewendet wurden.

Berücksichtigt werden ausschließlich Fixierungen bei kognitiv erheblich oder schwer beeinträchtigten Bewohnern.

Qualitätsbereich III – Unterstützung bei spezifischen Bedarfslagen		
3.2	**Anwendung von Gurten bei kognitiv beeinträchtigten Bewohnern**	
	Die Einrichtung erreichte einen Anteil von	**2,5 %** (2 von 80 Bewohnern)
	Referenzwert (Durchschnittswert)	**2,8 %**
	Bewertung	●●●●○

Ergebnisbericht Teil II - Qualitätsbereich 3 – Anwendung von Guten

Anwendung von Bettseitenteilen

Der Indikator drückt aus, wie groß der Anteil der Bewohner in der Einrichtung ist, bei denen in den vergangenen vier Wochen durchgehende Bettseitenteile angewendet wurden.

Berücksichtigt werden ausschließlich Bettseitenteile bei kognitiv erheblich bis schwer beeinträchtigte Bewohner.

Qualitätsbereich III – Unterstützung bei spezifischen Bedarfslagen		
3.3	**Anwendung von Bettseitenteilen bei kognitiv beeinträchtigten Bewohnern**	
	Die Einrichtung erreichte einen Anteil von	**12,5 %** (10 von 80 Bewohnern)
	Referenzwert (Durchschnittswert)	**18,7 %**
	Bewertung	●●●●○

Ergebnisbericht Teil II - Qualitätsbereich 3 – Anwendung von Bettseitenteilen

Aktuelle Schmerzeinschätzung

Der Indikator lässt erkennen, in welchem Maße bei Bewohnern mit Schmerzproblematik eine systematische Schmerzeinschätzung durchgeführt und aktualisiert wird. Bewohner, bei denen keine Anzeichen für eine Schmerzproblematik vorliegen, bleiben hier außer Betracht.

Qualitätsbereich III – Unterstützung bei spezifischen Bedarfslagen		
3.4	**Aktualität der Schmerzeinschätzung**	
	Die Einrichtung erreichte einen Anteil von	**100 %** (10 von 10 Bewohnern)
	Referenzwert (Durchschnittswert)	**79,0 %**
	Bewertung	●●●●●

Ergebnisbericht Teil II - Qualitätsbereich 3 – Aktualität der Schmerzeimschätzung

Indikator 3.1	**Mindestgröße = 4 Personen**
Indikatoren 3.2 – 3.4	**Mindestgröße = 5 Personen**

In Teil III und Teil IV erfolgt eine weitere Differenzierung der Qualitätsergebnisse, zunächst auf Wohnbereichsebene und dann für den einzelnen Bewohner codiert mit seiner Pseudonym-Nummer. Diese Daten können dann für das interne Qualitätsmanagement genutzt werden.

Prozessschritt 5: Externe Plausibilitätsprüfung und internes Qualitätsmanagement

Plausibilitätskontrolle durch die Prüfdienste, die während des Prüfbesuchs stattfindet und Umsetzung der Ergebnisse im internen Qualitätsmanagement

3.8 Externe Plausibilitätskontrolle

Für die Versorgungsergebnisse, die von der Einrichtung und ihren Mitarbeitern erfasst und für die Berechnung öffentlicher Qualitätskennzahlen verwendet werden, ist eine externe Prüfung der Datenqualität vorgesehen.

Die Prüfung der Ergebniserfassung erfolgt in einem zweistufigen Verfahren

1) Eine „statistische Plausibilitätskontrolle“, die in der DatenAuswertungsStelle – DAS durchgeführt wird
2) Eine weitere Plausibilitätskontrolle durch die Prüfdienste, die während des Prüfbesuchs stattfindet

Statistische Plausibilitätskontrolle

Die datentechnische „statistische“ Plausibilitätskontrolle wird routinemäßig nach der Übermittlung der Daten aus der Ergebniserfassung an die DatenAuswertungsStelle – DAS durchgeführt. Hierbei wird geprüft, ob die

Angaben der Einrichtung zu einem Bewohner in sich stimmig sind. So ist es beispielsweise unwahrscheinlich, dass ein Bewohner, der mit nur wenig Unterstützung Treppen steigen kann, in liegender Position erheblich in der Bewegung eingeschränkt ist. Ebenso wenig plausibel ist es, dass eine größere Zahl Bewohner keinerlei Beeinträchtigung des Erinnerungsvermögens aufweist, aber räumlich desorientiert ist.

Die statistische Plausibilitätskontrolle umfasst auch die Überprüfung der Frage, ob alte Daten (aus der letzten Ergebniserfassung) unverändert übernommen worden sind. Dies betrifft den Bereich der Beurteilung von Selbstständigkeit und kognitiven Fähigkeiten.

Plausibilitätskontrolle während der externen Qualitätsprüfung

Wenn die statistische Plausibilitätskontrolle keine Probleme erkennen ließ, wird bei bestimmten Qualitätsaspekten eine Plausibilitätskontrolle während der externen Qualitätsprüfung durchgeführt. Diese Plausibilitätskontrolle ist fester Bestandteil des neuen Prüfverfahrens. Einbezogen werden hierbei sechs Bewohner, bei denen eine Ergebniserfassung durchgeführt wurde. Die Auswahl der Bewohner erfolgt durch die DatenAuswertungsStelle – DAS mittels der Pseudonym-Liste. Es handelt sich im Kern um die Überprüfung, ob die Informationen aus der Ergebniserfassung mit anderen Informationsquellen übereinstimmen oder nicht. Die Herausforderung für den Prüfer liegt hier vor allem darin, dass die Ergebniserfassung einen früheren Zustand des Bewohners beschreibt.

Die Plausibilitätskontrolle erfolgt während der Informationserfassung, die bei jeder Beurteilung der jeweiligen Qualitätsaspekte durch den Prüfdienst durchgeführt wird.

Zunächst verschafft sich der Prüfer sein Bild vom Bewohner und seiner Versorgungssituation, etwa durch Inaugenscheinnahme des Bewohners, durch Gespräche mit dem Bewohner oder mit den Pflegenden sowie durch die Dokumentation.

Zur Überprüfung der Plausibilität soll der Prüfer beurteilen, ob diese Informationen mit den Angaben aus der Ergebniserfassung in Einklang stehen oder nicht.

Der Prüfer überprüft also zum Beispiel, ob die Angaben zur Mobilität in der Ergebniserfassung plausibel sind:

- Entspricht die Beschreibung der Mobilität im Erhebungsbogen zur Ergebnisqualität dem aktuellen Status der Mobilität? An welchen Stellen gibt es Abweichungen?
- Welche Entwicklungen oder Ereignisse könnten diese Abweichung erklären?
- Gab es in den letzten Monaten gravierende Ereignisse wie Schlaganfall oder Fraktur?
    - Liegt eine Erkrankung vor, die mit einem stetigen Mobilitätsverlust einhergeht (z. B. Demenz)?
    - Gibt es Hinweise auf Mobilitätsverluste infolge einer Krankenhausbehandlung?
    - Gibt es andere Gründe?

Die Prüfer sollen diese Fragen im Gespräch mit den Mitarbeitern der Einrichtung und unter Nutzung weiterer Informationen klären. Geben die Mitarbeiter beispielsweise an, dass es zu einer gesundheitlichen Krise mit Auswirkungen auf die Mobilität gekommen ist, so müssten sich bestätigende Hinweise darauf auch in der Pflegedokumentation finden, z. B. Anpassung der Pflegeplanung, Pflegebericht. Können die Mitarbeiter die Veränderungen differenziert und nachvollziehbar beschreiben, so kann auf die Suche nach weiteren Hinweisen verzichtet werden. Nur wenn sich Abweichungen weder durch Aussagen der Mitarbeiter noch durch Informationen aus anderen Quellen aufklären lassen, ist von fehlender Plausibilität auszugehen.

Fehler bei der Ergebniserfassung werden nach den bisherigen Erfahrungen bei **nahezu jeder Einrichtung festgestellt**, in der eine Plausibilitätskontrolle stattfindet.

Dies ist bei **umfassenden Datenerhebungen nicht zu vermeiden**!

Doch nicht jeder fehlerhafte Eintrag ist relevant für die Gesamtbeurteilung. Es ist besonders wichtig, neben der Fehlerhäufigkeit die **Wertigkeit fehlerhafter Einträge für die Ergebniserfassung zu bewerten**. Flüchtigkeitsfehler (sie kommen häufig bei Datumsangaben vor) sind meist kein Grund, die Plausibilität generell infrage zu stellen.

Es kommt immer wieder vor, dass Abweichungen zwischen der Pflegedokumentation und dem Bogen zur Ergebniserfassung auftauchen. Unzutreffende Angaben können in beiden vorhanden sein. Prüfer wissen aus Erfahrung, wie begrenzt manchmal die Verlässlichkeit der Informationen aus der Dokumentation ist.

Der Prüfer hat die Aufgabe, zu versuchen durch Auskünfte der Mitarbeiter das betreffende Problem aufzuklären.

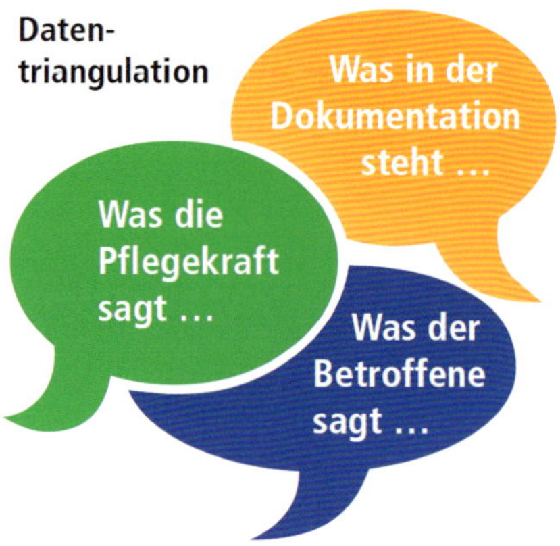
Daten-
triangulation
Was in der Dokumentation steht …
Was die Pflegekraft sagt …
Was der Betroffene sagt …

Hinweis

Datentriangulation!

Stellungnahme des Medizinischen Dienstes des Spitzenverbandes Bund der Krankenkassen e. V. (MDS) zur öffentlichen Anhörung zum Antrag der Fraktion BÜNDNIS 90/DIE GRÜNEN.

Kapitel 4 – Anhang

4.1 Falldarstellung und Ergebniserfassung Herr Severin Igor Schäfer

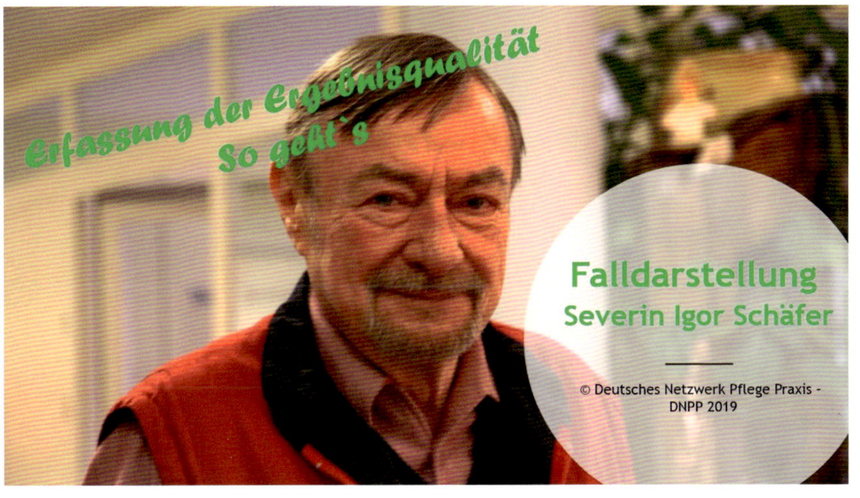

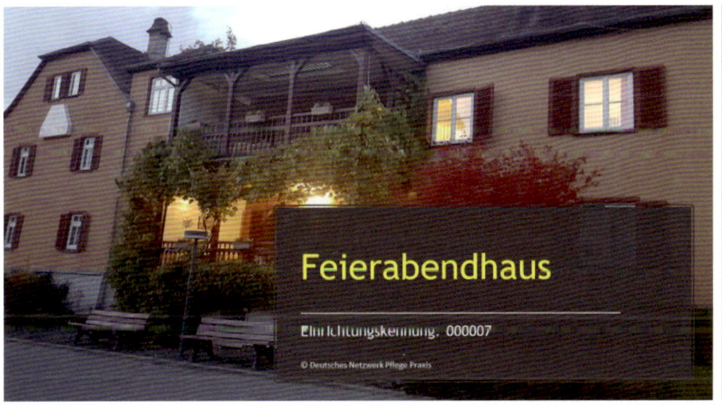

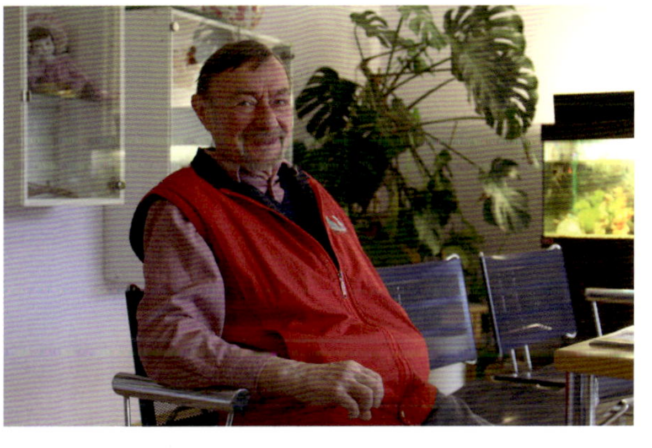

Fallgeschichte Herr Severin Igor Schäfer
• Er war bis zu seiner Frühberentung im Jahr 2009 als KFZ-Meister in einer KZF-Werkstatt tätig. • Bereits im Jahr 2007 stellte der Betriebsarzt eine **Nierenerkrankung** bei Herrn Schäfer fest. • Im Januar 2009 erlitt Herr Schäfer einen **Herzinfarkt** und erhielt im Krankenhaus drei Stents. • Während einer Röntgenuntersuchung mit Kontrastmittel im März 2009 kam es zum **Nierenversagen** bei Herrn Schäfer und er ist seit dem **dialysepflichtig**. • Im weiteren Verlauf des Jahres 2009 kam es zu **schweren Durchblutungsstörungen** in **beiden Beinen** von Herrn Schäfer und im Oktober 2009 wurde das **linke Bein am Oberschenkel amputiert**. • Im Dezember 2009 musste aufgrund eines **Darminfarktes ein Anus Praeter** bei Herrn Schäfer gelegt werden. • Im Jahr 2017 wurde bei Herrn Schäfer in vier Operationen **Hautkrebs am Kopf** entfernt und er erhielt eine **Eigenhauttransplantation**. • Seit drei Monaten hat er einen **Dekubitus der Kategorie III am Kreuzbein**.

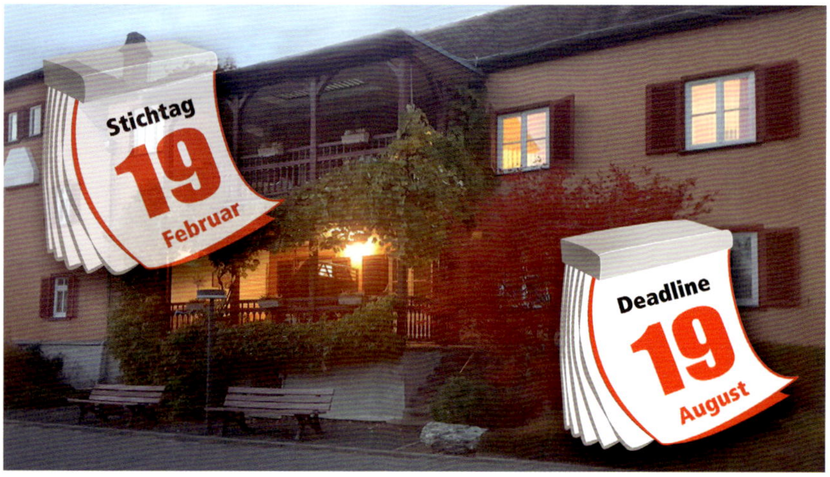

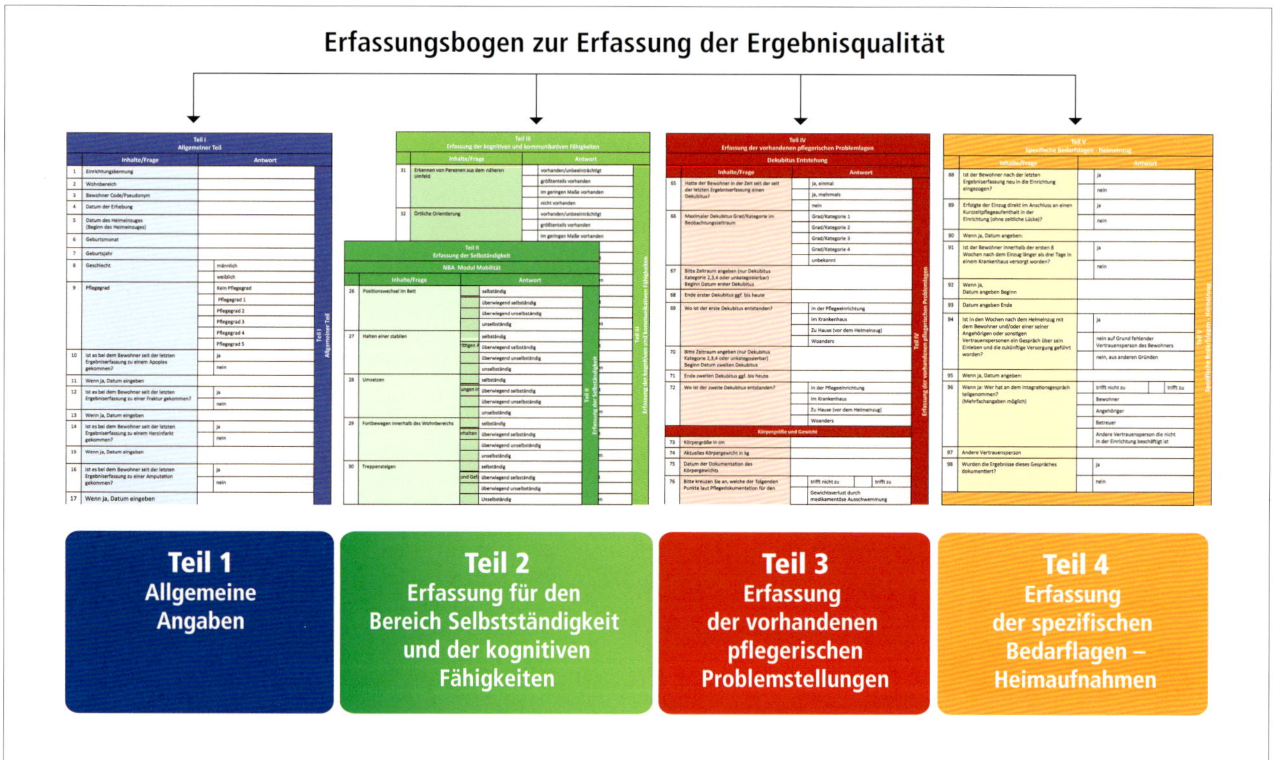

Erfassungsbogen zur Erfassung der Ergebnisqualität

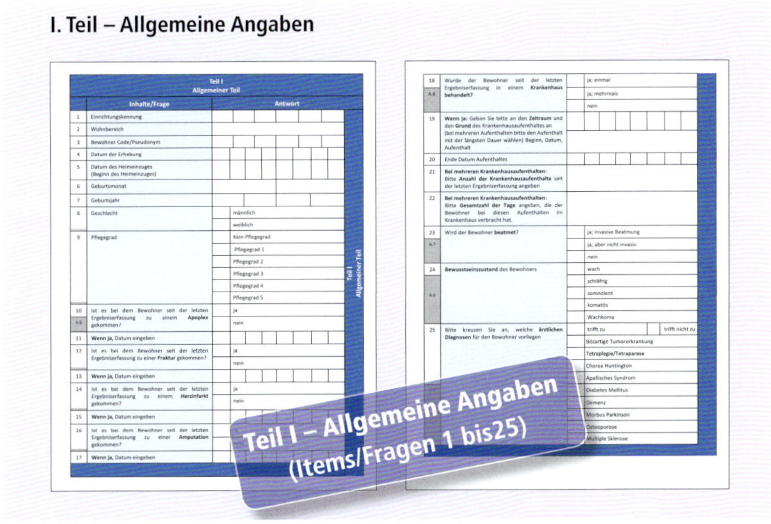

Teil I Allgemeiner Teil		
	Inhalt/Frage	**Antwort**
1	Einrichtungskennung	0 0 0 0 0 7
2	Wohnbereich	**Sonnenschein**
3	Bewohner-Code/Pseudonym	0 0 0 0 0 1
4	Datum der Erhebung	1 9 0 2 2 0 1 9

Das Pseudonym stellt eine Kombination aus beiden Nummern dar

Beispiel:

„Einrichtungs-ID“: 987654

„Bewohnerbezogene Nummer“: 000001

Pseudonym: 987654000001

Informationen aus der Verwaltungsdokumentation

Name:	Severin Igor Schäfer
Bewohnernummer:	000001
Geburtsdatum:	19.02.1950
Geschlecht:	männlich
Pflegekasse:	AOK Heidelberg
Pflegegrad:	4 - 01.11.2018
Einzugsdatum:	15.01.2010
Wohnbereich:	Sonnenschein

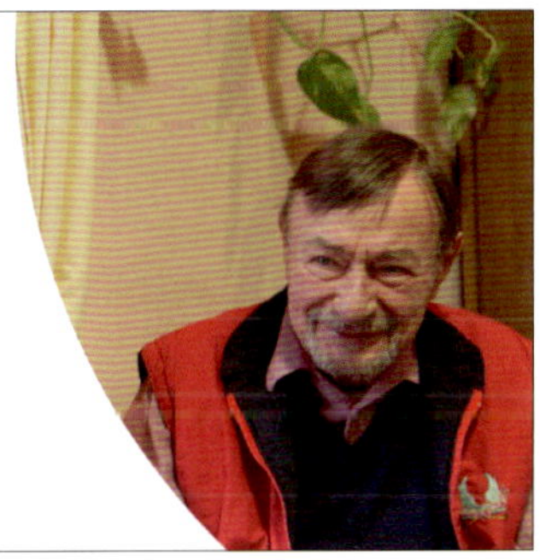

5	Datum des Heimeinzuges (Beginn des Heimeinzuges)		1 5 0 1 2 0 1 0
6	Geburtsmonat		0 2
7	Geburtsjahr		1 9 5 0
8	Geschlecht	x	männlich
			weiblich
9	Pflegegrad		kein Pflegegrad
			Pflegegrad 1
			Pflegegrad 2
			Pflegegrad 3
		x	Pflegegrad 4
			Pflegegrad 5

10 A.5	Ist es bei dem Bewohner seit der letzten Ergebniserfassung zu einem **Apoplex** gekommen?		ja
		x	nein
11	**Wenn ja,** Datum eingeben		
12	Ist es bei dem Bewohner seit der letzten Ergebniserfassung zu einer **Fraktur** gekommen?		ja
		x	nein
13	**Wenn ja,** Datum eingeben		
14	Ist es bei dem Bewohner seit der letzten Ergebniserfassung zu einem **Herzinfarkt** gekommen?		ja
		x	nein
15	**Wenn ja,** Datum eingeben		
16	Ist es bei dem Bewohner seit der letzten Ergebniserfassung zu einer **Amputation** gekommen?		ja
		x	nein
17	**Wenn ja,** Datum eingeben		

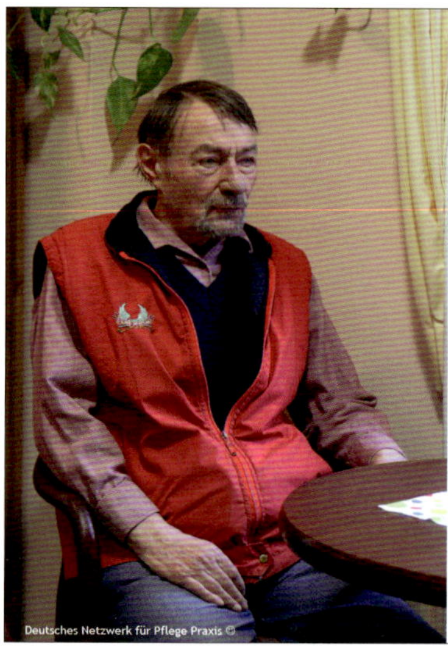

Ärztliche Diagnosen

Datum	Ärztliche Diagnose
1.2009	Herzinfarkt
2.2009	Anlage von drei Stents
3.2009	Terminale Niereninsuffizienz nach Kontrastmittelgabe bei vorgeschädigter Niere - Dialysepflichtig
	Mehrere Shunt Anlagen (Vernarbung) - mittlerweile Portzugang
9.2009	Ausgeprägte Durchblutungsstörungen in beiden Beinen (PAVK Grad III) - Amputation des linken Oberschenkels
11.2009	Darminfarkt mit Anlage eines Anus-Praeter
2018	Plattenepithelkarzinom am Kopf (mehrere OP und Rotationslappenplastik am Kopf)
11.2018	Dekubitus Kategorie III am Kreuzbein Chronische Schmerzen
2017	Augen OP am rechten Auge - seitdem hängt das rechte Augenlid

18 A.6	Wurde der Bewohner seit der letzten Ergebniserfassung in einem **Krankenhaus behandelt**?		ja; einmal
		x	ja; mehrmals
			nein
19	**Wenn ja:** Geben Sie bitte an den **Zeitraum** und den **Grund** des Krankenhausaufenthaltes an (bei mehreren Aufenthalten bitte den Aufenthalt mit der längsten Dauer wählen) Beginn, Datum, Aufenthalt.	1 4 0 1 2 0 1 9	Deckungsplastik – Eigen-Transplantation am Kopf
20	**Ende** Datum Aufenthaltes.	2 5 0 1 2 0 1 9	
21	**Bei mehreren Krankenhausaufenthalten**: Bitte **Anzahl der Krankenhausaufenthalte** seit der letzten Ergebniserfassung angeben.	2	
22	**Bei mehreren Krankenhausaufenthalten:** Bitte **Gesamtzahl der Tage** angeben, die der Bewohner bei diesen Aufenthalten im Krankenhaus verbracht hat.	15 Tage	

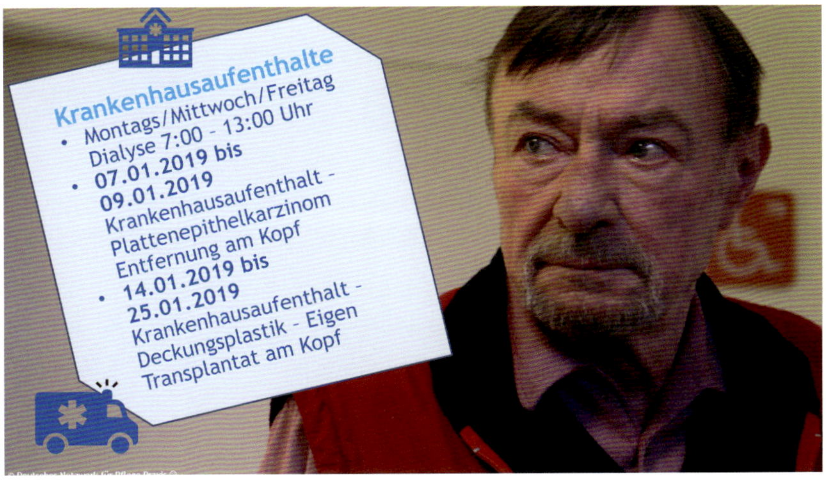
Krankenhausaufenthalte
• Montags/Mittwoch/Freitag Dialyse 7:00 - 13:00 Uhr
• 07.01.2019 bis 09.01.2019 Krankenhausaufenthalt - Plattenepithelkarzinom Entfernung am Kopf
• 14.01.2019 bis 25.01.2019 Krankenhausaufenthalt - Deckungsplastik - Eigen Transplantat am Kopf

23	Wird der Bewohner **beatmet**?		ja; invasive Beatmung
A.7			ja; aber nicht invasive
		x	nein
24	**Bewusstseinszustand** des Bewohners	x	wach
A.8			schläfrig
			somnolent
			komatös
			Wachkoma

	Wach	Der Bewohner ist ansprechbar und kann an Aktivitäten teilnehmen

25	Bitte kreuzen Sie an, welche **ärztlichen Diagnosen** für den Bewohner vorliegen	x	trifft zu		trifft nicht zu
		x	Bösartige Tumorerkrankung		
			Tetraplegie/Tetraparese		
			Chorea Huntington		
			Apallisches Syndrom		
A.9			Diabetes Mellitus		
			Demenz		
			Morbus Parkinson		
			Osteoporose		
			Multiple Sklerose		

II. Teil – Erfassung der Selbstständigkeit

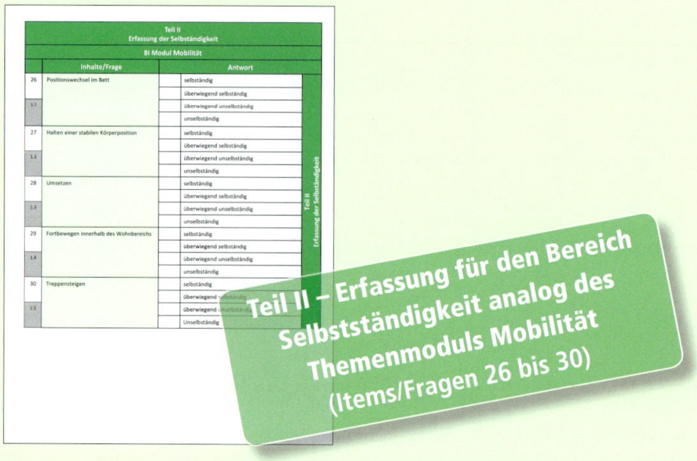

Teil II Erfassung der Selbständigkeit			
BI Modul Mobilität			
	Inhalt/Frage	Antwort	
26	Positionswechsel im Bett		selbständig
			überwiegend selbständig
1.1		x	überwiegend unselbständig
			unselbständig
27	Halten einer stabilen Körperposition		selbständig
		x	überwiegend selbständig
1.2			überwiegend unselbständig
			unselbständig
28	Umsetzen		selbständig
			überwiegend selbständig
1.3			überwiegend unselbständig
		x	unselbständig
29	Fortbewegen innerhalb des Wohnbereichs		selbständig
			überwiegend selbständig
1.4		x	überwiegend unselbständig
			unselbständig
30	Treppensteigen		selbständig
			überwiegend selbständig
1.5			überwiegend unselbständig
		x	unselbständig

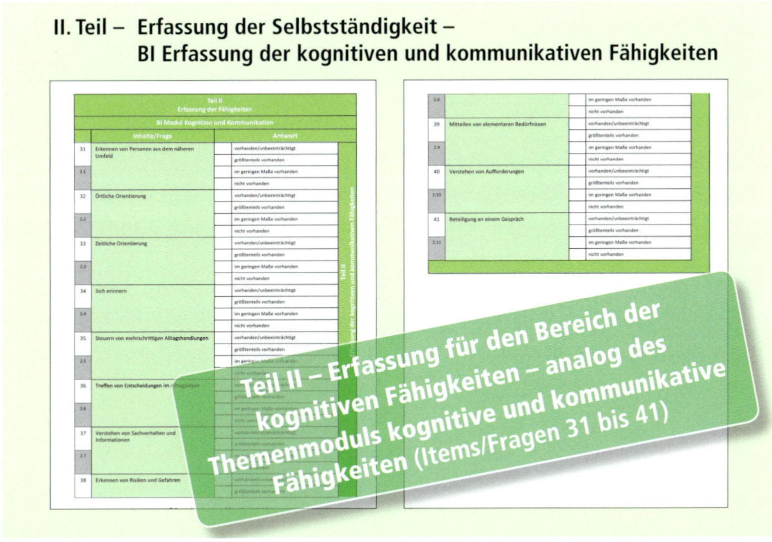

Teil II Erfassung der Selbständigkeit			
BI Modul Kognition und Kommunikation			
	Inhalt/Frage	Antwort	
31	Erkennen von Personen aus dem näheren Umfeld	x	vorhanden/unbeeinträchtigt
			größtenteils vorhanden
2.1			in geringem Maße vorhanden
			nicht vorhanden
32	Örtliche Orientierung	x	vorhanden/unbeeinträchtigt
			größtenteils vorhanden
2.2			in geringem Maße vorhanden
			nicht vorhanden
33	Zeitliche Orientierung	x	vorhanden/unbeeinträchtigt
			größtenteils vorhanden
2.3			in geringem Maße vorhanden
			nicht vorhanden
34	Sich erinnern	x	vorhanden/unbeeinträchtigt
			größtenteils vorhanden
2.4			in geringem Maße vorhanden
			nicht vorhanden
35	Steuern von mehrschrittigen Alltagshandlungen		vorhanden/unbeeinträchtigt
		x	größtenteils vorhanden
2.5			in geringem Maße vorhanden
			nicht vorhanden
36	Treffen von Entscheidungen im Alltagsleben		vorhanden/unbeeinträchtigt
		x	größtenteils vorhanden
2.6			in geringem Maße vorhanden
			nicht vorhanden

37	Verstehen von Sachverhalten und Informationen		vorhanden/unbeeinträchtigt
		x	größtenteils vorhanden
2.7			in geringem Maße vorhanden
			nicht vorhanden
38	Erkennen von Risiken und Gefahren		vorhanden/unbeeinträchtigt
			größtenteils vorhanden
2.8			in geringem Maße vorhanden
		x	nicht vorhanden
39	Mitteilen von elementaren Bedürfnissen	x	vorhanden/unbeeinträchtigt
			größtenteils vorhanden
2.9			in geringem Maße vorhanden
			nicht vorhanden
40	Verstehen von Aufforderungen	x	vorhanden/unbeeinträchtigt
			größtenteils vorhanden
2.10			in geringem Maße vorhanden
			nicht vorhanden
41	Beteiligung an einem Gespräch		vorhanden/unbeeinträchtigt
		x	größtenteils vorhanden
2.11			in geringem Maße vorhanden
			nicht vorhanden

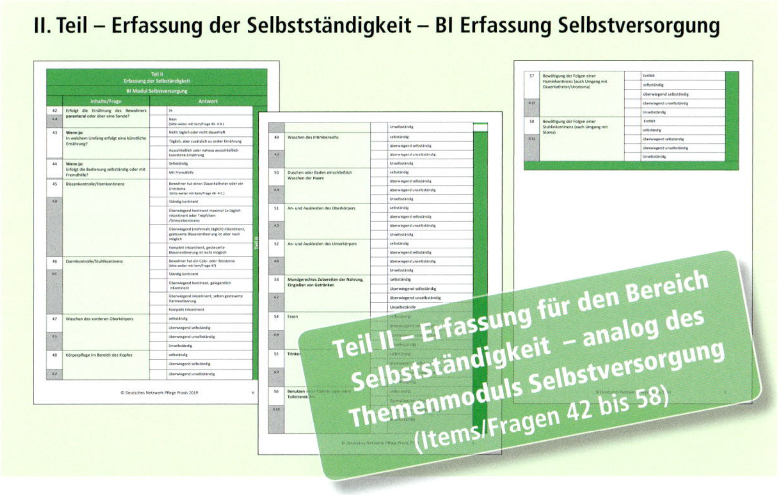

Teil II Erfassung der Selbständigkeit			
BI Modul Selbstversorgung			
	Inhalt/Frage	**Antwort**	
42 4.A	Erfolgt die Ernährung des Bewohners **parenteral** oder über eine Sonde?		ja
		x	nein (bitte weiter mit Item/Frage 45–4.B)
43	**Wenn ja:** In welchem Umfang erfolgt eine künstliche Ernährung?		nicht täglich oder nicht dauerhaft
			täglich, aber zusätzlich zu oraler Ernährung
			ausschließlich oder nahezu ausschließlich künstliche Ernährung
44	**Wenn ja:** Erfolgt die Bedienung selbständig oder mit Fremdhilfe?		selbständig
			mit Fremdhilfe
45 4.B	Blasenkontrolle/Harnkontinenz		Bewohner hat einen Dauerkatheter oder ein Urostoma (bitte weiter mit Item/Frage 46–4.C)
		x	ständig kontinent
			überwiegend kontinent maximal 1x täglich inkontinent oder Tröpfchen-/Stressinkontinenz
			überwiegend (mehrmals täglich) inkontinent, gesteuerte Blasenentleerung ist aber noch möglich
			komplett inkontinent, gesteuerte Blasenentleerung ist nicht möglich
46 4.C	Darmkontrolle/Stuhlkontinenz	x	Bewohner hat ein Colo- oder Ileostoma (bitte weiter mit Item/Frage 47)
			ständig kontinent
			überwiegend kontinent, gelegentlich inkontinent
			überwiegend inkontinent, selten gesteuerte Darmentleerung
		x	komplett inkontinent

47	Waschen des vorderen Oberkörpers		selbständig
			überwiegend selbständig
4.1		x	überwiegend unselbständig
			unselbständig
48	Körperpflege im Bereich des Kopfes		selbständig
			überwiegend selbständig
4.2			überwiegend unselbständig
		x	unselbständig

49	Waschen des Intimbereichs		selbständig
			überwiegend selbständig
4.3			überwiegend unselbständig
		x	unselbständig
50	Duschen oder Baden einschließlich Waschen der Haare		selbständig
			überwiegend selbständig
4.4			überwiegend unselbständig
		x	unselbständig
51	An- und Auskleiden des Oberkörpers		selbständig
			überwiegend selbständig
4.5			überwiegend unselbständig
			unselbständig
52	An- und Auskleiden des Unterkörpers		selbständig
			überwiegend selbständig
4.6			überwiegend unselbständig
		x	unselbständig
53	Mundgerechtes Zubereiten der Nahrung, Eingießen von Getränken		selbständig
			überwiegend selbständig
4.7		x	überwiegend unselbständig
			unselbständig
54	Essen	x	selbständig
			überwiegend selbständig
4.8			überwiegend unselbständig
			unselbständig
55	Trinken	x	selbständig
			überwiegend selbständig
4.9			überwiegend unselbständig
			unselbständig

56	Benutzen einer Toilette oder eines Toilettenstuhls		selbständig
			überwiegend selbständig
4.10			überwiegend unselbständig
		x	unselbständig
57	Bewältigung der Folgen einer Harninkontinenz (auch Umgang mit Dauerkatheter/Urostoma)		entfällt
		x	selbständig
			überwiegend selbständig
4.11			überwiegend unselbständig
			unselbständig
58	Bewältigung der Folgen einer Stuhlinkontinenz (auch Umgang mit Stoma)		entfällt
			selbständig
			überwiegend selbständig
4.12			überwiegend unselbständig
		x	unselbständig

II. Teil – Erfassung der Selbstständigkeit –
BI Erfassung Alltagsgestaltung und soziale Kontakte

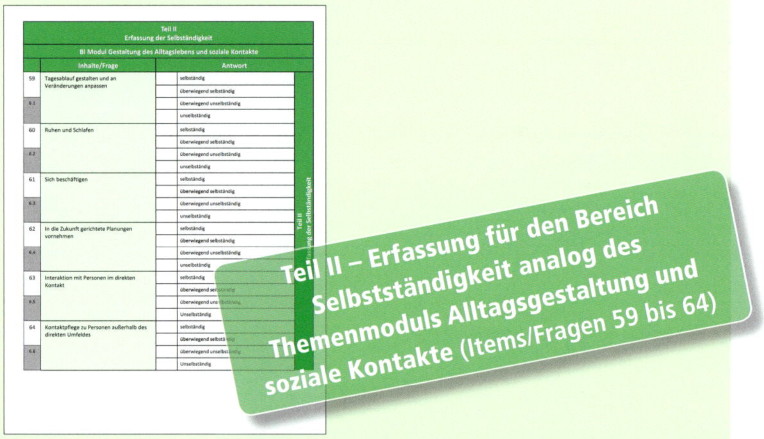

Teil II Erfassung der Selbständigkeit			
BI Modul Gestaltung des Alltagslebens und soziale Kontakte			
	Inhalt/Frage	Antwort	
59	Tagesablauf gestalten und an Veränderungen anpassen		selbständig
			überwiegend selbständig
6.1		x	überwiegend unselbständig
			unselbständig
60	Ruhen und Schlafen		selbständig
			überwiegend selbständig
6.2		x	überwiegend unselbständig
			unselbständig
61	Sich beschäftigen		selbständig
			überwiegend selbständig
6.3		x	überwiegend unselbständig
			unselbständig
62	In die Zukunft gerichtete Planungen vornehmen		selbständig
			überwiegend selbständig
6.4		x	überwiegend unselbständig
			unselbständig
63	Interaktion mit Personen im direkten Kontakt		selbständig
		x	überwiegend selbständig
6.5			überwiegend unselbständig
			unselbständig
64	Kontaktpflege zu Personen außerhalb des direkten Umfeldes		selbständig
			überwiegend selbständig
6.6		x	überwiegend unselbständig
			unselbständig

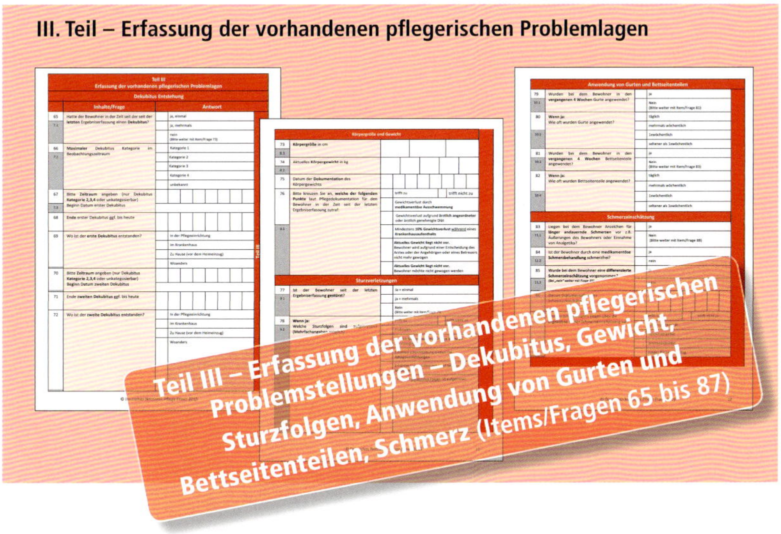

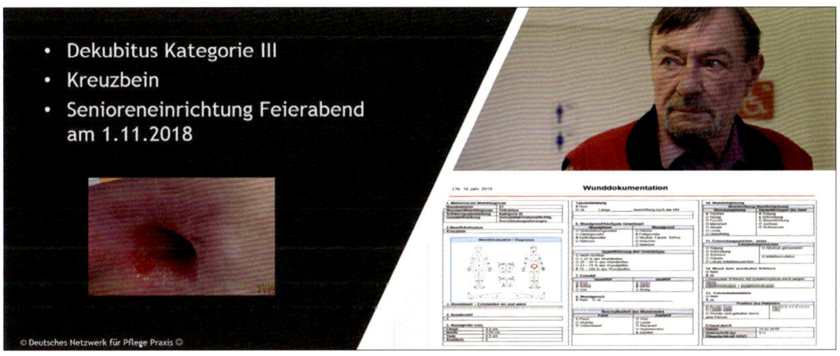

<table>
<tr><th colspan="10">Teil III
Erfassung von vorhandenen pflegerischen Problemlagen</th></tr>
<tr><th colspan="10">Dekubitus Entstehung</th></tr>
<tr><th></th><th>Inhalt/Frage</th><th colspan="8">Antwort</th></tr>
<tr><td>65
7.1</td><td>Hatte der Bewohner in der Zeit seit der letzten Ergebniserfassung einen Dekubitus?</td><td>x</td><td colspan="7">ja, einmal</td></tr>
<tr><td></td><td></td><td></td><td colspan="7">ja, mehrmals</td></tr>
<tr><td></td><td></td><td></td><td colspan="7">nein (Bitte weiter mit Item/Frage 73)</td></tr>
<tr><td>66
7.2</td><td>Maximaler Dekubitus, Kategorie im Beobachtungszeitraum</td><td></td><td colspan="7">Grad/Kategorie 1</td></tr>
<tr><td></td><td></td><td></td><td colspan="7">Grad/ Kategorie 2</td></tr>
<tr><td></td><td></td><td>x</td><td colspan="7">Grad/ Kategorie 3</td></tr>
<tr><td></td><td></td><td></td><td colspan="7">Grad/ Kategorie 4</td></tr>
<tr><td></td><td></td><td></td><td colspan="7">unbekannt</td></tr>
<tr><td>67
7.3</td><td>Bitte Zeitraum angeben (nur Dekubitus Kategorie 2, 3, 4 oder unkategorisierbar) Beginn Datum erster Dekubitus</td><td>0</td><td>1</td><td>0</td><td>8</td><td>2</td><td>0</td><td>1</td><td>8</td></tr>
<tr><td></td><td></td><td colspan="8">Dekubitus Kategorie III am Kreuzbein</td></tr>
<tr><td>68</td><td>Ende erster Dekubitus ggf. bis heute</td><td>1</td><td>9</td><td>0</td><td>2</td><td>2</td><td>0</td><td>1</td><td>9</td></tr>
</table>

69	Wo ist der **erste Dekubitus** entstanden?	x	in der Pflegeeinrichtung
			im Krankenhaus
			zu Hause (vor dem Heimeinzug)
			woanders
70	Bitte **Zeitraum** angeben (nur Dekubitus **Kategorie 2, 3, 4** oder unkategorisierbar) **Beginn Datum** zweiter Dekubitus		
71	Ende **zweiter Dekubitus** ggf. bis heute		
72	Wo ist der **zweite Dekubitus** entstanden?		in der Pflegeeinrichtung
			im Krankenhaus
			zu Hause (vor dem Heimeinzug)
			woanders

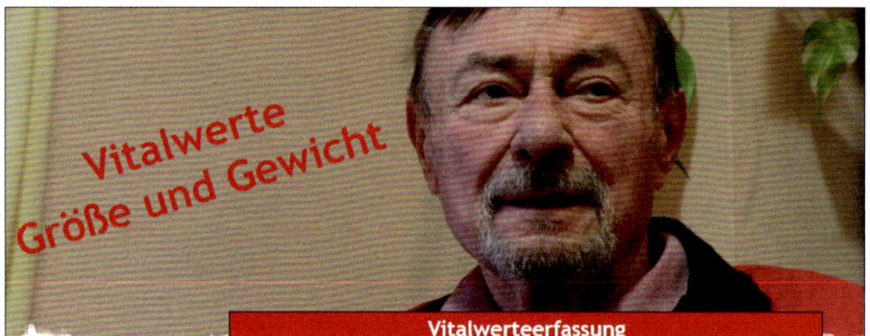

Vitalwerteerfassung			
Datum	Körpergröße	Datum	Körpergewicht
		19.02.2019	70 kg
		15.02.2019	69 kg
		13.02.2019	69,5 kg
		11.02.2019	65 kg
		25.01.2019	55 kg
02.01.2019	175 cm	10.01.2019	62 kg

Körpergröße und Gewicht									
73 / 8.1	**Körpergröße** in cm	1		7			5		
74 / 8.2	Aktuelles **Körpergewicht** in kg	0	7		0		0	0	
75 / 8.3	Datum der **Dokumentation** des Körpergewichts	1	9	0	2	2	0	1	9
76	Bitte kreuzen Sie an, **welche der folgenden Punkte** laut Pflegedokumentation für den Bewohner in der Zeit seit der letzten Ergebniserfassung zutrafen:	x	trifft zu					trifft nicht zu	
		x	Gewichtsverlust durch **medikamentöse Ausschwemmung.**						
		x	Gewichtsverlust aufgrund **ärztlich angeordneter** oder ärztlich genehmigter Diät.						
8.3		x	Mindestens **10% Gewichtsverlust** während eines **Krankenhausaufenthalts.**						
			Aktuelles Gewicht liegt nicht vor. Bewohner wird aufgrund einer Entscheidung des Arztes oder der Angehörigen oder eines Betreuers nicht mehr gewogen.						
			Aktuelles Gewicht liegt nicht vor. Bewohner möchte nicht gewogen werden.						

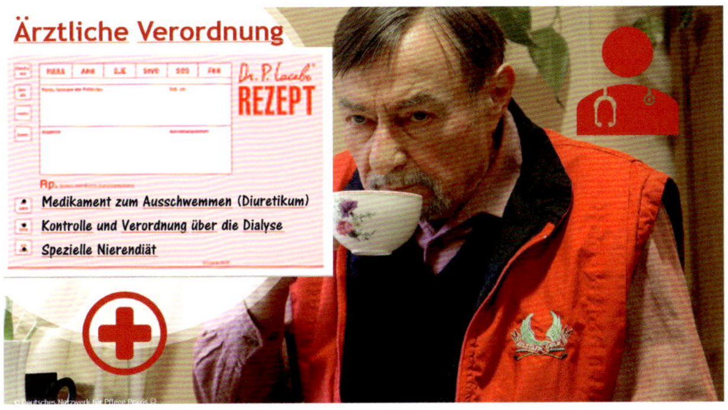
Ärztliche Verordnung
REZEPT
Rp.
Medikament zum Ausschwemmen (Diuretikum)
Kontrolle und Verordnung über die Dialyse
Spezielle Nierendiät

Sturzverletzungen			
77 / 9.1	Ist der Bewohner seit der letzten Ergebniserfassung **gestürzt**?		ja, einmal
			ja, mehrmals
		x	nein (Bitte weiter mit Item/Frage 79)
78 / 9.2	**Wenn ja:** Welche Sturzfolgen sind aufgetreten? (Mehrfachangaben möglich)		trifft zu / x trifft nicht zu
			Frakturen
			ärztlich **behandlungsbedürftige Wunden** (sturzbedingt)
			erhöhter Unterstützungsbedarf bei **Alltagsverrichtungen**
			erhöhter Unterstützungsbedarf bei der **Mobilität**
			keine der genannten Folgen ist aufgetreten

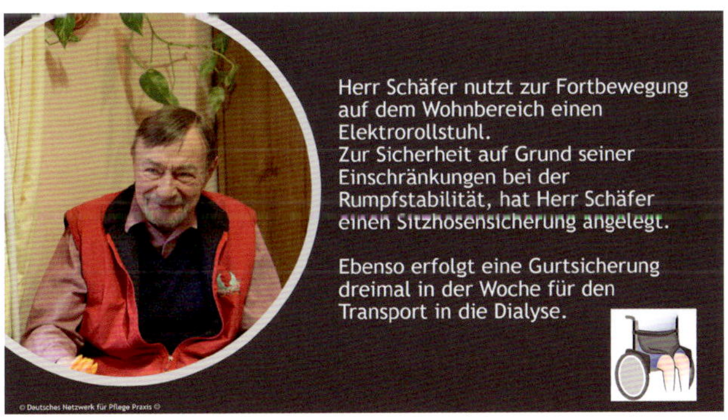
Herr Schäfer nutzt zur Fortbewegung auf dem Wohnbereich einen Elektrorollstuhl.
Zur Sicherheit auf Grund seiner Einschränkungen bei der Rumpfstabilität, hat Herr Schäfer einen Sitzhosensicherung angelegt.
Ebenso erfolgt eine Gurtsicherung dreimal in der Woche für den Transport in die Dialyse.

Anwendung von Gurten und Bettseitenteilen			
79 / 10.1	Wurden bei dem Bewohner in den **vergangenen 4 Wochen** Gurte angewendet?	x	ja
			nein (Bitte weiter mit Item/Frage 81)
80 / 10.2	**Wenn ja:** Wie oft wurden Gurte angewendet?	x	täglich
			mehrmals wöchentlich
			1 x wöchentlich
			seltener als 1 x wöchentlich
81 / 10.3	Wurden bei dem Bewohner in den **vergangenen 4 Wochen** Bettseitenteile angewendet?		ja
		x	nein (Bitte weiter mit Item/Frage 81)

82	**Wenn ja:** Wie oft wurden Bettseitenteile angewendet?		täglich
			mehrmals wöchentlich
10.4			1 x wöchentlich
			seltener als 1 x wöchentlich

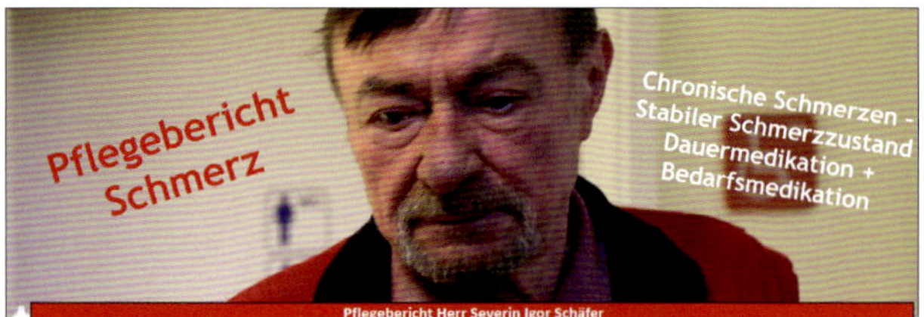

Pflegebericht Herr Severin Igor Schäfer			
25.01.2019	18:00 Uhr	Herr Schäfer klagt über heftigen Schmerzen an seinem Gesäß, dort wo der Dekubitus ist. Herr Schäfer vom Rollstuhl ins Bett transferiert. Seitenpositionierung auf die linke Seite. Bedarfsmedikation 30 Tropfen Novalmin	S.H
	19:30 Uhr	Auf Nachfrage gibt Herr Schäfer an, dass die Schmerzen zurückgegangen sind, allerdings noch nicht weg sind. Erneut 30 Tropfen Novalmin verabreicht und Positionswechsel auf die rechte Seite durchgeführt	S.H
	20:30 Uhr	Herr Schäfer schläft tief und fest	S.H

<table>
<tr><th colspan="10">Schmerzeinschätzung</th></tr>
<tr><td>83</td><td rowspan="2">Liegen bei dem Bewohner Anzeichen für länger andauernde Schmerzen vor, z. B. Äußerungen des Bewohners oder Einnahme von Analgetika?</td><td>x</td><td colspan="7">ja</td></tr>
<tr><td>11.1</td><td></td><td colspan="7">nein (Bitte weiter mit Item/Frage 88)</td></tr>
<tr><td>84</td><td rowspan="2">Ist der Bewohner durch eine medikamentöse Schmerzbehandlung schmerzfrei?</td><td></td><td colspan="7">ja</td></tr>
<tr><td>11.2</td><td>x</td><td colspan="7">nein</td></tr>
<tr><td>85</td><td rowspan="2">Wurde bei dem Bewohner eine differenzierte Schmerzeinschätzung vorgenommen?
(Bei „nein“ weiter mit Frage 88)</td><td>x</td><td colspan="7">ja</td></tr>
<tr><td>11.3</td><td></td><td colspan="7">nein</td></tr>
<tr><td>86</td><td>Datum Dokumentation der Schmerzeinschätzung</td><td>2</td><td>5</td><td>0</td><td>1</td><td>2</td><td>0</td><td>1</td><td>9</td></tr>
<tr><td rowspan="5">87</td><td rowspan="5">Welche Informationen liegen über die Ergebnisse dieser Schmerzeinschätzung vor?</td><td>x</td><td colspan="3">trifft zu</td><td></td><td colspan="3">trifft nicht zu</td></tr>
<tr><td>x</td><td colspan="7">Schmerzintensität</td></tr>
<tr><td>x</td><td colspan="7">Schmerzqualität</td></tr>
<tr><td>x</td><td colspan="7">Schmerzlokalität</td></tr>
<tr><td>x</td><td colspan="7">Folgen für Lebensalltag</td></tr>
</table>

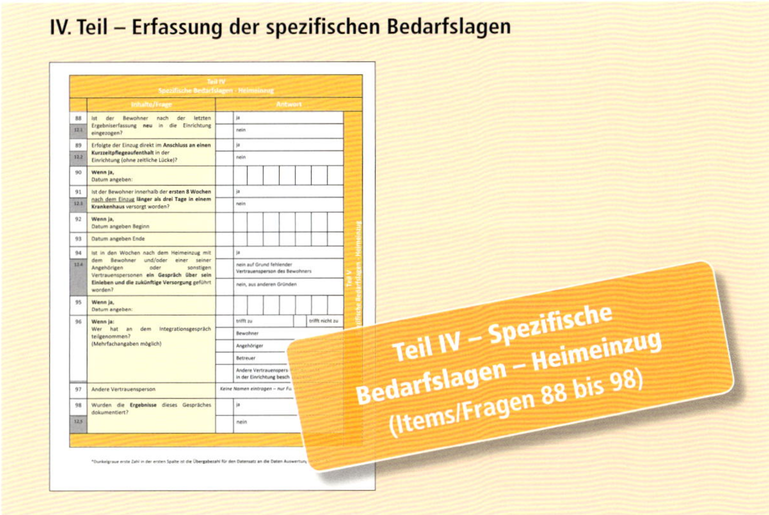

Teil IV Spezifische Bedarfslagen – Heimeinzug			
	Inhalt/Frage	**Antwort**	
88 12.1	Ist der Bewohner nach der letzten Ergebniserfassung **neu in die Einrichtung** eingezogen?		ja
		x	nein
89 12.2	Erfolgte der Einzug direkt im **Anschluss an einen Kurzzeitpflegeaufenthalt** in der Einrichtung (ohne zeitliche Lücke)?		ja
		x	nein
90	**Wenn ja,** Datum angeben		
91 12.3	Ist der Bewohner innerhalb der **ersten 8 Wochen** nach dem Einzug **länger als drei Tage in einem Krankenhaus** versorgt worden?		ja
		x	nein
92	Wenn ja, **Datum** angeben **Beginn**		
93	**Datum** angeben **Ende**		

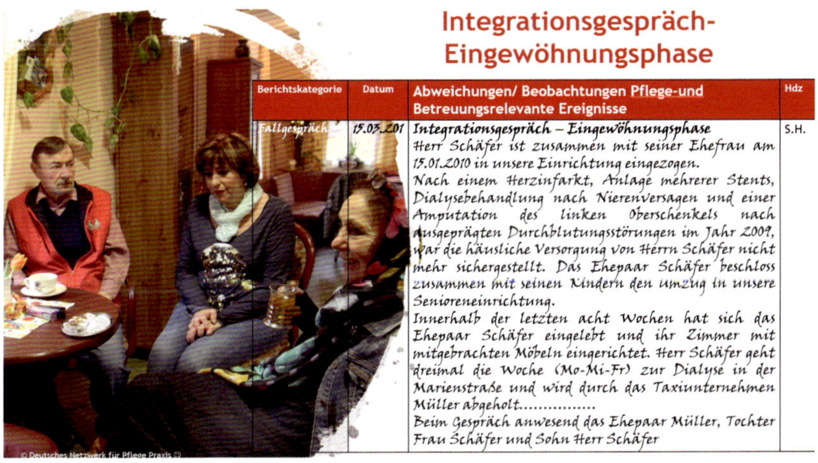

Integrationsgespräch-Eingewöhnungsphase

Berichtskategorie	Datum	Abweichungen/ Beobachtungen Pflege-und Betreuungsrelevante Ereignisse	Hdz
Fallgespräch	15.03.201	**Integrationsgespräch – Eingewöhnungsphase** Herr Schäfer ist zusammen mit seiner Ehefrau am 15.01.2010 in unsere Einrichtung eingezogen. Nach einem Herzinfarkt, Anlage mehrerer Stents, Dialysebehandlung nach Nierenversagen und einer Amputation des linken Oberschenkels nach ausgeprägten Durchblutungsstörungen im Jahr 2009, war die häusliche Versorgung von Herrn Schäfer nicht mehr sichergestellt. Das Ehepaar Schäfer beschloss zusammen mit seinen Kindern den umzug in unsere Senioreneinrichtung. Innerhalb der letzten acht Wochen hat sich das Ehepaar Schäfer eingelebt und ihr Zimmer mit mitgebrachten Möbeln eingerichtet. Herr Schäfer geht dreimal die Woche (Mo-Mi-Fr) zur Dialyse in der Marienstraße und wird durch das Taxiunternehmen Müller abgeholt............... Beim Gespräch anwesend das Ehepaar Müller, Tochter Frau Schäfer und Sohn Herr Schäfer	S.H.

94 12.4	Ist in den Wochen nach dem Heimeinzug mit dem Bewohner und/oder einem seiner Angehörigen oder sonstigen Vertrauenspersonen **ein Gespräch über sein Einleben und die zukünftige Versorgung** geführt worden?	x	ja							
			nein aufgrund fehlender Vertrauensperson des Bewohners							
			nein, aus anderen Gründen							
95	**Wenn ja,** Datum angeben	1	5	0	3	2	0	1	0	
96	**Wenn ja**: Wer hat an dem Integrationsgespräch teilgenommen? (Mehrfachangaben möglich)	x	trifft zu		trifft nicht zu					
		x	Bewohner							
		x	Angehöriger							
			Betreuer							
		x	Andere Vertrauenspersonen, die nicht in der Einrichtung beschäftigt sind							
97	Andere Vertrauensperson									
98 12.5	Wurden die **Ergebnisse** dieses Gespräches dokumentiert?	x	ja							
			nein							

4.2 Erfassungsbogen Herr Severin Igor Schäfer

Erhebungsbogen zur Erfassung von Versorgungsergebnissen der stationären Langzeitpflege

Teil I Allgemeiner Teil									
	Inhalt/Frage	**Antwort**							
1	Einrichtungskennung	0	0	0	0	0	7		
2	Wohnbereich	Sonnenschein							
3	Bewohner-Code/Pseudonym	0	0	0	0	0	1		
4	Datum der Erhebung	1	9	0	2	2	0	1	9
5	Datum des Heimeinzuges (Beginn des Heimeinzuges)	1	5	0	1	2	0	1	0
6	Geburtsmonat	0	2						
7	Geburtsjahr	1	9	5	0				
8	Geschlecht	x	männlich						
			weiblich						
9	Pflegegrad		kein Pflegegrad						
			Pflegegrad 1						
			Pflegegrad 2						
			Pflegegrad 3						
		x	Pflegegrad 4						
			Pflegegrad 5						
10	Ist es bei dem Bewohner seit der letzten Ergebniserfassung zu einem **Apoplex** gekommen?		ja						
A.5		x	nein						
11	**Wenn ja,** Datum eingeben								
12	Ist es bei dem Bewohner seit der letzten Ergebniserfassung zu einer **Fraktur** gekommen?		ja						
		x	nein						
13	**Wenn ja,** Datum eingeben								
14	Ist es bei dem Bewohner seit der letzten Ergebniserfassung zu einem **Herzinfarkt** gekommen?		ja						
		x	nein						
15	**Wenn ja,** Datum eingeben								
16	Ist es bei dem Bewohner seit der letzten Ergebniserfassung zu einer **Amputation** gekommen?		ja						
		x	nein						
17	**Wenn ja,** Datum eingeben								
18	Wurde der Bewohner seit der letzten Ergebniserfassung in einem **Krankenhaus behandelt**?		ja; einmal						
A.6		x	ja; mehrmals						
			nein						

19	**Wenn ja:** Geben Sie bitte an den **Zeitraum** und den **Grund** des Krankenhausaufenthaltes an (bei mehreren Aufenthalten bitte den Aufenthalt mit der längsten Dauer wählen) Beginn, Datum, Aufenthalt.	1 4 0 1 2 0 1 9			
		Deckungsplastik – Eigen-Transplantation am Kopf			
20	**Ende** Datum des Aufenthaltes.	2 5 0 1 2 0 1 9			
21	**Bei mehreren Krankenhausaufenthalten**: Bitte **Anzahl der Krankenhausaufenthalte** seit der letzten Ergebniserfassung angeben.	2			
22	**Bei mehreren Krankenhausaufenthalten:** Bitte **Gesamtzahl der Tage** angeben, die der Bewohner bei diesen Aufenthalten im Krankenhaus verbracht hat.	15 Tage			
23	Wird der Bewohner **beatmet**?		ja; invasive Beatmung		
A.7			ja; aber nicht invasive		
		x	nein		
24	**Bewusstseinszustand** des Bewohners	x	wach		
A.8			schläfrig		
			somnolent		
			komatös		
			Wachkoma		
25	Bitte kreuzen Sie an, welche **ärztlichen Diagnosen** für den Bewohner vorliegen	x	trifft zu		trifft nicht zu
		x	Bösartige Tumorerkrankung		
			Tetraplegie/Tetraparese		
			Chorea Huntington		
			Apallisches Syndrom		
A.9			Diabetes Mellitus		
			Demenz		
			Morbus Parkinson		
			Osteoporose		
			Multiple Sklerose		

Teil II Erfassung der Selbständigkeit			
BI Modul Mobilität			
	Inhalt/Frage	Antwort	
26	Positionswechsel im Bett		selbständig
			überwiegend selbständig
1.1		x	überwiegend unselbständig
			unselbständig
27	Halten einer stabilen Körperposition		selbständig
		x	überwiegend selbständig
1.2			überwiegend unselbständig
			unselbständig
28	Umsetzen		selbständig
			überwiegend selbständig
1.3			überwiegend unselbständig
		x	unselbständig
29	Fortbewegen innerhalb des Wohnbereichs		selbständig
			überwiegend selbständig
1.4		x	überwiegend unselbständig
			unselbständig
30	Treppensteigen		selbständig
			überwiegend selbständig
1.5			überwiegend unselbständig
		x	unselbständig

Teil II Erfassung der Selbständigkeit			
BI Modul Kognition und Kommunikation			
	Inhalt/Frage	Antwort	
31	Erkennen von Personen aus dem näheren Umfeld	x	vorhanden/unbeeinträchtigt
			größtenteils vorhanden
2.1			in geringem Maße vorhanden
			nicht vorhanden
32	Örtliche Orientierung	x	vorhanden/unbeeinträchtigt
			größtenteils vorhanden
2.2			in geringem Maße vorhanden
			nicht vorhanden
33	Zeitliche Orientierung	x	vorhanden/unbeeinträchtigt
			größtenteils vorhanden
2.3			in geringem Maße vorhanden
			nicht vorhanden
34	Sich erinnern	x	vorhanden/unbeeinträchtigt
			größtenteils vorhanden
2.4			in geringem Maße vorhanden
			nicht vorhanden
35	Steuern von mehrschrittigen Alltagshandlungen		vorhanden/unbeeinträchtigt
		x	größtenteils vorhanden
2.5			in geringem Maße vorhanden
			nicht vorhanden
36	Treffen von Entscheidungen im Alltagsleben		vorhanden/unbeeinträchtigt
		x	größtenteils vorhanden
2.6			in geringem Maße vorhanden
			nicht vorhanden
37	Verstehen von Sachverhalten und Informationen		vorhanden/unbeeinträchtigt
		x	größtenteils vorhanden
2.7			in geringem Maße vorhanden
			nicht vorhanden
38	Erkennen von Risiken und Gefahren		vorhanden/unbeeinträchtigt
			größtenteils vorhanden
2.8			in geringem Maße vorhanden
		x	nicht vorhanden

39	Mitteilen von elementaren Bedürfnissen	x	vorhanden/unbeeinträchtigt
			größtenteils vorhanden
2.9			in geringem Maße vorhanden
			nicht vorhanden
40	Verstehen von Aufforderungen	x	vorhanden/unbeeinträchtigt
			größtenteils vorhanden
2.10			in geringem Maße vorhanden
			nicht vorhanden
41	Beteiligung an einem Gespräch		vorhanden/unbeeinträchtigt
		x	größtenteils vorhanden
2.11			in geringem Maße vorhanden
			nicht vorhanden

Teil II Erfassung der Selbständigkeit			
BI Modul Selbstversorgung			
	Inhalt/Frage		**Antwort**
42 4.A	Erfolgt die Ernährung des Bewohners **parenteral** oder über eine Sonde?		ja
		x	nein (bitte weiter mit Item/Frage 45–4.B)
43 4.A	**Wenn ja:** In welchem Umfang erfolgt eine künstliche Ernährung?		nicht täglich oder nicht dauerhaft
			täglich, aber zusätzlich zu oraler Ernährung
			ausschließlich oder nahezu ausschließlich künstliche Ernährung
44 4.A	**Wenn ja:** Erfolgt die Bedienung selbständig oder mit Fremdhilfe?		selbständig
			mit Fremdhilfe
45 4.B	Blasenkontrolle/Harnkontinenz		Bewohner hat einen Dauerkatheter oder ein Urostoma (bitte weiter mit Item/Frage 46–4.C)
		x	ständig kontinent
			überwiegend kontinent, maximal 1x täglich inkontinent oder Tröpfchen-/Stressinkontinenz
			überwiegend (mehrmals täglich) inkontinent, gesteuerte Blasenentleerung ist aber noch möglich
			komplett inkontinent, gesteuerte Blasenentleerung ist nicht möglich
46 4.C	Darmkontrolle/Stuhlkontinenz	x	Bewohner hat ein Colo- oder Ileostoma (bitte weiter mit Item/Frage 47–4.1)
			ständig kontinent
			überwiegend kontinent, gelegentlich inkontinent
			überwiegend inkontinent, selten gesteuerte Darmentleerung
		x	komplett inkontinent
47 4.1	Waschen des vorderen Oberkörpers		selbständig
			überwiegend selbständig
		x	überwiegend unselbständig
			unselbständig
48 4.2	Körperpflege im Bereich des Kopfes		selbständig
			überwiegend selbständig
			überwiegend unselbständig
		x	unselbständig
49 4.3	Waschen des Intimbereichs		selbständig
			überwiegend selbständig
			überwiegend unselbständig
		x	unselbständig

50	Duschen oder Baden einschließlich Waschen der Haare		selbständig
			überwiegend selbständig
4.4			überwiegend unselbständig
		x	unselbständig
51	An- und Auskleiden des Oberkörpers		selbständig
			überwiegend selbständig
4.5			überwiegend unselbständig
		x	unselbständig
52	An- und Auskleiden des Unterkörpers		selbständig
			überwiegend selbständig
4.6			überwiegend unselbständig
		x	unselbständig
53	Mundgerechtes Zubereiten der Nahrung, Eingießen von Getränken		selbständig
			überwiegend selbständig
4.7		x	überwiegend unselbständig
			unselbständig
54	Essen	x	selbständig
			überwiegend selbständig
4.8			überwiegend unselbständig
			unselbständig
55	Trinken	x	selbständig
			überwiegend selbständig
4.9			überwiegend unselbständig
			unselbständig
56	Benutzen einer Toilette oder eines Toilettenstuhls		selbständig
			überwiegend selbständig
4.10			überwiegend unselbständig
		x	unselbständig
57	Bewältigung der Folgen einer Harninkontinenz (auch Umgang mit Dauerkatheter/Urostoma)		entfällt
		x	selbständig
			überwiegend selbständig
4.11			überwiegend unselbständig
			unselbständig
58	Bewältigung der Folgen einer Stuhlinkontinenz (auch Umgang mit Stoma)		entfällt
			selbständig
			überwiegend selbständig
4.12			überwiegend unselbständig
		x	unselbständig

Teil II Erfassung der Selbständigkeit			
BI Modul Gestaltung des Alltagslebens und soziale Kontakte			
	Inhalt/Frage	Antwort	
59	Tagesablauf gestalten und an Veränderungen anpassen		selbständig
			überwiegend selbständig
6.1		x	überwiegend unselbständig
			unselbständig
60	Ruhen und Schlafen		selbständig
			überwiegend selbständig
6.2		x	überwiegend unselbständig
			unselbständig
61	Sich beschäftigen		selbständig
			überwiegend selbständig
6.3		x	überwiegend unselbständig
			unselbständig
62	In die Zukunft gerichtete Planungen vornehmen		selbständig
		x	überwiegend selbständig
6.4			überwiegend unselbständig
			unselbständig
63	Interaktion mit Personen im direkten Kontakt		selbständig
		x	überwiegend selbständig
6.5			überwiegend unselbständig
			unselbständig
64	Kontaktpflege zu Personen außerhalb des direkten Umfeldes		selbständig
			überwiegend selbständig
6.6		x	überwiegend unselbständig
			unselbständig

Teil III Erfassung von vorhandenen pflegerischen Problemlagen									
Dekubitus Entstehung									
	Inhalt/Frage	Antwort							
65 7.1	Hatte der Bewohner in der Zeit seit der **letzten** Ergebniserfassung einen **Dekubitus**?	x	ja, einmal						
			ja, mehrmals						
			nein (Bitte weiter mit Item/Frage 73)						
66 7.2	**Maximaler** Dekubitus, Kategorie im Beobachtungszeitraum		Kategorie 1						
			Kategorie 2						
		x	Kategorie 3						
			Kategorie 4						
			unbekannt						
67 7.3	Bitte **Zeitraum** angeben (nur Dekubitus **Kategorie 2, 3, 4** oder unkategorisierbar) **Beginn Datum** erster Dekubitus	0	1	1	1	2	0	1	8
		Dekubitus Kategorie III am Kreuzbein							
68	**Ende** erster Dekubitus ggf. bis heute	1	9	0	2	2	0	1	9
69	Wo ist der **erste Dekubitus** entstanden?	x	in der Pflegeeinrichtung						
			im Krankenhaus						
			zu Hause (vor dem Heimeinzug)						
			woanders						
70	Bitte **Zeitraum** angeben (nur Dekubitus **Kategorie 2, 3, 4** oder unkategorisierbar) **Beginn Datum** zweiter Dekubitus								
71	Ende **zweiter Dekubitus** ggf. bis heute								
72	Wo ist der **zweite Dekubitus** entstanden?		in der Pflegeeinrichtung						
			im Krankenhaus						
			zu Hause (vor dem Heimeinzug)						
			woanders						
Körpergröße und Gewicht									
73 8.1	**Körpergröße** in cm	1	7	5					
74 8.2	Aktuelles **Körpergewicht** in kg	0	7	0	0	0			
75 8.3	Datum der **Dokumentation** des Körpergewichts	1	9	0	2	2	0	1	9

76	Bitte kreuzen Sie an, **welche der folgenden Punkte** laut Pflegedokumentation für den Bewohner in der Zeit seit der letzten Ergebniserfassung zutrafen:	x	trifft zu | | trifft nicht zu
		x	Gewichtsverlust durch **medikamentöse Ausschwemmung.**
		x	Gewichtsverlust aufgrund **ärztlich angeordneter** oder ärztlich genehmigter Diät.
8.3		x	Mindestens **10% Gewichtsverlust** während eines **Krankenhausaufenthalts.**
			Aktuelles Gewicht liegt nicht vor. Bewohner wird aufgrund einer Entscheidung des Arztes oder der Angehörigen oder eines Betreuers nicht mehr gewogen.
			Aktuelles Gewicht liegt nicht vor. Bewohner möchte nicht gewogen werden.
Sturzverletzungen			
77	Ist der Bewohner seit der letzten Ergebniserfassung **gestürzt**?		ja, einmal
9.1			ja, mehrmals
		x	nein (Bitte weiter mit Item/Frage 79)
78	**Wenn ja:** Welche Sturzfolgen sind aufgetreten? (Mehrfachangaben möglich)		trifft zu | | trifft nicht zu
			Frakturen
			ärztlich **behandlungsbedürftige Wunden** (sturzbedingt)
9.2			erhöhter Unterstützungsbedarf bei **Alltagsverrichtungen**
			erhöhter Unterstützungsbedarf bei der **Mobilität**
			keine der genannten Folgen ist aufgetreten
Anwendung von Gurten und Bettseitenteilen			
79	Wurden bei dem Bewohner in den **vergangenen 4 Wochen** Gurte angewendet?	x	ja
10.1			nein (Bitte weiter mit Item/Frage 81)
80	**Wenn ja:** Wie oft wurden Gurte angewendet?	x	täglich
			mehrmals wöchentlich
10.2			1 x wöchentlich
			seltener als 1 x wöchentlich
81	Wurden bei dem Bewohner in den **vergangenen 4 Wochen** Bettseitenteile angewendet?		ja
10.3		x	nein (Bitte weiter mit Item/Frage 83)
82	**Wenn ja:** Wie oft wurden Bettseitenteile angewendet?		täglich
			mehrmals wöchentlich
10.4			1 x wöchentlich
			seltener als 1 x wöchentlich

Schmerzeinschätzung									
83	Liegen bei dem Bewohner Anzeichen für länger andauernde Schmerzen vor, z. B. Äußerungen des Bewohners oder Einnahme von Analgetika?	x	ja						
11.1			nein (Bitte weiter mit Item/Frage 88)						
84	Ist der Bewohner durch eine medikamentöse Schmerzbehandlung schmerzfrei?		ja						
11.2		x	nein						
85	Wurde bei dem Bewohner eine differenzierte Schmerzeinschätzung vorgenommen? (Bei „nein" weiter mit Frage 88)	x	ja						
11.3			nein						
86	**Datum Dokumentation** der Schmerzeinschätzung	2	5	0	1	2	0	1	9
87	Welche **Informationen** liegen über die **Ergebnisse dieser Schmerzeinschätzung** vor?	x	trifft zu				trifft nicht zu		
		x	Schmerzintensität						
		x	Schmerzqualität						
		x	Schmerzlokalität						
		x	Folgen für Lebensalltag						

	Teil IV **Spezifische Bedarfslagen – Heimeinzug**		
	Inhalt/Frage	**Antwort**	
88	Ist der Bewohner nach der letzten Ergebniserfassung **neu in die Einrichtung** eingezogen?		ja
12.1		x	nein
89	Erfolgte der Einzug direkt im **Anschluss an einen Kurzzeitpflegeaufenthalt** in der Einrichtung (ohne zeitliche Lücke)?		ja
12.2		x	nein
90	**Wenn ja,** Datum angeben		
91	Ist der Bewohner innerhalb der **ersten 8 Wochen** nach dem Einzug **länger als drei Tage in einem Krankenhaus** versorgt worden?		ja
12.3		x	nein
92	Wenn ja, **Datum** angeben **Beginn**		
93	**Datum** angeben **Ende**		
94	Ist in den Wochen nach dem Heimeinzug mit dem Bewohner und/oder einem seiner Angehörigen oder sonstigen Vertrauenspersonen **ein Gespräch über sein Einleben und die zukünftige Versorgung** geführt worden?	x	ja
12.4			nein aufgrund fehlender Vertrauensperson des Bewohners
			nein, aus anderen Gründen
95	**Wenn ja,** Datum angeben		1 5 0 3 2 0 1 0
96	**Wenn ja**: Wer hat an dem Integrationsgespräch teilgenommen? (Mehrfachangaben möglich)	x	trifft zu
			trifft nicht zu
		x	Bewohner
		x	Angehöriger
			Betreuer
		x	Andere Vertrauenspersonen, die nicht in der Einrichtung beschäftigt sind
97	Andere Vertrauensperson		
98	Wurden die **Ergebnisse** dieses Gespräches dokumentiert?	x	ja
12.5			nein

*Graue erste Zahl in der ersten Spalte ist die Übergabezahl für den Datensatz an die Daten Auswertung Stelle (DAS)

4.3 Erfassungsbogen

Erhebungsbogen zur Erfassung von Versorgungsergebnissen der stationären Langzeitpflege

Teil I Allgemeiner Teil		
	Inhalt/Frage	**Antwort**
1	Einrichtungskennung	
2	Wohnbereich	
3	Bewohner-Code/Pseudonym	
4	Datum der Erhebung	
5	Datum des Heimeinzuges (Beginn des Heimeinzuges)	
6	Geburtsmonat	
7	Geburtsjahr	
8	Geschlecht	männlich
		weiblich
9	Pflegegrad	kein Pflegegrad
		Pflegegrad 1
		Pflegegrad 2
		Pflegegrad 3
		Pflegegrad 4
		Pflegegrad 5
10	Ist es bei dem Bewohner seit der letzten Ergebniserfassung zu einem **Apoplex** gekommen?	ja
A.5		nein
11	**Wenn ja,** Datum eingeben	
12	Ist es bei dem Bewohner seit der letzten Ergebniserfassung zu einer **Fraktur** gekommen?	ja
		nein
13	**Wenn ja,** Datum eingeben	
14	Ist es bei dem Bewohner seit der letzten Ergebniserfassung zu einem **Herzinfarkt** gekommen?	ja
		nein
15	**Wenn ja,** Datum eingeben	
16	Ist es bei dem Bewohner seit der letzten Ergebniserfassung zu einer **Amputation** gekommen?	ja
		nein
17	**Wenn ja,** Datum eingeben	
18	Wurde der Bewohner seit der letzten Ergebniserfassung in einem **Krankenhaus behandelt**?	ja; einmal
A.6		ja; mehrmals
		nein
19	**Wenn ja:** Geben Sie bitte an den **Zeitraum** und den **Grund** des Krankenhausaufenthaltes an (bei mehreren Aufenthalten bitte den Aufenthalt mit der längsten Dauer wählen) Beginn, Datum, Aufenthalt.	
20	**Ende** Datum des Aufenthaltes.	

21	**Bei mehreren Krankenhausaufenthalten**: Bitte **Anzahl der Krankenhausaufenthalte** seit der letzten Ergebniserfassung angeben.				
22	**Bei mehreren Krankenhausaufenthalten:** Bitte **Gesamtzahl der Tage** angeben, die der Bewohner bei diesen Aufenthalten im Krankenhaus verbracht hat.				
23	Wird der Bewohner **beatmet**?		ja; invasive Beatmung		
A.7			ja; aber nicht invasive		
			nein		
24	**Bewusstseinszustand** des Bewohners		wach		
A.8			schläfrig		
			somnolent		
			komatös		
			Wachkoma		
25	Bitte kreuzen Sie an, welche **ärztlichen Diagnosen** für den Bewohner vorliegen		trifft zu		trifft nicht zu
			Bösartige Tumorerkrankung		
			Tetraplegie/Tetraparese		
			Chorea Huntington		
			Apallisches Syndrom		
A.9			Diabetes Mellitus		
			Demenz		
			Morbus Parkinson		
			Osteoporose		
			Multiple Sklerose		

Teil II Erfassung der Selbständigkeit			
BI Modul Mobilität			
	Inhalt/Frage	Antwort	
26 1.1	Positionswechsel im Bett		selbständig
			überwiegend selbständig
			überwiegend unselbständig
			unselbständig
27 1.2	Halten einer stabilen Körperposition		selbständig
			überwiegend selbständig
			überwiegend unselbständig
			unselbständig
28 1.3	Umsetzen		selbständig
			überwiegend selbständig
			überwiegend unselbständig
			unselbständig
29 1.4	Fortbewegen innerhalb des Wohnbereichs		selbständig
			überwiegend selbständig
			überwiegend unselbständig
			unselbständig
30 1.5	Treppensteigen		selbständig
			überwiegend selbständig
			überwiegend unselbständig
			unselbständig

Teil II Erfassung der Selbständigkeit			
BI Modul Kognition und Kommunikation			
	Inhalt/Frage		Antwort
31	Erkennen von Personen aus dem näheren Umfeld		vorhanden/unbeeinträchtigt
			größtenteils vorhanden
2.1			in geringem Maße vorhanden
			nicht vorhanden
32	Örtliche Orientierung		vorhanden/unbeeinträchtigt
			größtenteils vorhanden
2.2			in geringem Maße vorhanden
			nicht vorhanden
33	Zeitliche Orientierung		vorhanden/unbeeinträchtigt
			größtenteils vorhanden
2.3			in geringem Maße vorhanden
			nicht vorhanden
34	Sich erinnern		vorhanden/unbeeinträchtigt
			größtenteils vorhanden
2.4			in geringem Maße vorhanden
			nicht vorhanden
35	Steuern von mehrschrittigen Alltagshandlungen		vorhanden/unbeeinträchtigt
			größtenteils vorhanden
2.5			in geringem Maße vorhanden
			nicht vorhanden
36	Treffen von Entscheidungen im Alltagsleben		vorhanden/unbeeinträchtigt
			größtenteils vorhanden
2.6			in geringem Maße vorhanden
			nicht vorhanden
37	Verstehen von Sachverhalten und Informationen		vorhanden/unbeeinträchtigt
			größtenteils vorhanden
2.7			in geringem Maße vorhanden
			nicht vorhanden
38	Erkennen von Risiken und Gefahren		vorhanden/unbeeinträchtigt
			größtenteils vorhanden
2.8			in geringem Maße vorhanden
			nicht vorhanden
39	Mitteilen von elementaren Bedürfnissen		vorhanden/unbeeinträchtigt
			größtenteils vorhanden
2.9			in geringem Maße vorhanden
			nicht vorhanden

40	Verstehen von Aufforderungen		vorhanden/unbeeinträchtigt
			größtenteils vorhanden
2.10			in geringem Maße vorhanden
			nicht vorhanden
41	Beteiligung an einem Gespräch		vorhanden/unbeeinträchtigt
			größtenteils vorhanden
2.11			in geringem Maße vorhanden
			nicht vorhanden

Teil II Erfassung der Selbständigkeit			
BI Modul Selbstversorgung			
	Inhalt/Frage		Antwort
42 4.A	Erfolgt die Ernährung des Bewohners **parenteral** oder über eine Sonde?		ja
			nein (bitte weiter mit Item/Frage 45–4.B)
43 4.A	**Wenn ja:** In welchem Umfang erfolgt eine künstliche Ernährung?		nicht täglich oder nicht dauerhaft
			täglich, aber zusätzlich zu oraler Ernährung
			ausschließlich oder nahezu ausschließlich künstliche Ernährung
44 4.A	**Wenn ja:** Erfolgt die Bedienung selbständig oder mit Fremdhilfe?		selbständig
			mit Fremdhilfe
45 4.B	Blasenkontrolle/Harnkontinenz		Bewohner hat einen Dauerkatheter oder ein Urostoma (bitte weiter mit Item/Frage 46–4.C)
			ständig kontinent
			überwiegend kontinent, maximal 1x täglich inkontinent oder Tröpfchen-/Stressinkontinenz
			überwiegend (mehrmals täglich) inkontinent, gesteuerte Blasenentleerung ist aber noch möglich
			komplett inkontinent, gesteuerte Blasenentleerung ist nicht möglich
46 4.C	Darmkontrolle/Stuhlkontinenz		Bewohner hat ein Colo- oder Ileostoma (bitte weiter mit Item/Frage 47–4.1)
			ständig kontinent
			überwiegend kontinent, gelegentlich inkontinent
			überwiegend inkontinent, selten gesteuerte Darmentleerung
			komplett inkontinent
47 4.1	Waschen des vorderen Oberkörpers		selbständig
			überwiegend selbständig
			überwiegend unselbständig
			unselbständig
48 4.2	Körperpflege im Bereich des Kopfes		selbständig
			überwiegend selbständig
			überwiegend unselbständig
			unselbständig
49 4.3	Waschen des Intimbereichs		selbständig
			überwiegend selbständig
			überwiegend unselbständig
			unselbständig

50	Duschen oder Baden einschließlich Waschen der Haare		selbständig
			überwiegend selbständig
4.4			überwiegend unselbständig
			unselbständig
51	An- und Auskleiden des Oberkörpers		selbständig
			überwiegend selbständig
4.5			überwiegend unselbständig
			unselbständig
52	An- und Auskleiden des Unterkörpers		selbständig
			überwiegend selbständig
4.6			überwiegend unselbständig
			unselbständig
53	Mundgerechtes Zubereiten der Nahrung, Eingießen von Getränken		selbständig
			überwiegend selbständig
4.7			überwiegend unselbständig
			unselbständig
54	Essen		selbständig
			überwiegend selbständig
4.8			überwiegend unselbständig
			unselbständig
55	Trinken		selbständig
			überwiegend selbständig
4.9			überwiegend unselbständig
			unselbständig
56	Benutzen einer Toilette oder eines Toilettenstuhls		selbständig
			überwiegend selbständig
4.10			überwiegend unselbständig
			unselbständig
57	Bewältigung der Folgen einer Harninkontinenz (auch Umgang mit Dauerkatheter/Urostoma)		entfällt
			selbständig
			überwiegend selbständig
4.11			überwiegend unselbständig
			unselbständig
58	Bewältigung der Folgen einer Stuhlinkontinenz (auch Umgang mit Stoma)		entfällt
			selbständig
			überwiegend selbständig
4.12			überwiegend unselbständig
			unselbständig

	Teil II Erfassung der Selbständigkeit		
	BI Modul Gestaltung des Alltagslebens und soziale Kontakte		
	Inhalt/Frage		**Antwort**
59	Tagesablauf gestalten und an Veränderungen anpassen		selbständig
			überwiegend selbständig
6.1			überwiegend unselbständig
			unselbständig
60	Ruhen und Schlafen		selbständig
			überwiegend selbständig
6.2			überwiegend unselbständig
			unselbständig
61	Sich beschäftigen		selbständig
			überwiegend selbständig
6.3			überwiegend unselbständig
			unselbständig
62	In die Zukunft gerichtete Planungen vornehmen		selbständig
			überwiegend selbständig
6.4			überwiegend unselbständig
			unselbständig
63	Interaktion mit Personen im direkten Kontakt		selbständig
			überwiegend selbständig
6.5			überwiegend unselbständig
			unselbständig
64	Kontaktpflege zu Personen außerhalb des direkten Umfeldes		selbständig
			überwiegend selbständig
6.6			überwiegend unselbständig
			unselbständig

Teil III Erfassung von vorhandenen pflegerischen Problemlagen			
Dekubitus Entstehung			
	Inhalt/Frage		**Antwort**
65 7.1	Hatte der Bewohner in der Zeit seit der **letzten** Ergebniserfassung einen **Dekubitus**?		ja, einmal
			ja, mehrmals
			nein (Bitte weiter mit Item/Frage 73)
66 7.2	**Maximaler** Dekubitus, Kategorie im Beobachtungszeitraum		Kategorie 1
			Kategorie 2
			Kategorie 3
			Kategorie 4
			unbekannt
67 7.3	Bitte **Zeitraum** angeben (nur Dekubitus **Kategorie 2, 3, 4** oder unkategorisierbar) **Beginn Datum** erster Dekubitus		
68	**Ende** erster Dekubitus ggf. bis heute		
69	Wo ist der **erste Dekubitus** entstanden?		in der Pflegeeinrichtung
			im Krankenhaus
			zu Hause (vor dem Heimeinzug)
			woanders
70	Bitte **Zeitraum** angeben (nur Dekubitus **Kategorie 2, 3, 4** oder unkategorisierbar) **Beginn Datum** zweiter Dekubitus		
71	Ende **zweiter Dekubitus** ggf. bis heute		
72	Wo ist der **zweite Dekubitus** entstanden?		in der Pflegeeinrichtung
			im Krankenhaus
			zu Hause (vor dem Heimeinzug)
			woanders
Körpergröße und Gewicht			
73 8.1	**Körpergröße** in cm		
74 8.2	Aktuelles **Körpergewicht** in kg		
75 8.3	Datum der **Dokumentation** des Körpergewichts		

76	Bitte kreuzen Sie an, **welche der folgenden Punkte** laut Pflegedokumentation für den Bewohner in der Zeit seit der letzten Ergebniserfassung zutrafen:		trifft zu | | trifft nicht zu
			Gewichtsverlust durch **medikamentöse Ausschwemmung.**
			Gewichtsverlust aufgrund **ärztlich angeordneter** oder ärztlich genehmigter Diät.
8.3			Mindestens **10% Gewichtsverlust** während eines **Krankenhausaufenthalts.**
			Aktuelles Gewicht liegt nicht vor. Bewohner wird aufgrund einer Entscheidung des Arztes oder der Angehörigen oder eines Betreuers nicht mehr gewogen.
			Aktuelles Gewicht liegt nicht vor. Bewohner möchte nicht gewogen werden.
	Sturzverletzungen		
77	Ist der Bewohner seit der letzten Ergebniserfassung **gestürzt**?		ja, einmal
9.1			ja, mehrmals
			nein (Bitte weiter mit Item/Frage 79)
78	**Wenn ja:** Welche Sturzfolgen sind aufgetreten? (Mehrfachangaben möglich)		trifft zu | | trifft nicht zu
			Frakturen
			ärztlich **behandlungsbedürftige Wunden** (sturzbedingt)
9.2			erhöhter Unterstützungsbedarf bei **Alltagsverrichtungen**
			erhöhter Unterstützungsbedarf bei der **Mobilität**
			keine der genannten Folgen ist aufgetreten
	Anwendung von Gurten und Bettseitenteilen		
79	Wurden bei dem Bewohner in den **vergangenen 4 Wochen** Gurte angewendet?		ja
10.1			nein (Bitte weiter mit Item/Frage 81)
80	**Wenn ja:** Wie oft wurden Gurte angewendet?		täglich
			mehrmals wöchentlich
10.2			1 x wöchentlich
			seltener als 1 x wöchentlich
81	Wurden bei dem Bewohner in den **vergangenen 4 Wochen** Bettseitenteile angewendet?		ja
10.3			nein (Bitte weiter mit Item/Frage 81)
82	**Wenn ja:** Wie oft wurden Bettseitenteile angewendet?		täglich
			mehrmals wöchentlich
10.4			1 x wöchentlich
			seltener als 1 x wöchentlich

Schmerzeinschätzung				
83 / 11.1	Liegen bei dem Bewohner Anzeichen für länger andauernde Schmerzen vor, z. B. Äußerungen des Bewohners oder Einnahme von Analgetika?		ja	
			nein (Bitte weiter mit Item/Frage 88)	
84 / 11.2	Ist der Bewohner durch eine medikamentöse Schmerzbehandlung schmerzfrei?		ja	
			nein	
85 / 11.3	Wurde bei dem Bewohner eine differenzierte Schmerzeinschätzung vorgenommen? (Bei „nein" weiter mit Frage 88)		ja	
			nein	
86	**Datum Dokumentation** der Schmerzeinschätzung			
87	Welche **Informationen** liegen über die **Ergebnisse dieser Schmerzeinschätzung** vor?		trifft zu	trifft nicht zu
			Schmerzintensität	
			Schmerzqualität	
			Schmerzlokalität	
			Folgen für Lebensalltag	

Teil IV Spezifische Bedarfslagen – Heimeinzug				
	Inhalt/Frage		**Antwort**	
88 12.1	Ist der Bewohner nach der letzten Ergebniserfassung **neu in die Einrichtung** eingezogen?		ja nein	
89 12.2	Erfolgte der Einzug direkt im **Anschluss an einen Kurzzeitpflegeaufenthalt** in der Einrichtung (ohne zeitliche Lücke)?		ja nein	
90	**Wenn ja,** Datum angeben			
91 12.3	Ist der Bewohner innerhalb der **ersten 8 Wochen** nach dem Einzug **länger als drei Tage in einem Krankenhaus** versorgt worden?		ja nein	
92	Wenn ja, **Datum** angeben **Beginn**			
93	**Datum** angeben **Ende**			
94 12.4	Ist in den Wochen nach dem Heimeinzug mit dem Bewohner und/oder einem seiner Angehörigen oder sonstigen Vertrauenspersonen **ein Gespräch über sein Einleben und die zukünftige Versorgung** geführt worden?		ja nein aufgrund fehlender Vertrauensperson des Bewohners nein, aus anderen Gründen	
95	**Wenn ja,** Datum angeben			
96	**Wenn ja:** Wer hat an dem Integrationsgespräch teilgenommen? (Mehrfachangaben möglich)		trifft zu	trifft nicht zu
			Bewohner	
			Angehöriger	
			Betreuer	
			Andere Vertrauenspersonen, die nicht in der Einrichtung beschäftigt sind	
97	Andere Vertrauensperson	*Keine Namen eintragen – nur Funktion!*		
98 12.5	Wurden die **Ergebnisse** dieses Gespräches dokumentiert?		ja nein	

*Dunkelgraue erste Zahl in der ersten Spalte ist die Übergabezahl für den Datensatz an die Daten Auswertung Stelle (DAS)

4.4 Übersichtsliste Erfassungs-Messung PDL

Übersichtsliste Erfassung, Messung und Darstellung der Ergebnisqualität

inrichtungs-ennung	000007	Einrichtungsname	Feierabendhaus	Einrichtungsanschrift	Hauptsraße am Bodensee
erantwortliche Person für die Ergebniserfassung	Sabine Hindrichs				

Zeitstrahl Ergebniserfassung

Stichtags-datum	Erfassungszeitraum 14 Tage		Phase I		Phase II		Phase III			
	19.02.20	05.03.2020		12.03.2020		26.03.2020		02.04.2020		03.04.2020
	Erfassungszeitraum *14 Tage*		Auswertungszeitraum 1 Datenprüfung DAS/Einrichtung/DAS *7 Tage*		Korrekturzeitraum DAS *14 Tage*		Auswertungszeitraum 2 Qualitätsindiaktoren DAS 7 Tage		Reporting an Landesverband Pflegekassen und Prüfdienst und die Einrichtung Kommentierung	
			21 Tage Gesamt Korrekturzeitraum							
	42 Tage									
	19.09.20	03.10.2020		10.10.2020		24.10.2020		31.10.2020		31.10.2020

Ergeniserfassung

Pseudonym Nummer	Wohn-bereich	Bewohner Nummer	Nachname	Vorname	Geburts-datum	Geschlecht	Pflegegrad	Datum Heimeinzug	Ausscheidungs-datum	Einbezug in Erfassung	Ausschluss-kriterium	Erfassender Mitarbeiter	Geplante Erhebungsdatum
000007000001	WB 1	920001	Schäfer	Severin Igor	19.02.1950	männlich	Pflegegrad 4	15.01.2010		ja		U. Rommel	19.02.2020
000007000002	WB 2	920258	Soden	Sieglinde Inge		weiblich							
000007000003	WB 3	920687	Schweizer	Sofia Isolde		weiblich							
000007000004	WB 4	922268	Süßmund	Simone Isabella		weiblich							
000007000005	WB 1	925554	Schopenhauer	Siegfried Ingmar		männlich							
000007000006	WB 1	925548	Sauerbruch	Samuel Ignaz		männlich	Pflegegrad 5						
000007000007	WB 1	926666											
000007000008	WB 4	925889											
000007000009	WB 2	927889											
000007000010	WB 2	925589											

Internes Qualitätsmanagement

Pseudonym Nummer	Mobilität	Kognitive Fähigkeiten	Pflegegrad management	Pflege Visite	Fortbildungs-bedarf	Erhebung datum
000007000001	beeinträchtigt	vorhanden	korrekt	Maßnahmen erforderlich	Schulung Wunden	19.02.202

Pflege RiLi 8Abs8 SGBXI Digitalisierung GKV

Richtlinien des GKV-Spitzenverbandes

nach § 8 Absatz 8 SGB XI

zur Förderung der Digitalisierung

in stationären und ambulanten Pflegeeinrichtungen

Der GKV-Spitzenverband[1] hat im Einvernehmen mit dem Verband der Privaten Krankenversicherung e. V.

auf Grundlage des § 8 Absatz 8 SGB XI

am 08.04.2019 die nachfolgenden Richtlinien beschlossen. Den Verbänden der Leistungserbringer auf Bundesebene wurde Gelegenheit zur Stellungnahme gegeben. Das Bundesministerium für Gesundheit hat die Richtlinien am 26.04.2019 genehmigt.

Präambel

Mit dem am 1. Januar 2019 in Kraft getretenen Pflegepersonal-Stärkungsgesetz sollen die Pflegekräfte in ambulanten und stationären Einrichtungen durch verschiedene Maßnahmen entlastet und die Versorgung Pflegebedürftiger verbessert werden. Die Anschaffung und der richtige Einsatz digitaler oder technischer Ausrüstung birgt ein erhebliches Potential. So ist zu erwarten, dass durch den Einsatz neuer Technologien Pflegekräfte in ihrem Arbeitsalltag spürbar entlastet werden und mehr Zeit für die Pflegebedürftigen haben.

Um die Digitalisierung in der Pflege und damit die Entlastung der Pflegekräfte voranzubringen, fördert die soziale und private Pflegeversicherung die Anschaffung von entsprechender digitaler und technischer Ausrüstung mit einem einmaligen Zuschuss. Die vorliegenden Richtlinien regeln die Voraussetzungen und das Verfahren zur Vergabe der Fördermittel.

Die Richtlinien sind verbindlich für die Pflegekassen und die Landesverbände der Pflegekassen. Sie gelten für alle Maßnahmen gemäß § 1 dieser Richtlinien.

§ 1 Gegenstand der Förderung

(1) Förderfähig sind einmalige Anschaffungen von digitaler oder technischer Ausrüstung sowie damit einhergehende Kosten der Inbetriebnahme wie der Erwerb von Lizenzen oder die Einrichtung von W-LAN, die insbesondere

- die Entbürokratisierung der Pflegedokumentation,
- die Dienst- und Tourenplanung,
- das interne Qualitätsmanagement,
- die Erhebung von Qualitätsindikatoren,
- die Zusammenarbeit zwischen Ärzten und stationären Pflegeeinrichtungen (einschließlich Videosprechstunden),
- die elektronische Abrechnung pflegerischer Leistungen nach § 105 SGB XI sowie
- die Aus-, Fort-, Weiterbildung oder Schulung, die insbesondere im Zusammenhang mit der Anschaffung von digitaler oder technischer Ausrüstung stehen

betreffen.

(2) Die Entlastung der Pflegekräfte muss Hauptzweck der Anschaffung oder der Maßnahme sein. Ein Antrag kann mehrere zeitlich und sachlich unterschiedliche Maßnahmen und Anschaffungen enthalten, die als Gesamtkonzept betrachtet und entsprechend der Maximalbeträge in § 2 bewilligt werden können.

§ 2 Höhe der Fördermittel

Die Förderung erfolgt in Form eines einmaligen Zuschusses je Pflegeeinrichtung von bis zu 40 Prozent, höchstens aber 12 000 Euro, der von einer Pflegeeinrichtung nach § 71 Absatz 1 oder 2 SGB XI verausgabten und nach § 5 bewilligten Mittel. Der einmalige Zuschuss kann gesplittet werden und für mehrere Anschaffungen von digitaler oder technischer Ausrüstung wie auch für Aus-, Fort-, Weiterbildung oder Schulung in der Anwendung digitaler oder technischer Ausrüstung genutzt werden.

§ 3 Voraussetzungen für die Förderung

(1) Anspruchsberechtigt sind alle nach § 72 SGB XI zugelassenen ambulanten und stationären Pflegeeinrichtungen.

(2) Digitale oder technische Ausrüstung ist nach § 1 förderfähig, sofern sie im laufenden Kalenderjahr, frühestens ab 01. Januar 2019 angeschafft wurde und hierfür Eigenmittel eingesetzt worden sind. Kosten zur Nutzung digitaler oder technischer Ausrüstung in Verbindung mit einem Leasing-Vertrag sind unter den in § 4 Absatz 4 genannten Bedingungen förderfähig.

(3) Der Antrag auf Fördermittel kann frühestens ab dem Zeitpunkt des Inkrafttretens der Richtlinien und spätestens bis zum 31. Dezember 2021 gestellt werden.

§ 4 Antragsverfahren

(1) Ein Antragsverfahren ist sowohl vor der Durchführung der Maßnahmen auf der Basis eines Kostenvoranschlags (prospektiv) als auch nach Durchführung der Maßnahmen auf der Basis von Rechnungen (retrospektiv) möglich. Bei einem prospektiven Verfahren hat der Antragsteller sich zu verpflichten, die Maßnahme zügig durchzuführen.

(2) Der Antrag ist an eine als Partei der Pflegesatzvereinbarung beteiligte Pflegekasse, deren Landesverband oder den Verband der Ersatzkassen e. V. in dem Bundesland zu richten, in dem die Pflegeeinrichtung zugelassen ist.

(3) Der Antrag auf Förderung bedarf der Schriftform und muss folgende Angaben beinhalten[2]:

- Name, Sitz und das Institutionskennzeichen (IK) der Pflegeeinrichtung,
- Name und Anschrift des Trägers der Einrichtung,
- Beschreibung des Inhalts, insbesondere zur Zweckmäßigkeit und des Umfangs der digitalen bzw. technischen Ausrüstung,
- Angaben zum Hersteller der digitalen bzw. technischen Ausrüstung,

- Angabe der Gesamtkosten, dabei bleiben regelmäßig wiederkehrende Kosten für den Betrieb der digitalen oder technischen Ausrüstung (z. B. Kosten für Wartung, Service), unberücksichtigt,
- Nachweis(e) über die verausgabten Mittel mittels Rechnungsbeleg je Fördermaßnahme oder Kostenvoranschlag bei geplanten Maßnahmen.

(4) Anschaffungen in Verbindung mit einem Leasing-Vertrag, die die in den §§ 3 und 4 genannten Voraussetzungen erfüllen, sind mit ihrem Gesamtbetrag gemäß dem zugrundeliegenden Leasingvertrag anzugeben. Der Gesamtbetrag darf dabei ausschließlich die monatlichen Leasingbeträge beinhalten, die frühestens ab dem 01. Januar 2019 und maximal bis zum 31. Dezember 2021, also innerhalb des Förderzeitraumes dieser Richtlinie, für die Einrichtung anfallen. Kosten für den Betrieb der digitalen oder technischen Ausrüstung (z. B. Zinsen oder Kosten für Wartung, Reparatur und Service) sind gemäß § 4 auch hier nicht förderfähig und von der Gesamtsumme zu subtrahieren. Als Nachweis ist mit dem Antrag eine Bescheinigung des Leasinggebers einzureichen. Eine Kündigung oder sonstige Änderung des Leasingverhältnisses ist der auszahlenden Pflegekasse unverzüglich zu melden.

§ 5 Verwaltungsverfahren

(1) Die Landesverbände der Pflegekassen sowie die Ersatzkassen legen die jeweils zuständige Pflegekasse für die Bearbeitung und Bescheiderteilung der Förderanträge und die Auszahlung fest und geben dies im Internet und in sonstiger für die Pflegeeinrichtungen geeigneter Weise bekannt. Handelt es sich bei der adressierten Stelle nach § 4 Absatz 2 nicht um die zuständige Pflegekasse, leitet diese den Antrag entsprechend unverzüglich an die zuständige Pflegekasse weiter.

(2) Die jeweils zuständige Pflegekasse prüft die Anträge auf Förderung und erlässt die Bescheide über die Bewilligung der Fördermittel dem Grunde nach. Die Auszahlung der Fördermittel erfolgt erst nach Vorlage der Nachweise über die verausgabten Mittel.

(3) Weichen die Nachweise über die verausgabten Mittel von der ursprünglichen Bewilligung der Fördermittel inhaltlich oder der Höhe nach ab, bedarf es einer erneuten Bescheidung.

(4) Die Auszahlung erfolgt ausschließlich an die gegenüber der Arbeitsgemeinschaft IK nach § 103 SGB XI i. V. m. § 293 Absatz 1 SGB V gemeldete Bankverbindung der Pflegeeinrichtung.

(5) Die jeweils zuständige Pflegekasse informiert die Landesverbände der Pflegekassen und den Verband der Privaten Krankenversicherung e. V. über die Bescheidung und die Höhe der Fördermittel.

§ 6 Gemeinsame Servicestellen der Pflegekassen

(1) Abweichend von § 5 können die Pflegekassen im Land zur gemeinsamen und einheitlichen Wahrnehmung der Aufgaben nach § 8 Absatz 8 SGB XI eine gemeinsame Servicestelle einrichten.

(2) Das Nähere zu Aufgaben, Organisation und Finanzierung vereinbaren die beteiligten Pflegekassen unter Berücksichtigung der nachfolgenden Grundsätze (§ 94 SGB X):
- Die gemeinsame Servicestelle ist für die Prüfung der im Land eingehenden Anträge zuständig.
- Die Entscheidung über die Fördermittel erfolgt durch die gemeinsame Servicestelle.
- Die Auszahlung der Fördermittel erfolgt gemäß § 5.

Die kassenartenübergreifende Vereinbarung zur gemeinsamen Servicestelle ist durch die Landesverbände der Pflegekassen im Land mit Wirkung für die Pflegekassen zu treffen.

§ 7 Inkrafttreten

Die Richtlinien treten am 2.5.2019 in Kraft.

Glossar

Ausschlusskriterien (generelle): Es gibt vier Kriterien, die zu einem Ausschluss einer Bewohnerin aus der Ergebniserfassung führen:
(1) Einzugsdatum liegt weniger als **14 Tage** vor dem Stichtag
(2) Bewohner bzw. Bewohnerin ist **Kurzzeitpflegegast**
(3) Bewohner bzw. Bewohnerin befindet sich in der **Sterbephase**
(4) Bewohner bzw. Bewohnerin hält sich seit mindestens **21 Tagen** vor dem Stichtag nicht mehr in der Einrichtung auf (z. B. wegen einer Krankenhausbehandlung oder eines längeren Urlaubs mit Angehörigen).

Ausschlusskriterien (spezielle): Neben den generellen Ausschlusskriterien gibt es auch Kriterien, bei denen eine Bewohnerin/ein Bewohner nur bei einem bestimmten Indikator ausgeschlossen werden (Anlage 3MuG, Kap. 2.4.2).

Auswertungszeitraum: Zeitraum, in dem die DatenAuswertungsStelle – DAS die von der Einrichtung übermittelten Daten auswertet. Dauer, maximal 7 Tage nachdem die Einrichtung ihre korrigierten Daten an die DAS übermittelt hat. Nach Abschluss der Auswertung erhält die Einrichtung einen Feedbackbericht und es erfolgt ein Reporting der DAS an die Prüfdienste (MDK bzw. Landesverband der Pflegekassen und MedicProof). Übermittlung der Daten erfolgt spätestens am 7. Tag des Auswertungszeitraums.

Bewohnercode: Sechsstellige Zeichenkombination, die allen Bewohnern bei der Pseudonymisierung einmalig zugewiesen wird. Jeder Code kann nur einmal vergeben werden und der Bewohner behält diesen dauerhaft.

Datenauswertung: Die Auswertung der durch die Einrichtung erhobenen Ergebnisdaten erfolgt durch die DatenAuswertungsStelle – DAS.

DatenAuswertungsStelle – DAS: Fachlich unabhängige Institution. Nach Ausschreibung durch den Qualitätsausschuss an das AQUA-Institut vergeben. Homepage: https://www.aqua-institut.de/das-pflege

Datenerhebung: Für die strukturierte Datenerhebung ist die Einrichtung verantwortlich. Sie erfolgt zweimal jährlich zum festgelegten Zeitpunkt unter aller zum Zeitpunkt in der Einrichtung lebenden Bewohner und bezieht sich auf die 6 Monate ab dem letzten Stichtag.

Datenübermittlung: Übermittlung der erhobenen Ergebnisdaten (98 Items pro Bewohner) mit Hilfe einer (Online-)Eingabemaske oder mithilfe einer Schnittstelle aus der EDV-Dokumentationssystem. Die Einrichtung ist für die Übermittlung, Vollständigkeit und Richtigkeit der Daten verantwortlich.

Ergebnis: Outcome des pflegefachlichen Handelns/Versorgungsgeschehen aus Sicht der pflegebedürftigen Person.

Ergebniserfassung: Erhebung von Daten aus dem Erhebungszeitraum (6 Monate) mit Hilfe des Datenerhebungsbogens und seiner 98 Items.

Ergebniserfassungszeitraum: Beginnt mit dem Ablauf des Erhebungszeitraums. Dauer: 14 Tage ab dem Stichtag zweimal pro Jahr zur Erfassung der Versorgungsergebnisse aller Bewohner einer Einrichtung.

Erhebungsinstrument: Fragebogen mit 98 Items als Basis der Ergebniserfassung. Dieser wird zukünftig als Eingabemaske und voraussichtlich später auch in das jeweilige EDV-Dokumentationssystem integriert vorliegen. Aktuell liegt er in Anlage 3 der Maßstäbe und Grundsätze (MuG) in Papierform vor.

Erhebungsreport: Muss von der Einrichtung geführt werden und immer zum Stichtag erneuert werden. Er muss enthalten: Alle zum Stichtag in der Einrichtung lebenden Bewohner*innen, Informationen, ob diese in die Stichprobe einbezogen werden, und wenn nicht, den Grund dafür und Angaben zu den Bewohner*innen, die im letzten Erfassungszeitraum in der Einrichtung gelebt haben, nun aber nicht mehr dort leben oder sich aus anderen Gründen nicht in der Einrichtung aufhalten (z. B. Krankenhaus).

Erhebungszeitraum: Jeweils die 6 Monate vor dem Stichtag.

Feedbackbericht: Rückmeldung der DatenAuswertungsStelle – DAS an die Einrichtung nach Übermittlung der erfassten Daten. Er enthält die Indikatorenergebnisse, eine Bewertung der Ergebnisse anhand der Referenzwerte und ab der zweiten Erhebung eine Bewertung der Entwicklung der Einrichtung.

Indikatorenbewertung: (gemäß Qualitätsdarstellungsvereinbarung) – mit fünfstufiger Bewertungsskala.

Indikator/Indikatorensatz: Aus den Ergebnissen der Ergebniserfassung werden 10 (Qualitäts-)Indikatoren (+ 5 Doppelindikatoren – Differenzierung in zwei Risikogruppen) abgeleitet. Deshalb erfolgt die Qualitätsdarstellung anhand von15 Indikatoren.

Indikatorengestütztes Verfahren: (nach § 113 Abs. 1a SGB XI) Gewinnung von Daten (Ergebniserfassung) im Rahmen des einrichtungsinternen Qualitätsmanagements zu ausgewählten Qualitätsaspekten (Indikatorenergebnisse) zur Messung der Ergebnisqualität.

Korrekturzeitraum: Beginnt mit Ablauf des Ergebniserfassungszeitraums. Maximal 21 Tage ab dem Zeitpunkt, wenn die Einrichtung die Daten der Ergebniserfassung an die DAS übermittelt hat. DAS prüft die übermittelten Daten innerhalb von 7 Kalendertagen ab Beginn Korrekturzeitraums. Bei Rückmeldung Unvollständigkeit muss Einrichtung innerhalb von 14 Tagen vervollständigten Datensatz übermitteln.

Maßstäbe und Grundsätze (MuG): In den Maßstäben und Grundsätzen zur Sicherung und Weiterentwicklung der Pflegequalität nach § 113 SGB ist in Abs. 1a geregelt: *In den Maßstäben und Grundsätzen für die stationäre Pflege (...) ist insbesondere das Indikatoren gestützte Verfahren zur vergleichenden Messung und Darstellung von Ergebnisqualität im stationären Bereich, das auf der Grundlage einer strukturierten Datenerhebung im Rahmen des internen Qualitätsmanagements eine Qualitätsberichterstattung und die externe Qualitätsprüfung ermöglicht, zu beschreiben. Insbesondere sind die Indikatoren, das Datenerhebungsinstrument sowie die bundesweiten Verfahren für die Übermittlung, Auswertung und Bewertung der Daten sowie die von Externen durchzuführende Prüfung der Daten festzulegen.*

Plausibilitätsprüfung: durch PDL/QB nach Datenerhebung mit dem Erfassungsbogen.

Pseudonymisierung: Feste Zuordnung einer festen Zeichenkombination zu jedem/jeder Bewohner(in). Das Pseudonym besteht aus der Einrichtungs-ID (unterscheidet sich von der IK-Nummer) und einer 6-stelligen bewohnerbezogenen Nummer.

Pseudonymisierungsliste: Liste aller Bewohner mit sechsstelligem Pseudonymisierungscode – wird von der Einrichtung angelegt und (Daten-) sicher aufbewahrt. Klarnamen erhält der MDK im Rahmen der nur für die ausgewählte Stichprobe.

Qualitätsausschuss Pflege: Der Qualitätsausschuss Pflege ist das Organ der Selbstverwaltung in der Pflege (nach § 113 SGB XI), in dem alle wichtigen Entscheidungen in Bezug auf Qualität und Qualitätssicherung gefällt werden. Die Mitglieder kommen jeweils zur Hälfte vonseiten der Leistungserbringer (Verbände der Wohlfahrtspflege und Verbände der Privaten Leistungserbringer) und zur anderen Seite von den Kostenträgern (Pflegekassen und Kommunen). Wird keine Einigung erzielt, wird der um drei unabhängige Mitglieder ergänzte „Erweiterte Qualitätsausschuss" einberufen, der dann per Mehrheitsbeschluss entscheidet. Alle Infos unter erhält man unter: https://www.gs-qsa-pflege.de/

Qualitätsbewertung/Qualitätsdarstellung: Grundlagen für die Qualitätsdarstellung nach § 115 Absatz 1a SGB XI sind zum einen die Daten des indikatorengestützten Verfahrens auf Basis der Daten der Ergebniserfassung und zum anderen die Ergebnisse der Qualitätsprüfung durch den MDK. Die Qualitätsdarstellungsvereinbarung ist zwar beschlossen, aber noch nicht veröffentlicht.

Qualitätsindikator: Werden auch als „Qualitätskennzahlen" bezeichnet. Sie stellen die Versorgungsqualität mithilfe von Prozentwerten dar, die angeben wie häufig ein bestimmtes Ereignis in einer Einrichtung auftritt.

Qualitätsprüfungsrichtlinie (QPR): Vom GKV Spitzenverband erlassene Richtlinie zur Durchführung der Qualitätsprüfung durch den MDK.

Referenzwert: Durchschnittswert (aller Einrichtungen in Deutschland) bezogen auf einen Indikator. Den aktuellen Referenzwerten liegen die Werte aus den unter Beteiligung von Professor Wingenfeld in den letzten Jahren durchgeführten Projekten zugrunde.

Registrierung: Zur Teilnahme am indikatorengestützten Verfahren muss jede Einrichtung (bei der DAS) registriert sein. Jede stationäre Einrichtung erhält voraussichtlich Ende Juni/Anfang Juli ein Schreiben mit der Aufforderung zur Registrierung.

Risikogruppen: Zur Differenzierung der Indikatoren. Die Indikatoren zur Erhaltung Mobilität, zur Erhaltung der Selbständigkeit bei Alltagsverrichtungen, Stürzen mit gravierenden Folgen und unbeabsichtigtem Gewichtsverlust werden hinsichtlich der Kognition differenziert. Der Indikator zur Dekubitusentstehung hinsichtlich der Mobilität

Schwellenwert: Es gibt pro Indikator 5 Schwellenwerte (Prozentwerte) für jeden einzelnen Indikator zur Bewertung, ob Ergebnisqualität einer Einrichtung im Vergleich:

- über dem Durchschnitt
- leicht über dem Durchschnitt
- nahe beim Durchschnitt
- leicht unter dem Durchschnitt
- weit unter dem Durchschnitt

liegt.

Statistische Plausibilität: Die DAS überprüft die ihr von der Einrichtung übermittelten Daten auf ihre Vollständigkeit und auf datentechnische Plausibilität in folgenden Prozessen:

- Überprüfung der unreflektierten Übernahme vorheriger Ergebnisse bei der Einschätzung der Selbständigkeit – im Bereich der Mobilität – im Bereich der kognitiven Fähigkeiten – im Bereich der Selbstversorgung – im Bereich des Alltagslebens und der sozialen Kontakte
- Überprüfung auf innere Widersprüche der Angaben in den Bereichen Mobilität, kognitive/kommunikative Fähigkeiten, Selbstversorgung, Alltagsleben und soziale Kontakte
- Überprüfung der Datumsangaben (Relevanz für den Beobachtungszeitraum)
- Überprüfung der Angaben zu Krankenhausaufenthalten.

Stichtag: Fixer Termin zweimal im Jahr im exakten Abstand von 6 Monaten. Wird von der DAS vergeben (voraussichtlich im September 2019). Einrichtung kann Vorschläge machen. Wenn diese nicht passen, macht DAS drei Vorschläge, aus denen Einrichtung auswählen kann. Im Juni und Dezember findet keine Ergebniserfassung statt bzw. werden keine Termine vergeben. Mit dem Stichtag beginnt gleichzeitig der nächste sechsmonatige Erhebungszeitraum.

Stichprobenbildung: Für die externe Qualitätsprüfung (in die weiterhin 9 Bewohner*innen einbezogen werden) werden vorab 6 Bewohner*innen nach bestimmten Merkmalen (Subgruppen) ausgewählt, 3 weitere durch Zufallauswahl.

Literaturverzeichnis

AQUA-Institut GmbH (2015): Allgemeine Methoden im Rahmen der sektorenübergreifenden Qualitätssicherung im Gesundheitswesen nach §137a SGB V Version 4.0©

Beikirch, E. et al (2017): Dokumentieren mit dem Strukturmodell, 2. überarbeitete Auflage, Hannover

Büscher, A. & Blumenberg, P. (2018): Erkenntnisse aus dem Praxisprojekt zum Expertenstandard Dekubitusprophylaxe in der Pflege, Osnabrück 2. Aktualisierung 2017

Büscher, A. (2018): Expertenstandards als Instrumente der internen Qualitätsentwicklung – Die Nutzung von Audits und Indikatoren, Osnabrück (Download unter: www.dnqp.de/fileadmin/HSOS/Homepages/DNQP/Dateien/Veranstaltungen/20WS_Buescher.pdf)

Büscher, A. & Kabore, A. (2017): Entwicklung von Qualitätsindikatoren auf der Basis von Expertenstandards; in Schiemann et al. (2017): Qualitätsentwicklung in der Pflege, 2. aktualisierte Auflage, Stuttgart

Büscher, A.et al. (2018) Weiterentwicklung der gesetzlichen Qualitätssicherung in der Sozialen Pflegeversicherung, in: Jacobs, K. (2018): Pflegereport 2018, Berlin, Heidelberg (Download unter: https://link.springer.com/content/pdf/10.1007%2F978-3-662-56822-4_4.pdf)

DNQP (Deutsches Netzwerk für Qualitätsentwicklung in der Pflege) (Hrsg.) (2015): Methodisches Vorgehen zur Entwicklung, Einführung und Aktualisierung von Expertenstandards in der Pflege und zur Entwicklung von Indikatoren zur Pflegequalität auf Basis von Expertenstandards – Version Juni 2015, Osnabrück

DNQP (Deutsches Netzwerk für Qualitätsentwicklung in der Pflege) (Hrsg.) (2017): Expertenstandard Dekubitusprophylaxe in der Pflege, 2. Aktualisierung 2017 einschließlich Kommentierung und Literaturstudie, Osnabrück

DNQP (Deutsches Netzwerk für Qualitätsentwicklung in der Pflege) (Hrsg.) (2011): Expertenstandard Schmerzmanagement in der Pflege bei akuten Schmerzen, 1. Aktualisierung 2011 einschließlich Kommentierung und Literaturstudie, Osnabrück

DNQP (Deutsches Netzwerk für Qualitätsentwicklung in der Pflege) (Hrsg.) (2015): Expertenstandard Schmerzmanagement in der Pflege bei chronischen Schmerzen, Entwicklung – Konsentierung – Implementierung, Osnabrück

DNQP (Deutsches Netzwerk für Qualitätsentwicklung in der Pflege) (Hrsg.) (2013): Expertenstandard Sturzprophylaxe in der Pflege, 1. Aktualisierung 2013 einschließlich Kommentierung und Literaturstudie, Osnabrück

DNQP (Deutsches Netzwerk für Qualitätsentwicklung in der Pflege) (Hrsg.) (2014): Expertenstandard Förderung der Harnkontinenz in der Pflege, 1. Aktualisierung 2014 einschließlich Kommentierung und Literaturstudie, Osnabrück

DNQP (Deutsches Netzwerk für Qualitätsentwicklung in der Pflege) (Hrsg.) (2015): Expertenstandard Pflege von Menschen mit chronischen Wunden, 1. Aktualisierung 2015 einschließlich Kommentierung und Literaturstudie, Osnabrück

DNQP (Deutsches Netzwerk für Qualitätsentwicklung in der Pflege) (Hrsg.) (2017): Expertenstandard Ernährungsmanagement zur Sicherstellung und Förderung der oralen Ernährung in der Pflege, 1. Aktualisierung 2017 einschließlich Kommentierung und Literaturstudie, Osnabrück

DNQP (Deutsches Netzwerk für Qualitätsentwicklung in der Pflege) (Hrsg.) (2018): Expertenstandard Beziehungsgestaltung in der Pflege von Menschen mit Demenz, Sonderdruck einschließlich Kommentierung und Literaturstudie, Osnabrück

DNQP (Deutsches Netzwerk für Qualitätsentwicklung in der Pflege) (Hrsg.) (2014): Expertenstandard nach § 113a SGB XI Erhaltung und Förderung der Mobilität in der Pflege, Abschlussbericht, Osnabrück

Elsbernd, A. et al. (2010): Praxisstandards und Qualitätsstandards in der Pflege, Lange

Görres, S., Rothgang, H. et al (2017): Abschlussbericht zum Forschungsprojekt Modellhafte Pilotierung von Indikatoren in der stationären Pflege (MoPIP), Bremen

Hasseler, M. (2019): Qualitätsmessung in der Pflege. Theoretisches Modell zur Ableitung von Indikatoren, Berlin, Heidelberg

Hindrichs, S. (2019): Der Preis der Qualitätssicherung und Darstellung, CAREkonkret 12/2019, Hannover

Hindrichs, S. (2019): Dateneingabe und nicht Datenübernahme, CAREkonkret 13/2019, Hannover

Maßstäbe und Grundsätze für die Qualität, die Qualitätssicherung und -darstellung sowie für die Entwicklung eines einrichtungsinternen Qualitätsmanagements nach §113 SGB XI in der vollstationären Pflege vom 23.11.2018, Berlin

(Download unter: www.gs-qsa-pflege.de/wp-content/uploads/2019/02/Vereinbarungstext.pdf)
Anlage 1 der Maßstäbe und Grundsätze für die Qualität, die Qualitätssicherung und -darstellung sowie für die Entwicklung eines einrichtungsinternen Qualitätsmanagements nach § 113 SGB XI in der vollstationären Pflege - Vorwort
Anlage 2 der Maßstäbe und Grundsätze für die Qualität, die Qualitätssicherung und -darstellung sowie für die Entwicklung eines einrichtungsinternen Qualitätsmanagements nach § 113 SGB XI in der vollstationären Pflege - Indikatoren
Anlage 3 der Maßstäbe und Grundsätze für die Qualität, die Qualitätssicherung und -darstellung sowie für die Entwicklung eines einrichtungsinternen Qualitätsmanagements nach § 113 SGB XI in der vollstationären Pflege - Erhebungsinstrument
Anlage 4 der Maßstäbe und Grundsätze für die Qualität, die Qualitätssicherung und -darstellung sowie für die Entwicklung eines einrichtungsinternen Qualitätsmanagements nach § 113 SGB XI in der vollstationären – Pflege-Datenaufbereitung und –übermittlung, Stichprobenbildung
(Download aller Anlagen unter: www.gs-qsa-pflege.de/dokumente-zum-download/)

Medizinischer Dienst des Spitzenverbandes Bund der Krankenkassen e.V. (MDS)(Hrsg.) (2017): Richtlinien des GKV-Spitzenverbandes zur Feststellung der Pflegebedürftigkeit nach dem XI. Buch des Sozialgesetzbuches, 2. aktualisierte Auflage, Essen

(Download unter: www.mds-ev.de/fileadmin/dokumente/Publikationen/SPV/Begutachtungsgrundlagen/17-07-17_BRi_Pflege.pdf)

Qualitätsprüfungsrichtlinien für die vollstationäre Pflege (QPR-vollstationär) (Stand: 17.12.2018) Richtlinien des GKV-Spitzenverbandes1über die Durchführung der Prüfung der in Pflegeeinrichtungen erbrachten Leistungen und deren Qualität nach § 114 SGB XI für die vollstationäre Pflege, gültig ab 01. November 2019

Rothgang, H. (2015): Versorgungsaufwände in stationären Pflegeeinrichtungen, Essen (Download unter www.gkv-spitzenverband.de/media/dokumente/presse/publikationen/schriftenreihe/GKV_Schriftenreihe_Pflege_Band_13.pdf)

Sozialgesetzbuch (SGB) – Elftes Buch (XI) – Soziale Pflegeversicherung (Artikel 1 des Gesetzes vom 26. Mai 1994, BGBl. I S. 1014), zuletzt geändert 06.05.2019

(Download unter: www.gesetze-im-internet.de/sgb_11/SGB_11.pdf)

Wipp, M., Richter, R. (2019): Indikatorengestütztes Qualitätsmanagement: Vorbereiten, Einführen, Qualitätsprüfung bestehen, Hannover

Wingenfeld, K. et al. (2011): Recherche und Analyse von Pflegebedürftigkeitsbegriffen und Einschätzungsinstrumenten, Essen (Download unter: www.gkv-spitzenverband.de/media/dokumente/presse/publikationen/schriftenreihe/GKV-Schriftenreihe_Pflege_Band_1_18961.pdf)

Wingenfeld K. et al. (2011): Das neue Begutachtungsinstrument zur Feststellung von Pflegebedürftigkeit, Essen (Download unter: www.gkv-spitzenverband.de/media/dokumente/presse/publikationen/schriftenreihe/GKV-Schriftenreihe_Pflege_Band_2_18962.pdf)

Wingenfeld, K. et al. (2011): Abschlussbericht zur „Entwicklung und Erprobung von Instrumenten zur Beurteilung der Ergebnisqualität in der stationären Altenhilfe", Berlin

Wingenfeld, K. et al. (2018): Abschlussbericht: Darstellung der Konzeptionen für das neue Prüfverfahren und die Qualitätsdarstellung, Bielefeld/Göttingen

Wingenfeld, K. et al. (2018): Zusammenfassung der Konzeption für das neue Prüfverfahren und die Qualitätsdarstellung in der stationären Pflege, Bielefeld/Göttingen

Yura, H. & Walsh, M.B. (1988): The Nursing Process. Assessing, Planning, Implementing, Evaluating. 5. Aufl., Norwalk

Internetseiten:

Aqua-Institut/DAS: www.aqua-institut.de/das-pflege

Bundesgesundheitsministerium (Download offizielle Schulungsunterlagen): www.bundesgesundheitsministerium.de/service/publikationen/pflege/details.html?bmg%5Bpubid%5D=3276

Expertenstandards: www.dnqp.de/

Gesetze: www.gesetze-im-internet.de/

Institut für Pflegewissenschaften an der Universität Bielefeld (IPW): www.uni-bielefeld.de/gesundhw/ag6/ipw/pflegequalitaet.html

Medizinischer Dienst des Spitzenverbandes Bund der Krankenkassen (MDS): www.mds-ev.de/richtlinien-publikationen/pflegeversicherung/qualitaetspruefungen-rechtliche-grundlagen.html

Qualitätsprüfungen: www.gkv-spitzenverband.de/pflegeversicherung/qualitaet_in_der_pflege/pflegenoten/pflegenoten.jsp

Strukturmodell: www.ein-step.de/